意識と自己

アントニオ・ダマシオ
田中三彦 訳

講談社学術文庫

ハナに捧ぐ

目次

意識と自己

第Ⅰ部　本題に入る前に

第一章　光の中に足を踏み入れる

もし意識がなかったら

私がずっと興味をもってきた特別な瞬間がある。コンサート会場で座って待っているとき、ステージへ通じる扉が開き、演奏者が光の中へと足を踏み入れてくる瞬間だ。視点を入れ替えるなら、薄暗い楽屋で待つ演奏者が、その同じ扉が開き、光とステージと聴衆を目にする瞬間である。

私は数年前、視点がいずれの側にあろうとこの瞬間が感動的なのは、それが誕生の瞬間を、つまり、守られてはいるが窮屈な空間と、その向こうに広がる可能性とリスクに満ちた世界とを分け隔てる門口をくぐり抜ける瞬間を具現しているからだ、ということに気づいた。

しかし、この序説を書こうと本論を見直してみると、光の中に足を踏み入れるというのは、意識に対する、あるいは認識する心の誕生に対する、あるいは心の世界に「自己の感覚」[sense of self]がもたらされるという単純だが重要な出来事に対する、説得力のある隠喩《メタファー》でもあることに気づく。

われわれはどのようにして意識の光へと足を踏み入れるのか。まさにそれが本書のテーマである。私はこの本で自己の感覚について、そして、無垢《むく》と無認識から認識と自我への移行について書いている。私の具体的な目標は、こうした重要な移行を可能にしている生物学的状況について考察することである。

人間の心のどんな側面も研究するのは容易ではない。また、研究者によって問題の定義がかなり異なるという事実はあるが、ふつう意識は、心の生物学的基盤を理解したいと願っている者の間では、並外れてむずかしい問題とみなされている。心の解明が生命科学の最後の未知の領域だとすれば、意識は心の解明における最後の謎と思えることもしばしばである。また、人によってはそれを解明不可能とも見ている。

だが、あれこれ考えたり研究したりする対象として、これ以上魅力的なものはなかなか思いつかない。心全般の問題、それもとくに意識の問題があるからこそ、アリストテレスが優れて人間的とみなした人間の本質を理解したいという願望を、そしてその本質に驚きの叫びをあげたいという欲求を、人間は徹底的に働かせる。われわれはどのようにして知るのか、それを知ること以上に知るのがむずかしいものがほかにあるだろうか？　われわれは意識をもっているからこそ意識に関する問いが可能であり、また避けがたくもあるわけで、それを認識すること以上に眩暈《めまい》を起こさせるものがほかにあるだろうか？

私は意識を生物進化の極みと見てはいないが、それは長い生命史におけるターニング・ポイントだと思っている。単純かつ標準的な辞書的定義によれば、意識とは、有機体がそれ自身とその周囲を自覚することだが、この単純な定義によってでさえ、意識がどのようにして良心、宗教、社会的・政治的組織、芸術、科学、テクノロジーなど、意識なしにはなしえない新しい種類の創造への道を、人間の進化の中で切り拓いてきたかを、容易に思い描くことができる。だが、たぶんもっとずっと説得力があるのは、意識とは、それがあるからわれわれは悲しみや喜びを知り、苦しみや楽しさを知り、狼狽やプライドを感じ取り、失恋や死を嘆く――そういう重要な生物的機能である、ということだろう。

個人的に経験したものであれ、観察したものであれ、悲哀は意識の副産物であり、また願望もそうである。こうした個人的状態のどれ一つとして、意識なしにそれはわれわれ一人ひとりの知るところとはならない。知ったと言って、イブを責めてはいけない。責めるべきは意識を、感謝すべきも意識に、である。

私はこの序文をストックホルムのダウンタウンで書いている。窓の外に目をやり、出港間近のフェリーへ向かうきゃしゃな老人に目を落とす。出発の時間が迫っている。が、老人の歩みは遅い。関節痛で老人は躓《つまず》くように歩く。髪は白く、コートはすりきれている。間断なく雨が降っている。風が吹き、広い草原の真ん中に立つ一本の木のように、老人は少し傾く。ようやく船のところにくる。高い段差を苦労して上がり、渡し板の上に立つ。今度は下り傾斜で勢いがつくのを恐れながら、デッキへと向かう。頭が盛んに右に左に動く。老人は足元を確かめる。まるで老人の体全体がこう言っているかのようだ。これだな？　ここでいいかな？　おつぎは？　そのときデッキにいた二人の男が最後の一歩に手を差しのべ、温かいジェスチャーでゆっくり老人を客室へと連れていく。どうやら無事、落ち着くところに落ち着いたようだ。私の心配も終わる。フェリーが港を出ていく。

さて、もし意識がなかったら、その不快感、いや、たぶんその屈辱感を、老人はまったく認識することはなかったろう。意識がなければ、デッキの二人の男が感情移入で反応することもなかったろう。意識がなければ私は心配しなかったろうし、いつの日か私自身がその老人のようになり、同じように苦しみ躊躇しながら歩き、同じ苦痛を感じるかもしれない、などと考えたりはしなかったろう。意識が、その場に居合わせた人間の心の中のこうした感情作用を増幅するのだ。

意識は基本的に、飢え、渇き、セックス、涙、笑い、われわれが思考と呼ぶイメージの流れ、感情、言葉、物語、信条、音楽や詩、幸福とエクスタシーを認識するための許可証である。意識があるから、意識のもっとも単純なレベル、もっとも基本的なレベルで、われわれは生きていたいという抗しがたい衝動を認識し、自己に対する関心をもつ。意識があるから、意識のもっとも複雑なレベル、もっとも精巧なレベルで、われわれは他の自己に対する関心をもち、生《せい》の技術《アート》を改善する。

もぬけの殻

三二年前、壁を灰色に塗った全体が円形の一風変わった診察室で、ある男性が私の向かいに腰を掛けた。天窓を通して降り注ぐ午後の陽光を浴びながら、われわれは静かに話していた。突然、話の途中で男性が黙りこくった。顔は動きを失い、口は開いたまま固まり、目は私の背後の壁の一点をうつろに見据えていた。数秒間、彼はぴくりともしなかった。彼の名を呼んでみたが返事はなかった。それから少し動きはじめ、唇を舐《な》め、目は二人の間にあるテーブルへと移った。男性はコーヒーカップと小さな金属製の花瓶を見ているようだった。いや、カップを手にしてコーヒーを飲んだのだから、見ていたにちがいなかった。私は繰り返し話しかけてみたが、返事はなく、顔にも表情はなかった。彼は花瓶に触れた。私は何が起きているのか尋ねてみたが返事はなかった。彼は私を見ていなかった。そうこうするうちに男性は立ち上がった。この先どうなるのかわからず、私は焦った。彼の名を呼んだが返事はなかった。この状態はいつまでつづく？　そう思っていると男性はくるりと向きを変え、ドアに向かってゆっくり歩き出した。私は立ち上がり、もう一度名前を呼んだ。男性は立ち止まり、私を見た。顔に少し表情が戻っていた。まごついているようだった。もう一度声をかけると、「なんだい？」と言った。

ほんのつかの間、と言っても長くも思えたが、男性は意識障害を起こしていた。神経学的に言えば、彼はまず「欠神《けっしん》発作[1]」を起こし、その後「欠神自動症」を起こした。それらは、脳の機能障害によって引き起こされる癲癇《てんかん》の、さまざまな現れ方のうちの二つである。

このときはじめて私が意識障害という事態に出くわしたわけではないが、それはもっとも興味深いものだった。私は、一人称的視点から、不意に無認識状態に陥ってからふたたび意識を取り戻すことがどういうものかを知っていた。子供のとき事故で一度意識を失ったことがあるし、青年期にも一度全身麻酔を受けたことがあるからだ。また昏睡状態の患者を目にしたこともあったし、無意識状態がどういうものかを第三者的視点から観察してもきた。しかし、眠るとか目を覚ますといったものも含め、そうしたあらゆる例の中で、とくに意識の喪失はいわばコンピュータの電源がオフになったようなもので、根源的なものだった。

だが、灰色の円形の部屋でその午後私が目撃したものは、はるかに驚くべきものだった。男性は床に倒れなかったものの昏睡状態にあり、しかし眠ってもいなかった。彼はそこにいたとも言えるし、いなかったとも言える。彼は確かに覚醒していて、部分的には注意力を有し、しかと行動し、身体的には存在していたが、個人としては何もわかっておらず、いわばもぬけの殻だった。

このちょっとした出来事はずっと私の頭から離れなかったが、ある日その意味をなんとか解釈できるのではないかと思った。そのとき考えたわけではなかったが、私が目撃したものは、完全に意識を有する心から自己の感覚を剝奪された心への急激な移行だったと、いま私は考えている。意識障害が起きている間、男性の覚醒状態、対象に注意を向ける基本的能力、空間的移動の能力は保たれていた。周囲の対象物に関するかぎり、彼の心的プロセスの本質はたぶんそのまま維持されていたが、自己の感覚と認識は停止していた。私自身気づかなかったが、意識に対する私の考え方は、たぶんその日からはじまったと思う。そして、類似の症例を目にするごとに、自己の感覚は意識ある心の不可欠な要素であるという考えが強くなっていった。

それから何年も、私は意識の問題に関心をもちつづけた。その間、意識が提起する科学的難問に惹《ひ》かれたり、意識障害がもたらす人間的な問題におののいたりしていたが、とりあえず私は距離を置いていた。脳損傷によって昏睡状態や持続性植物状態——意識が根本的に損なわれている病状——になってしまうというドラマを、できるものなら私は見たくなかった。生きている人間の意識ある心が、突然なすすべもなく消えてしまうのを目撃することほど悲しいものはそうはない。何が起きているかを家族に説明するほど苦しいことはそうはない。相手の目を見据え、生涯の伴侶のこの静寂な状態は眠っているようでも眠っているのではない、この休息状態に快復の望みはない、かつて感覚を有していた存在がふたたび感覚を取り戻すことはない、などと、とても説明できるものではない。

私は神経学者であったから意識の問題には慎重にならざるをえなかったが、仮にそうでなかったとしても、神経学者であるかぎり意識の問題には関われなかっただろう。なぜなら、意識の研究などというものは教授の終身在職権を手にする前に関わるようなものではなかったし、それを手にしてからでさえうさんくさく見られていたからだ。意識がいくぶんとも「安全な」科学的探求の対象になったのは、このわずか数年のことだ。

それでも結局、私が意識の問題に目を向けるようになった理由は、意識の研究の社会学とはほとんど関係がなかった。研究上の行き詰まりからそうせざるをえなくなって、私は意識を研究する計画を立てた。この行き詰まりは情動に関する私の研究と関係していた。

事情はこうである。私は、さまざまな情動が脳の中でどう誘発され、身体という劇場にどう現れるかをある程度うまく理解することができた。私はまた、情動の誘発とそれがもたらす身体的変化——おもにこの変化が一つの情動的状態を構成する——が、そうした変化をマッピングするのに適したいくつかの脳構造の中でどのように信号化されるかを、そしてある情動を感じるための基盤がどのようにできるかを、あれこれ想像することができた。しかし、そうした感情の基盤がいったいどのようにして情動を有する有機体に「認識される」ようになるのか、それをどうしても理解することができなかった。われわれ意識を有する生物が「感情」と呼ぶものが、どのようにして有機体に認識されるようになるのか、それに対する満足いく説明を考え出すことができなかった。どういう付加的な機構があって、いまこの有機体の境界の内側で一つの感情が起こりつつあることをわれわれ一人ひとりが認識するのか。ある情動を感じている、あるいは痛みを感じている、ということをわれわれが認識するとき、いや、そういうことで言えば、われわれがとにかく何かを認識するとき、有機体の中で、それもとくに脳の中で、ほかにどんなことが起きるのか。私は意識という難物に出くわしていた。とりわけ自己という難物に。というのは、情動の感情を構成する信号を、その情動を有している有機体に認識させるには、自己の感覚のようなものが必要だったからだ。

自己という難物を克服できれば――私の視点で言えば、それは自己の神経的基盤を理解することにほかならないが――現象的に密接に関係しあう、しかし内容のひどく異なるつぎの三つの生物学的作用、すなわち「ある情動」、「その情動の感情」、そして「その情動の感情をもっていることを認識すること」を、理解できるようになるかもしれなかった。また同じぐらい重要なことだが、自己という難物を克服すれば、意識全般の神経的基盤も明らかにできるかもしれなかった。

意識の問題

では、神経生物学的視点から、意識の問題とはいったい何か。私は自己という問題を意識解明の重要な問題と見てはいるけれども、意識の問題が自己の問題に限定されないことを明確にしておくことは重要だ。

ごく簡単に言えば、私は意識の問題を密接に関係した二つの問題の組み合わせとみている。第一の問題は、ぴったりした言葉がないからわれわれがふつう「対象のイメージ」と呼ぶ心的パターンを、人間の有機体の内側にある脳がどのようにして生み出しているかを理解する問題である。

ちなみに「対象」という言葉で私が言おうとしているのは、人、場所、メロディ、歯痛、至福の状態など、さまざまな実在である。また「イメージ」は、ある感覚様相における心的パターン、つまり、音のイメージ、触覚のイメージ、幸福な状態のイメージ、などである。そういったイメージは対象の物理的側面を伝えることもあるだろうし、ある対象に対する人の好き嫌いといった反応、対象に対して立てる計画、他の多くの対象とその対象の関係性、といったものを伝えることもあるだろう。

ごく平たく言えば、意識についてのこの第一の問題は、われわれがどうやって「脳の中の映画」を手にするかである。ただし、この大ざっぱなメタファーで、その映画には、視覚、聴覚、味覚、嗅覚《きゅうかく》、触覚、内的感覚等々、われわれの神経系が有する感覚と同じ数の感覚トラックがあるとしてのことだが（なお「イメージ」、「表象」、「マップ」といった用語に関する解説を巻末の「用語解説」に記したので、併せて参照してもらいたい）。

神経生物学的視点から言えば、この最初の問題を解くことは、脳がどのようにして神経細胞《ナーヴ・セル》の回路の中にニューラル・パターンをつくり、それらを明確な心的パターンに変え、イメージというもっとも高度な生物学的現象を生み出すかを見いだすことだ。この問題を解くには必然的に「クオリア」［qualia］という哲学的問題に目を向けることを求められる。クオリアとは、たとえば空の青さやチェロが生み出す音色などに見いだされる単純な感覚質であり、先の映画のメタファーにおけるイメージの基本要素はクオリアでできている。こうした質は最終的には神経生物学的に説明されると思うが、現時点ではその神経生物学的説明は不完全で、説明にギャップがある。

さて、意識の第二の問題。それは、対象に対する心的パターンを生み出すのと並行し、脳がどのように「認識のさなかの自己の感覚」［sense of self in the act of knowing］をも生み出すのかという問題である。私の言う「自己」と「認識」という言葉の意味をはっきりさせるために、いま読者自身の心の中にそれらが存在することを確かめてもらいたい。

いま読者はこのページに目をやり、文を読み、私の言葉の意味を構築している。しかし、文と意味に対する関心が、あなたの心の中で進行していることのすべてではない。あなたの心は活字を表象し、私が書いたことを理解するのに必要な概念的知識を提示しながら、刻一刻、それとは別のものを、つまり、他人ではなく「あなた」が文を読み、理解していることを示すに足るほかの何かを提示している。

　つまり、あなたが外的に知覚しているものについての感覚的イメージと、それとの関連であなたが想起するイメージが、あなたの心の大半を占めてはいるけれども、それがすべてではない。そうしたイメージ以外に、イメージされたものを観察する者としてのあなた、イメージされたものを所有する者としてのあなた、イメージされたものへの潜在的行為者としてのあなた、を意味する、この別の実在がある。ある対象との特別な関係の中に、あなたという実在がある。もしそのような実在がなければ、どうしてあなたの思考はあなたに属そうか。属しているなどと、どうして言えようか。

　その実在は静寂で捉えがたい。T・S・エリオットの言葉を借りるなら、それは「なんとなく推測される気配」、「なんとなく理解される賜《たまわ》り物(2)」のようなものである。私はあとで、そのような実在のもっとも単純な形も、やはりイメージ――ある感情を構成するイメージ――であることを示そうと思う。そのような観点で言えば、あなたの実在とは、何かを感知する行為によってあなたが部分修正を受けるときの「事象の感情(3)」である。その実在は、目覚めの瞬間から眠りがはじまる瞬間まで、けっしてやむことがない。その実在はそこにあらねばならない。でなければ、あなたというものはない。

　この第二の問題を解決するには、私がものを書くとき、どのようにして私は「私」という感覚をもつのか、あなたが本を読むとき、どのようにしてあなたは「あなた」という感覚をもつのかを理解しなければならない。まさにこの瞬間、あなたと私の心の中に見て取れるその私的な認識が、ある特定の視点で、つまり基本的、万能的視点ではなく一人の内なる視点で形成されることを、われわれがどうやって感じ取るかを理解しなければならない。またこの問題を解決するには、ある対象のイメージ、そしてその対象と結びついている一連の複雑な関係、反応、計画などのイメージが、どのようにして、観察者で、知覚者で、認識者で、思考者で、潜在的行為者である自動的所有者の紛《まご》うことなき心の特性として感じられるのかを理解しなければならない。

この第二の問題は、伝統的に提唱されてきた解決法——認識をつかさどるホムンクルス［第六章参照］——がまったく正しくないとなれば、なおのこと興味深い。形而上的にであれ、あるいは脳の中にであれ、デカルト劇場に見物人として居座り、対象が光の中に踏み入ってくるのを待っているようなホムンクルスはいない。言い換えれば、意識に対する第二の問題を解くことは、対象の心的パターン——人、場所、メロディなどのイメージ、そしてそれらと関係するイメージ。要するに、認識されるべきものについての時間的、空間的に統合された心的イメージ——を構築しているだけでなく、自動的かつ自然に「認識のさなかの自己の感覚」を生み出す心的パターンをも構築している、われわれ人間の不思議な能力の生物学的基盤を発見することだ。実際、われわれがふつうに考える意識というのは、その基本的なレベルからもっとも複雑なレベルまで、対象と自己が一体化した統一的な心的パターンである。

となれば、少なくとも、意識の神経生物学の前には二つの問題がある。脳の中の映画はどのように生み出されるのか、そして、その映画の所有者兼観察者が存在するという感覚を脳はどのように生み出すのか、という問題である。この二つはきわめて緊密に関係していて、後者は前者の中に組み込まれている。基本的に、第二の問題は「映画の中に」その映画の所有者兼観察者という「幽霊」を生み出す問題であり、第二の問題の背後にある生理学的機構は第一の問題の背後にある機構に影響している。しかし、二つの問題が密接に関係しているとしても、それらを切り離すことは、意識の問題を部分に分け、意識の研究全体を扱いやすくする一つの方法である。

本書では意識という難物をなんとか扱うべく自己の問題に焦点を当ててはいるが、意識についての第一の問題を無視してもいないし、矮小化《わいしょうか》もしていない。前に述べたように、この試みは情動に関する研究の行き詰まりからだったが、話はそうした特定の問題に目を向けることだけではすまなくなってしまった。

本書は、意識とは何か、意識は人間の脳の中でどのように構築されうるかについて、私の考えを述べたものだ。しかし、私は意識の問題を解決したなどと主張してはいない。今日、新しい重要な論文がいくつかあるものの、認知科学と神経科学の歴史の現段階において意識の問題を「解く」という考えに、私は疑いをもっている。私が望んでいるのは、本書で述べるアイディアが自己という問題を生物学的視点から明らかにする上で役に立てば、ということだけだ。

本書の背景には進行中の研究プログラムがある。その研究プログラムは、心や行動に障害をもつ神経疾患の患者に対する何年にも及ぶ観察からようやく得られた事実に関する考察、そういった障害に対する実験神経心理学的研究結果の考察、あるいは、一般的な生物学、神経解剖学、神経心理学の証拠にもとづく健常者の意識のプロセスの理論化、あるいは、考察と理論に裏付けされた意識の神経解剖学的基盤に関する検証可能な仮説の組み立てなど、さまざまな方面の研究活動をもとにしている。

意識に取り組む

話を進める前に、先に定義した問題にどう取り組むかを簡単に述べておきたい。もちろん、もしわれわれの心の内容《コンテンツ》が実際よりもずっと豊かに「重ね合わされる」なら、私は同時に多数の話題を取り上げながらこの本を書くことができるし、読者も、理論的仮説、科学的手法、基本的事実について同時に読むことができるから、それはすばらしいにちがいない。しかし、われわれは古典物理学の世界で機能しているから、私としては囲みや余談のようなエリザベス王朝時代の趣向に頼らざるをえない。とはいえ、できるかぎり簡潔に、そして本質的な話からそれないことを約束しておく(4)。

・心と行動と脳

意識は完全に私的な一人称的現象であり、われわれが心と呼んでいる私的な一人称的プロセスの一部として起きている(5)。しかし意識と心は、第三者が観察できる外的な行動と密接につながっている。

われわれはみなこれらの現象——心、心の中の意識、そして外的な行動——を有している。そして、それらが相互にどう関係しているかを、第一には自己分析により、第二には他人を分析したいという生来の傾向により、よく認識している。知恵も、人間の心と行動の科学も、私的なものと公《おおやけ》なもの——つまり、一人称的な心と三人称的な行動——の、この議論の余地のない関係にもとづいている。

さらに、心と行動の背後にある機構を理解したいと願っているわれわれにとって幸いなことに、たまたま心と行動は有機体の機能、それもとくにその有機体の内側にある脳と、これまた密接に関係している。

心、行動、脳。このトライアングルの作用が明らかになって以来——神経学者ポール・ブローカとカール・ウエルニッケが、言語と左半球諸領域との関係を発見して以来——一世紀半になる。その間、このトライアングルによってひじょうに適切な発展がなされてきた。そして哲学と心理学という伝統的な二つの世界が徐々に生物学の世界と力を合わせ、意外な、しかし生産的な連合をつくりあげてきた。たとえば今日、認知神経科学として知られている緩やかな連携の科学的アプローチにより、その連合は、視覚や記憶や言語の理解に関して、新しい前進をもたらしている。その連合によって意識の理解も前進するのではないかと期待する確かな根拠もある。

過去二〇年間、認知神経科学の研究は大きな成果を上げるようになってきた。というのも、脳の構造や機能を観察する新しい技術の発達により、臨床においても実験においても、われわれが目を向けている行動を、その行動に対して想定される心的活動とだけでなく、脳の構造や活動の特定の指標とも結びつけられるようになったからである。

いくつか例をあげてみよう。これまで長い間、神経疾患によりもたらされる限定的脳損傷の部位が、心の神経的基盤に関する研究のよりどころになってきた。しかし、それはたいてい剖検《ぼうけん》時に明らかにされ、それも、その患者の研究が終わって何年も経ってからということもしばしばだった。この時間遅れにより分析のプロセスが遅れ、解剖結果と行動との関係になにがしかの不確かさが生じた。

しかし近年の技術の発達により、生きた患者の脳の三次元復元画像で損傷部位を分析し、それと併せて行動的あるいは認知的観察を行うことができるようになった。コンピュータ画面に映し出されるこの復元画像は、磁気共鳴スキャンで得られた生データを精巧に操作したものである。この画像では神経構造が細密に表現されているので、研究所の作業台の上ではなく、仮想空間でそれを注意深く分析することができる。したがって、このような詳細かつタイムリーな方法で分析される損傷部位は、脳の特定のシステムがどのようにして特定の心的機能や行動を生み出すかの仮説を検証する探り針になる。

たとえば、相互に関係する四つの脳部位A、B、C、Dからなる一つのシステムが、ある特別な仕方で機能しているとしよう。そして、たとえば領域Cが破壊されたときに起こるはずの変化を予測する。この予測の妥当性を検証するには、領域Cに損傷をもつ患者が、特定の作業をこなしているときどのように行動するかを研究すればよい。ちなみに、これと同じアプローチが、最近発展してきたもう一つの神経科学の分野である分子神経生物学で使われている。たとえばネズミの特定の遺伝子を実験的に不活化し、遺伝子の「損傷」（科学者仲間の言葉で「ノックアウト」と呼ばれている）を引き起こす。こうしておいて研究者はそのノックアウトの結果が予測どおりかどうかを判定する。

別の新しいタイプの脳指標は、脳の活動が減少または増加する部位である。それらの部位は「陽電子放出断層撮影」（ＰＥＴ）スキャンや「機能的磁気共鳴画像化法」（ｆＭＲＩ）スキャンによって明らかになる。こうしたスキャンは神経疾患の患者にだけでなく、脳に疾患をもたない者にも使うことができる。この場合も、ある知的作業を行っているときの特定部位の活動に関する具体的予測が、仮説の妥当性を評価するために使われる。

さらに別の指標として、皮膚の電気伝導反応の変化、頭皮から測定する電位や磁場の変化、癲癇の手術中に直接脳の表面で測定する電位の変化、などがある。

私的な心、公の行動、脳の機能、この三つの複雑な関連づけが、こういった新しい技術の利用をもって終わるわけではない。これら三者の関係は、実験神経解剖学者、神経生理学者、神経薬理学者、神経生物学者が蓄積してきた神経システムの構造と機能に関する新しい知識の領域と結びつけることで拡大する。彼らは個々の神経細胞の中の分子的事象を調べ、ついでそれらの事象を特定の遺伝子の構造と作用に結びつけている。このような発展を基盤にして最近得られた事実により、心と行動と脳の諸側面の関係に関して、より詳細な理論がつくられるようになっている。有機体の私的な心、有機体の公の行動、そして有機体の内側に隠れている脳が、理論という冒険の中で合体し、その冒険から実験的に検証できる仮説が生まれ、客観的に判断され、是認されたり、退けられたり、修正されたりする（脳の構造と組織の基本については、巻末の「用語解説」を参照してもらいたい）。

・神経学的、神経心理学的証拠を熟考する

本書で紹介する考え方の出発点になったものは、神経学的観察や神経心理学的実験によって明らかにされた多くの事実である。

第一の事実は、意識のプロセスのいくつかの側面を脳の特定の部位やシステムの作用と関係づけることができること。それにより、意識を支える神経構造の発見への扉がいま開かれつつある。それらの部位やシステムはいくつかの限られた領域に集まって存在しており、記憶や言語のような機能と同じように、意識の構造というものがありそうだ。本書の目的の一つは、意識のプロセスのいくつかの側面について検証可能な構造的仮説を提示することである。

第二の事実は、意識と低いレベルの注意、意識と覚醒は、どちらも分離できるということ。この事実は、例の円形の部屋で男の患者が例証したように、正常な意識がなくても、人は覚醒と注意を維持できるという証拠にもとづいている。第三章と第四章ではそのような患者を取り上げ、彼らの症状の理論的な意味について考える。

第三の、そしてたぶんもっとも意味深い事実は、意識と情動は分離「できない」ということ。第二章、第三章、第四章で論じるように、通常、意識に障害が起こると情動にも障害が起こる。基本的に、情動と意識の結びつき、そしてそれらと身体との結びつきが、本書の中心的テーマである。

第四の事実は、少なくとも人間において意識は一枚岩的ではないということ。意識は単純なものと複雑なものに分けることが可能であり、神経学的証拠からその分離は明白だ。私が「中核意識」[core consciousness]と呼ぶもっとも単純な種類の意識は、有機体に一つの瞬間「いま」と一つの場所「ここ」についての自己の感覚を授けている。中核意識の作用範囲は「いま・ここ」である。中核意識が未来を照らすことはない。また、この意識によってわれわれがおぼろげに感知する唯一の過去は、一瞬前に起きた過去である。「ここ」以外に場所はなく、「いま」の前も後もない。

他方、私が「拡張された意識」[extended consciousness。以下「拡張意識」と表記]と呼んでいる多くのレベルと段階からなる複雑な種類の意識は、有機体に精巧な自己の感覚——まさに「あなた」、「私」というアイデンティティと人格——を授け、また、生きてきた過去と予期される未来を十分に自覚し、また外界を強く認識しながら、その人格を個人史的な時間の一点に据えている。

要するに、中核意識は単純な生物学的現象だ。そこには単一レベルの構造しかない。それは有機体の一生を通じ、安定している。それは、ひとえに人間的、というものではない。それはコンベンショナル・メモリ[通常記憶]にも、ワーキング・メモリ[作業記憶]にも、推論や言語にも依存していない。一方、拡張意識は複雑な生物学的現象である。そこにはいくつかのレベルからなる構造がある。それは有機体の一生をとおして発達する。拡張意識は、単純なレベルでなら人間以外のある種の動物にもあると私は思っているが、人間においてのみその極みに達する。拡張意識はコンベンショナル・メモリとワーキング・メモリに依存している。人間的極みに達すると、それは言語によっても強化される。

中核意識という超感覚《スーパーセンス》は認識の光への第一歩であって、全存在を照らすものではない。これに対して拡張意識という超感覚は、最終的に存在全体を光へと導く。拡張意識の中では、「いま・ここ」とともに過去と予期される未来が見通しのよい眺望の中で感じ取られる。

中核意識を認識への通過儀礼とするなら、人間に創造性を授ける認識のレベルは、もっぱら拡張意識によるものと言える。われわれが崇高な意識について考えるとき、そして意識をひとえに人間的とみなすとき、われわれが考えているのは極致にある拡張意識である。しかしあとでわかるように、拡張意識は一個の独立した種類の意識ではない。そうではなく、それは中核意識という基盤の上につくられている。

神経疾患という精巧な解剖メスにより、拡張意識が傷ついても中核意識が無傷でありうることがわかっている。反対に、中核意識のレベルではじまる障害は意識の砦《とりで》全体を崩壊させるので、拡張意識は崩壊する。崇高な意識は、二種類の意識の整然とした相互強化を必要としている。しかし、もしわれわれがその見事な連携を明らかにしようというなら、まず単純で基本的なもの、つまり中核意識を理解することからはじめるのがよいだろう。この二種類の意識は二種類の自己に対応している。中核意識の中に浮上する自己の感覚は「中核自己」

[core self] である。それは、脳が相互作用するすべての対象に対してやむことなく再創造される一過性の実在だ。しかし、「自己」に対するわれわれの伝統的な考えはアイデンティティという概念と結びついていて、それは一人の人間を特徴づけている不変的で一連のユニークな事実や在り方と対応している。そういう実在に対し、私は「自伝的自己」[autobiographical self] という言葉を使っている。この自伝的自己は、有機体の生活のもっとも不変的な特徴——あなたはだれのもとに、いつ、どこで生まれたかとか、あなたの好き嫌いとか、問題や争いに対するあなたの通常の反応の仕方とか、あなたの名前等々——の認識に中核意識が関わった状況についての体系的な記憶に依存している。ちなみに、私は、有機体の伝記の重要な特徴の体系的記録を指すために「自伝的記憶」[autobiographical memories] という言葉を使っている。以上二種類の自己はたがいに関係しており、それらについては第六章で詳しく説明する。

第五の事実。意識は言語、記憶、理性、注意、ワーキング・メモリといった他の認知機能で単純に説明されることがよくある。そうした機能は拡張意識の最上層が正常に作用するには必要だが、中核意識にはそれらが必要でないことが神経疾患の患者の研究からわかっている。したがって意識の理論は、単に、言語、記憶、理性を使えば脳と心の中で進行していることをトップダウン的に解釈、構築することが可能になるというような理論であってはならない」。

確かに、記憶、知的な推論、言語は、私が自伝的自己と呼んでいるものを生み出す上でも、拡張意識のプロセスにとっても、欠くことのできないものである。また、有機体の中で起こる事象の解釈には、自伝的自己と拡張意識のプロセスのあとに生じるものが確かにある。しかし、私は意識が認知プロセスの階層のそれほど高いレベルではじまるとは思わないし、生物の進化史においても、われわれの個人史においても、それほど遅い時期にはじまったとも思わない。私は、意識のもっとも初期的な形態は推論や解釈より先に存在している――つまり、それらの形態は最終的に推論や解釈を可能にしている生物学的変化の一部である――と考える。

さらに、意識の理論は単に、脳はどのように対象のイメージに目を向けるか、というような理論であっては「ならない」。私が見るところ、生得的な低いレベルの注意は意識に先行して存在し、一方、集中的な注意は意識が生まれてから生じる。意識にとって、注意はイメージをもつのと同じぐらい必要なものである。しかし、注意は意識にとって十分なものではないし、意識と同じものでもない。

最後に、意識の理論は単に、脳はどのようにして統合的、統一的な心的風景を生み出すか、というような理論であっては「ならない」。もちろん統合的、統一的な心的風景は意識の重要な側面であり、とくに意識の最高のレベルではそうである。しかし、そうした風景は孤立して存在するわけではない。それが統合的、統一的であるのはその有機体の単一性「ゆえに」であり、またその単一の有機体の「ために」である。

私は対象の認識作用の中で自己の感覚がどのように心に現れるかをなんとか説明しようと

しているわけだが、そのため、私がいわゆる「自己意識」[self-consciousness]の問題に「ばかり」目を向け、残りの問題、すなわち「クオリア」の問題を無視しているという批判を受ける。この批判にはつぎのように答えておきたい。

もしその「自己意識」が「自己の感覚をもつ意識」ということなら、人間のすべての意識は必然的にその言葉でカバーされている──私の理解の及ぶかぎりそれ以外の意識はない。ついで、われわれが「自己の感覚」と言う生物学的状態と、その状態を生み出す生物学的機構は、たぶん認識されるべき対象の処理の最適化に関わっている──つまり、自己の感覚をもつことは認識に必要なだけでなく、認識されるべきものの処理にも影響している。言い換えると、意識の第二の問題を提起する生物学的プロセスは、第一の問題を提起する生物学的プロセスにおいてたぶんなにがしかの役割をはたしているということである(6)。したがって、私が自己の問題に目を向けるとき、私は意識をもつ有機体の表象との関係でクオリアの問題に目を向けている。

自己の探索

われわれはいったいどのようにして、いま自分が特定の対象を見ていることを認識するのだろうか。われわれはどのように「意識的」になるのだろうか。どのようにして「認識のさなかの自己の感覚」が心に植えつけられるのだろうか。

自己についてのこうした問いに対する答えを探る道が見えてきたのは、私が意識の問題を

「有機体」と「対象」という二つの基本的要素の視点で、そして自然発生的な相互作用の中で維持される両者の関係性の視点で考えるようになってからだった。ここで言う有機体とは、その内側で意識が起こるもの、対象とは、意識のプロセスの中で認識されるようになるもの、有機体と対象の関係性とは、われわれが意識と呼ぶ認識のコンテンツである。このような観点で見ると、意識は二つの事実に関する認識の構築からなっている。一つは、有機体がある対象と関わっているという事実、もう一つは、その関係する対象は有機体に変化を引き起こすという事実、である。

この新しい視点によって意識の生物学的理解も扱いやすい問題に変わる。認識構築のプロセスは脳を必要とし、その脳は、ニューラル・パターンを組み立てイメージを形成するための信号を必要とする。そして意識が生じるのに必要なニューラル・パターンとは、有機体、対象、そして両者の関係性のそれぞれに対する「代理」[proxy]のニューラル・パターンである。問題をこのような枠組みに置いて考えれば、意識の生物学的機構を理解することは、脳が二つの要素とそれらの関係性の「双方を」どのようにマッピングしているかを発見する問題に変わる。

対象の表象化という一般的な問題はとくに謎めいたものではない。知覚、学習と記憶、言語についての広範な研究により、脳が対象を感覚的、運動的にどう処理するかに関し、われわれは実際的なアイディアを手にしている。また、ある対象に関する知識がどう記憶に蓄積され、概念的、言語的にどう分類され、想起や再認のモードにおいてどう復元されるか、といったことに関してもそうである。これらのプロセスの神経生理学的に細かい話はまだ片づいていないが、これらの問題の輪郭は理解可能である。

私の視点では、これまで神経科学はその努力の大半を、私の言う「対象代理」［object proxy］に対する神経的基盤を理解することに注いできた。意識という関係作用において、対象は、その特徴をマッピングするのに適した感覚皮質にニューラル・パターンの形で提示される。たとえば対象の視覚的特徴の場合、視覚皮質のさまざまな部位に、つまり一つや二つではなく多くの部位に、ニューラル・パターンが構築され、それらが協調して対象のさまざまな視覚的特徴をマッピングしている。しかし有機体の側では問題はまったく異なっている。問題がどのように異なっているかを示すために、ちょっと頭の体操をしてみよう。

目を本から離してあなたのすぐ目の前にあるものを見、それをよく観察してからまた本に目を戻してもらいたい。このとき、網膜からいくつかの大脳皮質領域まで、あなたの視覚システムの多くの部分がただちに本をマッピングするのをやめ、目の前の対象をマッピングし、それからまたもとの本をマッピングした。今度は真後ろを振り返って、背後にあるものを見てほしい。このときもまた、本のマッピングはすぐに消え、視覚システムはあなたが熟視していた新しい情景をマッピングした。

この話の教えるところは何か。それは、瞬時のうちに、脳の「同じ」部位が、有機体に備わっているさまざまな運動機構と有機体が収集したさまざまな感覚インプットによって、いくつかの完全に「異なった」マップを構築したということ。脳の中の複数のスクリーンに構築されるイメージが、驚くほど変化したのだ。

さて、ここでつぎのことを考えてみよう。あなたの視覚システムは、それがマッピングした対象によって忠実に変化した。一方、命のプロセスの調節を仕事とするいくつかの脳部位にはあなたの身体のさまざまな側面を表象するプリセット・マップが収められているが、それらの部位は、表象する対象の「種類」に関して変化したりはしなかった。つまり、それらの領域の「対象」はつねに身体であり、死が訪れるまでそうであるだろう。しかし、対象の「種類」が同じ、というだけではなかった。その対象――身体――の中で起こる変化の程度もきわめて小さかった。なぜそうだったのか。それは、狭い範囲の身体状態だけが命と両立するからであり、何が起ころうとも、有機体はその狭い範囲を維持するように遺伝的にデザインされているからである。

とすれば、この状況で起きていることは興味深い非対称性であり、それをつぎのように言うことができるだろう。脳のいくつかの部位は自由に世界を巡り、有機体のデザインによってマッピングできるようになっている対象なら何でもマッピングする。これに対して、有機体の状態を表象している別の部位は、自由に巡ることがまったくできない。それらは固定されている。それらは身体だけを、しかもほとんどプリセットされているマップの中にだけ、マッピングすることができる。それらはいわば身体の「獄中の聴衆」[7]であり、身体の動的同一性に支配されている。

この非対称性にはいくつか理由がある。第一に、生体の構造と全般的機能は、一生、質的に同じ状態にある。第二に、継続的に起きている身体の変化は量的に小さい。身体の変化の幅が狭いのは、生存するために身体はパラメータの限られた範囲で機能しなければならないからだ。つまり、身体の内部状態は、それを取り囲む環境にくらべ、相対的に安定していなければならない。

第三に、その安定した状態は、身体内の化学的組成の微小な変化を検出し直接的または間接的にその変化を修正するように命じる精巧な神経機構によって、脳から制御されている(このシステムの神経構造については第五章で取り上げるが、このシステムは一個ではなく多数のユニットで構成され、そのうちもっとも重要なものは、脳幹《のうかん》、視床下部《ししょうかぶ》、前脳基底部《ぜんのうきていぶ》にある)。

要するに、意識という関係作用の中にある有機体は生ける存在の全ユニット――「身体」――ではあるけれども、「脳」と呼ばれる有機体の一部が、その内側に、そのユニットの完全な雛形《ひながた》を保持しているということである。これは注目に値する事実で、たぶん、意識の基盤に関するもっとも重要な鍵であるだろう。

私は、この、脳の中に表象されている有機体こそ、最終的に捉えがたい自己の感覚になるものに対する生物学的前兆ではないか、そう結論づけるようになった。アイデンティティや人格を備えた複雑な自己も含め、自己の根源は、生存のために身体の状態を継続的かつ「非意識的に」(8)狭い範囲で比較的安定した状態に保っている脳のさまざまな装置の中に見いだされるはずだ。これらの装置は、生体の状態と生体の多くの特質を継続的かつ「非意識的に」

表象している。そのようなさまざまな装置全体の活動状態を、私は「原自己」[proto-self]と呼んでいる。それは、中核自己や自伝的自己としてわれわれの心に現れる自己に対する非意識的前兆である。

ここで、私がホムンクルスの罠に落ち込んでいるのではないかと考える読者がいるかもしれないが、これはそういうものではないと強く言っておきたい。私が述べている「脳の中の身体の雛形」は、旧式な神経学の教科書に載っているホムンクルスのようなものではない。この雛形は、大きな人間の内側に居座る小さな人間のようなものではない。この雛形は何も「知覚」しないし、何も「認識」しない。話もしないし、意識をつくったりもしない。この雛形は脳の中の一連の装置であり、その主たる役目は有機体の命の自動化された管理である。あとで論じるように、命の管理は生得的に組み込まれているさまざまな種類の調節作用——ホルモンのような化学物質の分泌や内臓や四肢の動き——によってなされている。これらの作用は、有機体全体の状態を刻々と知らせてくる近くのニューラル・マップからの情報に依存している。ここでもっとも重要なことは、生命調節装置も身体マップも、どちらも意識を生み出すものではないということ。ただし、それらは中核意識をつくりあげる機構には必要不可欠である。

第五章で論じるように、これは重要な問題である。意識という関係作用において、有機体はさまざまな形で脳の中に表象され、しかもその表象は命のプロセスの維持と結びついている。もしこの考えが正しければ、命と意識、それもとくに意識の自己的側面は、拭いようもなく密接に関係している。

なぜ意識が必要か

もし読者が命と意識の結びつきに興味を覚えるなら、つぎのことを考えてもらいたい。生存はエネルギー源の発見と取り込みに、そして生体組織の完全性を脅かすあらゆる状況を回避することに、依存している。何も行動しなければ、環境的危機を回避することはもちろん、有機体の構造を更新し命を維持するのに必要なエネルギー源を見つけて有機体のために利用することもできないから、われわれ人間のような有機体が生存できないことは確かである。

だがイメージの誘導がなければ、その行動もあまり大したものにはならない。よい行動には、よいイメージが伴っている必要がある。イメージがあるから、すでにわれわれが手にしている行動パターンのレパートリーの中から選択し、選択した行動の仕方を最適化することができるのだ(われわれは、いくぶん意図的、いくぶん自動的に、さまざまな行動オプション、さまざまなシナリオ、さまざまな行動結果を表象するイメージを、心の中で評価することができる)。イメージがあるから、われわれはもっとも適したものを選択し、不適切なものを退けることができる。またイメージがあるから、われわれは新しい状況に対する新しい行動をつくり出したり、未来の行動に対する計画をつくりあげたりすることができる(行動とシナリオのイメージを変化させて結びつけるこの能力こそ、創造力の源泉である)。

仮に行動の根源が生存にあり、その行動作用が誘導的なイメージの利用と結びついているとしよう。その場合、もし特定の有機体の利益のためにイメージの効率的操作を最大にするような装置があれば、それは、そうした装置をもつ有機体に莫大なメリットをもたらしたはずで、進化において幅をきかせたにちがいない。意識とはまさにそのような装置である。

意識がもたらすその先駆的で斬新なやり方は、生命調節という内なる営みをイメージ処理と結びつけることだった。言い換えれば、有機体の内と外に存在する対象や事象を表象するイメージの処理に、生命調節システム――脳幹や視床下部など、脳の奥まったところにある――を関わらせることだった。なぜこれが本当にメリットだったのか？　なぜなら、複雑な環境での生存、つまり生命調節の効率的な管理は、的を射た行動をとることに依存しており、またその行動は、心の中のイメージの意図的な下検分《したけんぶん》と操作、そして最適な計画によって、大きく改善される可能性があるからだ。意識によって、本質的に異なるこの二つのプロセス――内なる生命調節とイメージ形成――の結びつきが可能になったのである。

意識は、イメージを形成する個体の内側に「イメージが存在する」という認識を生み出す。意識は、それらのイメージを有機体の統一的表象に向けることで、有機体の視界にイメージを配し、そのようにして、有機体の利益になるようなイメージ操作を可能にする。

意識によって、脳の中核に隠れている生命調節の具体的要求を心の中に構築できるようになる。それは、命の衝動がその主張を通し、有機体がその主張にしたがって行動する新しい方法である。意識は、代謝調節能力、生得的な反射、そして条件付けとして知られる学習形態で身を固めた有機体が、心をもった有機体――つまり、命に対する心的な関心によって反応が形成される有機体――になるための通過儀礼である。スピノザは、おのれを保持しようとする努力が徳の第一で唯一の基盤である、と言った。意識はそのような努力を可能にする。

意識のはじまり

私は、対象を意味するパターンと有機体を意味するパターンを脳がどのように結びつけるかを想像することができたので、今度は、対象と有機体との関係性を表象するために脳が使う機構について考えはじめた。とくに私が探し求めたのは、有機体がある対象を処理しているとき、その対象が有機体に反応を「引き起こし」、それによって有機体の状態を変化させるという事実を、はたして脳はどのように表象するかだった。考えられる一つの答えを第六章、第七章、第八章に記している。私が提唱しているのは、有機体の表象装置がある特定の無言の認識――ある対象によっていま有機体の状態が変化したという認識――を提示し、なおかつ、そうした認識が、ある対象の顕著な表象とともに生じると、われわれは意識的になるというもの。ある対象を認識しているさなかの自己の感覚は「新しい」認識の注入であり、それは、実際に存在するものであれ、想起したものであれ、「対象」が有機体と相互作用し、有機体に変化を引き起こしているかぎり、脳の中で継続的に生み出される。

自己の感覚は、いま表示されている心的パターンはだれに属すのかという、有機体が問いもしなかった問題に対する第一の答えである。それは原自己によって表象される有機体に属す、というのがその答えである。あとで、この問われざる問いに対する答えを生み出すのに必要な無言の認識を脳がどのように組み立てるかを明確にする。しかしここではただ、その無言の認識が心に浮上するもっとも単純な形態は「認識の感情」――有機体がある対象の処理に関わるときの事象の感情――であり、その後はじめてこの認識の感情に関して推測や解釈が起きはじめる、とだけ言っておく。

意識は、われわれが見たり、聞いたり、触ったりするとき、事象の感情としてはじまる。もう少し厳密に言えば、それは、われわれの有機体の内部における視覚的、聴覚的、触覚的、内臓的など、あらゆる種類のイメージの形成に伴う感情である。そして適切な文脈に置かれると、その感情は、それらのイメージにわれわれのものというレッテルを貼り、それによりわれわれは、まさにその言葉どおり、われわれは見る、聞く、触る、などと言う。中核意識を生み出すようになっていない有機体は、見たり聞いたり触ったりのイメージをそのつど形成するようになっているものの、それをしたことを認識するようにはならない。ジョン・キーツにとって真実と美がそうであったように、意識は、そのもっとも慎ましいはじまりから認識であり、認識は意識である。

神秘に立ち向かう

意識の問題を研究している者の間で、意識とは何かに関してだけでなく、意識の生物学的基盤を理解できるかどうか、その見通しに関しても、これまで見解が一致したことはない。また意識の研究者ではない一般の人たちの間にも、意識の生物学的本質を明らかにすることの人間的意義に関して、これまでずっとある種の困惑や、場合によっては不安すらあった。専門家ではない人たちにとって、意識と心は実質的に区別できないこともあるだろうし、意識［consciousness］と良心［conscience］、意識と魂［soul］、意識と精神［spirit］もそうだろう。読者もその一人かもしれないが、そういう人たちにとって、心、意識、良心、魂、精神は一つの大きな未知の領域を形成し、それが神秘なるものと説明可能なもの、聖なるものと俗なるものを分けている。だから、人間の属性のこの崇高な領域にどう取り組むかはすべての良識的人間にとって大きな問題であり、その本性に対する一見尊大な説明には立腹する者がいるからといって、驚くにあたらない。死と対峙《たいじ》したことのある人なら私が何を言っているかが正確にわかると思うが、たぶん死の不可逆性ゆえに、われわれの思いが、とてつもなく大きい人間の心の世界に鋭く集中するからだろう。しかし、人にこの問題をわかってもらうために、死を取り上げることはないだろう。われわれが、その崇高さと強さに対する敬意を払いながら――そしてほとんど矛盾するが、その脆《もろ》さに対する優しさをもちつつ――人間の心に取り組むには、生で十分である。

しかし、明確にしておきたいことがある。科学はわれわれに現象間の相違を知らしめてくれる。実際、科学によって、いまや人間の心のいくつかの構成要素をうまく区別することができる。たとえば意識と良心は区別可能である。意識は、対象の認識や自己に起因する動作の認識と関係しているのに対して、良心は、動作や対象に見いだされる善や悪と関係している。また心には意識以上のものがあり、心はもっているが意識はもっていないという患者の場合がそうであるように、意識のない心というものも存在する。

科学は、その進歩の過程で、なんとか区別できる現象について、その説明を提示する。たとえば心の場合、科学は例の大きな未知の領域のいくつかの部分を、なんとか説明するようになっている。科学は、人間のすばらしい心の創造に寄与している「いくつかの」現象の背後にある「いくつかの」機構を、探り出している。が、そのすばらしい創造は、それが起こるのに必要ないくつかの要素的機構をわれわれが説明したからと言って、姿を消すわけではない。現象こそリアリティ——心はわれわれが直接感じ取るがままのもの——である。われわれが心について説明するとき、その現象の背後にある手品のごとき業《わざ》に対する好奇心を部分的に満たしつつも、われわれはそのリアリティを保つことができる。

明確にしておかねばならないもう一つ別の問題。それは、意識の神秘を解くことは、心のすべての神秘を解くことと同じではないということ。意識は人間の創造的な心の不可欠な要素だが、意識が人間の心のすべてというわけではないし、私が見るところ、意識は複雑な心の頂点でもない。意識を生み出す生物学的トリックには重要な意味があるが、私は意識を生物の発達の最高点としてではなく中間点と見る。倫理や法律、科学と技術、黙想、心の優しさ——私はこうしたものを生物の頂《いただき》に置く。確かに、そのどれ一つとして意識なしにはありえない。それでも意識は日の出であって、真昼の太陽ではないし、もちろん夕日でもない。意識を理解すると言っても、それは宇宙の起源について、生命の意味について、あるいは両者の運命について、何も語ってはいない。仮に科学が意識の神秘を解き、それと関係するいくつかの心の神秘を消し去ることができたとしても、科学を継続するには十分な神秘が残っているし、あの予測しうる未来に対してわれわれを慎み深くするだけの十分な恐れが自然には残っている。脳という三ポンドの肉の塊の内側でどのように意識が生じるかを考えたあと、われわれが以前にも増して命を崇《あが》め、人間を敬うということだってある。

かくれんぼう

われわれはときおり、事実を見いだすためにではなく事実を隠すために心を使う。われわれは心の一部を衝立《ついたて》として使い、心の別の一部がよそで進行していることを感知しないようにしている。この隠蔽はかならずしも意図的ではないが、意図的であろうとなかろうと、衝立が事実を隠していることは確かである。

この衝立がもっとも効果的に隠しているものの一つがわれわれ自身の身体、身体の中身である。この衝立は、命の流れである身体の内部状態を、部分的に心から排除している。情動と感情のあいまいさ、捉えどころのなさ、実体のなさは、たぶんこの事実の現れであり、われわれが身体の表象をどのように遮っているかを、あるいは非身体的な対象や事象にもとづく心的イメージがどれほど現実の身体を遮断しているかを、示唆している。でなければ、われわれは情動と感情が紛《まぎ》れもなく身体に関するものであることを容易に知るはずだ。われわれは心を使って、われわれの存在の一部を、他の一部から隠蔽しているのだ。

この身体の隠蔽を注意力散漫と表現できなくもないが、それは優れて適応的な注意力散漫であることを付け加えておかねばならない。ほとんどの状況において、心的能力を身体の内部状態に集中させるよりは、外界の問題のイメージ、それらの問題の前提、それらの問題の解決オプションや結末、そういったものに集中させるほうが、たぶん有利である。しかし、心の中に存在するものに関してこのように視点をそらすことには、犠牲も伴う。いわゆる「自己」の本源や本質をわれわれが感じ取れなくなってしまうことだ。この衝立が取り除かれれば、人間の心に許されている理解の範囲で、個々の命の表象の中に「自己」の起源を感じ取れるのではないかと思う。

この衝立がなかった昔、すなわち電子メディアやジェット機や活字が登場するはるか以前、まだ帝国や都市国家も登場していない、環境がかなり単純だったころには、もっと容易にバランスのとれた視点を手にできたと思う。脳が逆向きの視点を授けていたとき、つまり視点が有機体の内部状態の支配的表象に向いていたときは、もっと簡単に内なる命を感じ取ることができたにちがいない。

いやもしかすると、そのようには認識しなかったかもしれない。なぜならそうした時代の人間には、生物に関する今日の知識がわれわれに授けているような思考の枠組みがなかったからだ。しかしたとえそうだとしても、彼らは、今日われわれの多くが感じ取っている以上に、自分自身について感じ取ることができたと思う。今日われわれが心と呼んでいるものを、息と血を意味するためにも使われた「プシュケ」という言葉で言い表した古代人の知恵に、私は驚嘆する。

変化の範囲が極度に制約されている有機体の内部状態は、生来的に脳により制御され、脳の中で信号化され、そしてそれが心の背景を、もっと具体的には、われわれが自己と呼ぶとりとめのない実体に対する基盤を構成していると私は思うが、どうだろうか。私はまた、そうした内部状態――それは苦と快を両極とする範囲で起こり、外なる、あるいは内なる対象と事象により引き起こされる――は、その有機体の固有の価値に照らして状況の善・悪を非言語的に知らしめるものになったと思うが、どうだろうか。

進化の初期の段階では、こうした状態――その中にはわれわれが情動として分類しているすべてのものが含まれる――が、それを生み出している有機体にまったく認識されていなかったのではないかと思う。その状態は調節的だったし、またそれで十分だった。それは内的にも外的にもいくつか有利な活動を生み出していた。あるいは、活動をより適したものにすることで、そうした活動の結果を間接的に支えていた。しかし、こうした複雑な作用を遂行する有機体が、そのような作用や活動の存在について何も知らなかった。なぜなら、有機体は個としての自身の存在を知らなかったからだ。確かに有機体には身体と脳があり、脳にはいくつかの身体表象があった。命がそこにあり、命の表象もそこにあったが、その命の潜在的所有者、正当な所有者が、命が存在することを何も知らなかった。自然がまだ所有者を発明していなかったからだ。存在はあったが、認識はなかった。意識はまだはじまっていなかった。

意識は、脳が言葉を使わずにある物語を語る力を、単純な力を、獲得したときにはじまった。その物語は、有機体の中には時を刻む命があって、身体境界の内側にある有機体の状態は環境中の対象や事象との遭遇により、あるいは思考や、生命のプロセスの内的調節により、たえず変化しているという物語である。この原初的な物語――一つの対象が因果的に身体の状態を変えるという話――が、身体信号という、言葉によらない普遍的言語を使って語られるようになると、意識が浮上する。明白な自己が、ある種の感情として浮上する。物語が求められることなく自発的にはじめて語られ、その後も永久に同じ物語が繰り返されると、有機体がいま切り抜けつつあるものについての認識が、問われざる問いに対する答えとして、自動的に生じる。その瞬間から、われわれは認識しはじめる。

私は、意識が進化で幅をきかせたのではないかと思う。なぜなら、情動により引き起こされる感情を認識することは生《せい》の技術《アート》に不可欠だったからであり、また命の技術は自然史における一つの大きな成功であるからだ。しかし、もし読者が私の話を曲解し、単に、われわれが命を認識できるように意識は発明された、と言うのなら、私はそれでもかまわない。その言い回しは科学的にはもちろん正しくないが、悪くない。

訳注

（1）「アブサンス発作」とも言う。英語は absence seizure。また、「欠神自動症」に対する英語は absence automatism。

(2)これらの言葉は、T・S・エリオットの *The Four Quartets* という本の中の "The Dry Salvages" と題された詩に出てくる。英語はそれぞれ、the hint half guessed, the gft half understood。

(3)もとの英語は、the feeling of what happens。この what happens に対する平易な日本語訳が見あたらないので「事象」(出来事と現象、の意)とした。なお、この英語は本書の原題でもある。

(4)ちょっと唐突な感じの文だが、たぶん著者は、イギリスの著名な理論物理学者ロジャー・ペンローズが、量子力学の「重ね合わせの原理」を使って意識について論じた話題作『皇帝の新しい心』(*The Emperor's New Mind Concerning Computers, Minds, and the Laws of Physics.* 邦訳は林一訳、みすず書房刊)や、意識への量子力学的取り組みを皮肉っていると思われる。

(5)この先、「行動」という言葉が頻出するので念のために記しておけば、本書で使われる「行動」(behaviors)は、われわれが日常的に使う意味での「行動」というよりは、心理学で言う「行動」――つまり、内的、外的な刺激に対する身体の観察可能な反応――を意味している場合が多い。その意味では、われわれが物体を目で追うのも一つの「行動」だし、情動も「行動」である(第三章の「行動の楽譜と意識の外的発現」の項参照)。

(6)ここに記されている意識の「第一の問題」、「第二の問題」は、著者が本章の「意識の問題」の項で定義したものを指す。

(7)captive audience. そこから逃れることができず聞きたくもない話を聞かされる聴衆、という意味。著者はこの言葉を好んで使う。

(8)本書には、non-conscious、unconscious という類似した言葉が頻出する。前者を「非意識的」、後者を「無意識的」と訳し分けた。

第II部　感情と認識

第二章　情動と感情

ふたたび情動について

あらゆる年代、あらゆる文化、あらゆる教育レベル、そしてあらゆる生活レベルの人間が、例外なく情動をもち、他人の情動に心を配り、情動を操る娯楽に親しみ、そしてかなりの程度まで、幸福という一つの情動を追い求め、不快な情動を避けることで、命を管理している。

明らかに人間以外のじつに多くの生き物が豊かな情動を有しているから、一見、情動にはこれといって人間的なものは何もないように思える。しかし、人間だけがもちうる複雑な概念、価値観、原理、判断と、情動がどう結びつくようになったかということになると、そこにはきわめて独特なものがある。そしてその結びつきの中に、人間の情動は特別であるという正当な感覚がある。

人間の情動は性的な快楽やヘビに対する恐れに関することばかりではない。それは苦しみを目撃する恐怖に関することでもあるし、正義が通るのをこの目で見る満足感に関することでもある。ジャンヌ・モローの官能的な笑みに対する、あるいはシェークスピアの詩や概念の豊潤な美に対する、われわれの楽しみに関することでもある。あるいはバッハの「われは

「足れり」を歌うディートリヒ・フィッシャー=ディスカウの厭世的な声や、モーツァルト、シューベルトを弾くマリア・ジョアン・ピリスのこの世のものならぬフレージングに関することでもあるし、方程式の構造の中にアインシュタインが求めた調和に関することでもある。また繊細な人間の情動は、低俗な音楽や映画によっても引き起こされるのであり、それらの作用をけっして過小評価すべきではない。

洗練されたものであれそれほどではないものであれ、情動のこういった原因の人間的作用は、そして、捉えがたいものであれそれほどではないものであれ、それらの原因が誘発するさまざまな情動の人間的作用は、そうした情動によって生み出される感情に依存している。つまり、外向きで公《おおやけ》の情動が心に作用しはじめるのは、内向きで私的な感情をとおしてのことである。しかし、感情が完全かつ継続的に作用するには、意識が必要だ。なぜなら、感情は唯一自己の感覚（前章参照）の到来とともに、感情を有する個体の認識するところとなるからだ。

「感情をもつ」ことと「われわれが感情をもっているのを認識する」こととはいったいどうちがうのかと、そのちがいに混乱を覚える読者もいるかもしれない。感情をもつという状態は、必然的に、いま内に湧き上がりつつある情動と感情を有機体が完全に意識している状態を意味しやしないか？　私はそうではないと考えている。つまり、有機体は、「いま感情が起きつつある」ことをいっさい認識しないまま、われわれ意識をもつ生き物が「感情」と呼ぶ状態を神経的、心的パターンで表象しているのではないか。

この分離を頭に思い描くことはむずかしい。それは、こうした言葉の伝統的な意味がわれわれの考え方を妨げるからでもあるし、また、われわれは自分の感情を意識する「傾向がある」からでもある。しかし、われわれが「すべての」感情を意識しているという証拠は一つもないし、逆に、そうではないことを示唆する証拠は多い。

たとえば、われわれはある状況できわめて唐突に、いま自分が不安や不快を、あるいは楽しさや安らぎを感じていることに気づくことがある。しかし、われわれがそのとき認識する特定の感情の状態は、それを認識した瞬間にはじまったのではなく、なにがしか前にすでにはじまっていたことは明らかだ。その感情状態も、それを生み出した情動も、「意識の中」にはなかったが、それらは生物的プロセスとしてすでにはじまっていた。

一見こうした区別はこじつけのようだが、私の目的は単純なことを複雑にすることではなく、きわめて複雑なことを取り組み可能な部分に細分化することにある。そして、こうした現象を研究することを目的に、私はつぎのように連続的な三つの処理段階を切り離して考えている。一つ目は「情動の状態」で、非意識的に引き起こされ達成されうるもの。二つ目は「感情の状態」で、非意識的に表象されうるもの。そして三つ日は、「意識化された感情状態」。意識化されるとは、情動と感情の双方を有する有機体に感情の状態が認識されることである。

このような区別は、人間におけるこうした事象の鎖の神経的基盤を考える上で役立つと私は考えている。また、情動は示すものの人間がもっているような意識はもっていそうにないある種の動物は、われわれが感情と呼ぶ表象を形成しているのに、そのことを認識していないのではないかと、私は思っている。「意識的でない感情」などという言葉ではなくもっと別の言葉を使うべきだと助言する人もいるかもしれないが、そういうものがない。もっとも近いものというと、やはり、言わんとすることをそのまま説明することだ。

要するに、もし感情が目前の「いま・ここ」（前章参照）を超えて感情を有する主体に影響を及ぼすとすれば、意識が存在しなければならない。この重要な事実、つまり人間の情動と感情の最終的帰結は意識にかかっているということが、これまでまっとうに認識されてこなかった（次項で述べるが、これは情動と感情に関する奇妙な研究の歴史のためだろう）。情動はたぶん意識の夜明け前に進化の中に組み込まれた。そしてその情動は、われわれがしばしば意識していない誘発因の結果として、われわれ一人ひとりの中に浮上する。一方、感情は、意識をもった心の劇場において、その最終的、継続的効果を演じている。

ひそかに誘発される外向きの情動。そして最終的には認識される内向きの感情。この二つの明白な対照が、私に意識の生物学を考察するための価値ある視点を授けてくれた。また情動と意識の間には、いくつか別の架け橋もある。私はこの本で、意識は情動と同じように有機体の生存を目的とし、情動と同じように身体の表象に根ざしている、という考えを提示する。また私は、一つの興味深い神経学的事実にも注意の目を向けている。それは、中核意識（前章参照）より上位の意識が停止すると、たいてい情動も停止してしまうということ。この事実は、情動と意識は別の現象ではあっても、両者の基盤は連結している可能性があることを示唆している。

これらすべての理由により、直接意識に目を向ける前に、情動のさまざまな特徴を論じておくことが重要だ。しかし、その考察結果の概要を述べる前に、まず情動の科学の奇妙な歴史について余話を紹介しておきたい。なぜこれまで、私が本書でとっているような視点から意識が研究されてこなかったかを、その歴史が教えてくれるかもしれない。

・歴史的余話

情動と感情が関係する問題の重要性を考えれば、哲学も、脳と心の科学も、情動と感情の研究を受け入れてよかったはずだ。驚くべきことに、それはいまようやく起きていることである。デイヴィッド・ヒュームや彼にはじまる哲学的伝統にもかかわらず、これまで哲学は情動に価値を認めず、たいてい情動を、考える価値のない獣肉の領域へと追いやってきた。少しの間、科学は哲学よりましだったが、その後、科学もまた好機を逸した。

一九世紀の終わりまでには、チャールズ・ダーウィン、ウィリアム・ジェームズ、ジグムント・フロイトが情動のさまざまな側面について広範に書き記し、科学的論考において情動に基本的地位を授けた。だが二〇世紀全般を通じ、それもつい最近まで、神経科学と認知科学はどちらも情動をひどく冷遇してきた。

ダーウィンはすでに、さまざまな文化、さまざまな種《しゅ》における情動の表出について、広範な研究を行っていた。ダーウィンは人間の情動を進化の前段階からの遺物と見ていたが、情動現象を重視した。ウィリアム・ジェームズも彼らしい明晰さで情動の問題を吟味し、不完全ではあるが、今日礎石として残る説明を生み出している。またフロイトは、ゆがんだ情動の病的側面を探り出し、その重要性を表明していた。

脳とどう関係しているかということで言えば、ダーウィン、ジェームズ、フロイトの考えはかなりあいまいだったが、同世代のヒューリングス・ジャクソンはもっと正確だった。ジャクソンは情動の神経解剖学への最初の一歩を踏み出し、大脳の右半球はたぶん情動の優位半球で、左は言語の優位半球である、との考えを示した。

以上のように、新世紀になれば、発達する脳科学が情動を研究課題の一つにし、情動の問題を解決してくれるのではないか、と期待するに足る理由があった。しかし、ことはそのようには運ばなかった。それどころか、情動に関するダーウィンの研究は視界から消え、ジェームズの見解は不当な攻撃を受けてあっさり退けられ、フロイトの影響はいずこかへと消え去った。そして二〇世紀の大半を通じ、情動が研究室において信頼を勝ち取ることはなかった。

情動はあまりにも主観的であると言われた。情動はあまりにも捉えどころがなくあいまいだった。情動は、理性という人間の極上の能力と対極の関係にあり、理性は情動から完全に独立していると考えられた。これはロマン派的人間観にもとづく屁理屈だった。ロマン主義は情動を身体に、理性を脳に置いた。二〇世紀の科学は身体を除外し、その際情動を脳へ戻したものの、それを、だれも崇めていない遠い先祖と結びついた低いレベルの神経層へと追いやった。結局、情動は合理的でなかったばかりか、情動を研究することさえ、おそらく合理的ではなかった。

二〇世紀に科学が情動を無視したことと奇妙なほどよく似たものが、ほかにもあった。その一つは、脳と心の研究における「進化的視点」の欠如である。神経科学も認知科学もまるでダーウィンという人物が存在しなかったかのようにことを進めた、などと言ったら少々オーバーかもしれないが、確かに一〇年前まではそんなふうだった。脳と心の諸側面は、まるで、ある作用を生み出すために必要があってつい最近デザインされたかのように――ちょうど、新しい車に取りつけられたアンチロック・ブレーキ・システムみたいに――単独に論じられ、心と脳の原初的な装置は一顧だにされなかった。ただし、最近は状況が驚くほど変わりつつある。

別の類似例は、ホメオスタシス［恒常性］という概念の無視である。「ホメオスタシス」とは、生物（有機体）の安定した内部状態を維持するための、調整のとれた、そしてほとんど自動化された生理的反応である。つまり、ホメオスタシスとは、体温、体内の酸素濃度、身体のペーハー（pH）などを自動的に調節することである。

これまで多数の科学者がホメオスタシスの生理学を理解することに、あるいは自律神経系（その一部はホメオスタシスにほぼ直接的に関わっている）の神経構造と神経化学を理解することに、あるいは内分泌系、免疫系、神経系の相関関係を解明することに心を奪われてきた。しかしこうした分野での科学的進歩は、脳や心がどのように機能するかについての有力な見解にほとんど影響を与えなかった。が、奇妙にも、情動はわれわれがホメオスタシスと呼んでいる調節にとってなくてはならないものである。生物のそうした側面を理解せずに情動を論じても意味がない。私は本書で、ホメオスタシスが意識の生物学の一つの鍵であることを提示する（第五章参照）。

三つ目の類似は、認知科学と神経科学において「有機体」という概念が著しく欠如していることだ。心はいくぶん不確かな関係で脳と結びついたままだったし、また脳は複雑な生物の一部として見られるのではなく、一貫して身体から切り離されていた。統合的有機体という概念――つまり、一個の身体と一つの神経系からなる一つの総体という考え方――は、ルードヴィヒ・フォン・ベルタランフィ、クルト・ゴルトシュタイン、パウル・ヴァイスのような思想家の研究に見られたが、心と脳の標準概念の形成にはほとんど影響しなかった。

確かに、この大ざっぱな概観には例外もある。たとえば、心の神経的基盤に関するジェラルド・エーデルマンの理論は進化的思考に特徴があり、ホメオスタシス的調節を認めている。また私のソマティック・マーカー仮説も、進化、ホメオスタシス的調節、有機体の概念にもとづいている。しかし、認知科学や神経科学がこれまでよりどころにしてきた理論的前提には、有機体的視点、進化的視点があまり使われていない。

この数年、神経科学と認知神経科学がようやく情動を認めるようになってきた。そして新しい世代の科学者が情動を話題にするようになっている。さらに、これまで当然のように考えられてきた情動と理性の対立も、もはや疑問なしに受け入れられることはない。たとえば私の研究室の研究によって、情動は、よかれ悪しかれ、推論と意思決定のプロセスに不可欠であることが明らかになっている。最初はちょっと直観に反することのようだが、それを裏付ける証拠がある。

この発見は何人かの患者についての研究からきている。かつて彼らの暮らしぶりは完全に合理的だったが、ある日脳の特定の部位に神経損傷を負い、その日を境に特定の情動を失い、合理的な意思決定の能力を喪失した。彼らは依然として合理という手段を使うことができ、外界の知識を想起することもできる。問題に論理的に取り組む能力はまったく損なわれてはいない。にもかかわらず、彼らの個人的・社会的決断は不合理であり、たいてい彼ら自身にとっても他人にとっても不利である。このことに対して私は、推論のデリケートな機構が、もはや、情動を支える神経機構からの信号に非意識的に——ときには意識的に——影響されなくなっているという考えを示してきた。

この仮説はソマティック・マーカー仮説として知られている。そして私がこの仮説を提示するきっかけを与えてくれた患者には前頭野の特定の部位、それもとくにその腹側部と内側部、そして右半球頭頂部に損傷があった。原因が脳卒中であれ、脳損傷であれ、外科的切除を必要とした腫瘍であれ、これらの部位のダメージは先に記したような病的なパターン——すなわち、リスクや葛藤を伴う状況で自分に有利に決断する能力に障害があったり、同じ状況で情動的に共鳴する能力が選択的に衰退していたり（ただし、それ以外の情動的能力はそのまま保持されている）といったパターン——の出現と、一貫性をもって関係していた。脳がダメージをこうむる前、患者たちはそのような障害をいっさい示していなかった。実際、患者の家族や友人は神経損傷の日にまでさかのぼって、その「前」と「後」をはっきり区別することができる。

　これらの発見が示唆しているのは、情動の選択的衰退は少なくとも過剰な情動と同じぐらい合理性を害するということ。情動という「てこ」なしに理性が機能しつづけると考えるのは、どう見ても正しくない。逆に、おそらく情動は推論を助けている。それもとくにリスクや葛藤を伴う個人的・社会的問題のときに。

　おそらくあるレベルの情動処理は、理性がもっとも効率的に機能できる意思決定空間にわれわれを差し向けるというのが私の考えだ。ただし、私は情動が理性の肩代わりをするとか、情動がわれわれのために何かを決定するとか、そのようなことを言っては「いない」。情動の激変が不合理な意思決定をもたらしかねないことは明らかである。神経学的証拠がはっきり示しているように、問題は情動の選択的欠落である。適切に方向づけされ適切に用いられる情動は一つの支援システムになっていて、それなくして理性の砦《とりで》はうまく機能しない。私はこうした結果とそれに対する解釈により、情動を贅沢品として、あるいは厄介者として、あるいは単なる進化的遺物として除外しようという考え方に、異議申し立てをした。またそれにより、情動を生存の論理の現れとして見ることができるようになった。

脳は意識的な心よりも多くのことを知っている

情動と感情は一つの連鎖のはじめと終わりだが、情動が比較的公《おおやけ》なものであるのに対して、その後に起こる感情は完全に私的である。このことは両者の機構が完全に異なっていることを暗示している。したがって情動と感情の機構を完全に調べようというなら、両者のちがいに目を向けることが有用だ。

私は、「感情」という言葉は情動の私的な心的経験に対して使われるべきであり、他方「情動」という言葉は、多くが公に観察できる一連の反応を意味するために使われるべきであると提唱してきた。日常的な言葉で言えば、あなたは他人の感情を観察することはできないが、意識をもつ存在としてのあなたは、あなたが自分の情動的状態を知覚するとき自分の感情を観察できるということである。同様に、だれもあなたの感情を観察することはできないが、あなたの感情を生み出す情動のいくつかの側面は、他人からはっきり観察できるということだ。

さらに、ここでの議論のために言えば、情動を引き起こす基本的な機構は、最終的に意識を利用するとしても、意識を必要としていない。つまり、あなたは情動の表出をもたらす一連のプロセスを、その中間段階は言うに及ばず、情動の誘発因さえ意識せずに、動かしはじめることができる。実際には、「いま・ここ」という限られた時間における感情の発生さえ、有機体は認識していないかもしれない。なるほど、進化の現段階においては、そしてまたわれわれ成長した人間のこの瞬間においては、情動は意識の舞台で起きるから、われわれはつねに情動を感じることができるし、情動を感じていることを認識している。なぜなら、われわれの心と行動の織物は、情動のあとに感情が起き、感情が認識されるとまた新しい情動が生まれるという、情動の連続的サイクルの周辺で編まれているからだ。そのサイクルは、われわれの特定の思考と特定の行動を強め、明確にする多声音楽《ポリフォニー》である。しかし、いまや情動と感情は機能的連続体の一部であっても、その生物的基盤を研究してなにがしかの成果を上げようというなら、その連続体の諸段階を区分けすることが有益だ。さらに、前に示唆したように、おそらく感情は存在と認識を分ける門口にあり、それゆえ意識との基本的なつながりをもっている。

なぜ私は情動を支える生物装置が意識に依存しないと、かくも自信をもって言うのか。なるほど、日常経験に照らせば、われわれはしばしば情動をもたらす状況を認識しているように見える。しかし、しばしば認識することと、つねに認識することとは同じではない。情動が密かに誘発されることを示すよい証拠がある。私の研究室でのいくつかの実験結果で、その要点を示しておこう。

デイヴィッドは、過去に記録されている中でもっとも重度の学習・記憶障害をもち、新しい事実をいっさい学ぶことができない。たとえば、彼は新しい物、音、場所、言葉を学習できない。だから、新しい人間を、顔、声、名前から学習することはできないし、ある人間にどこで会ったか、その人間との間にどんなことが起きたか、といったことをいっさい思い出せない。デイヴィッドのこの問題は「海馬《かいば》」として知られる部位（新しい事実を記憶するにはこの海馬が完全でなければならない）を含む側頭葉《そくとうよう》と、「扁桃体《へんとうたい》」として知られる部位（情動と関わっている皮質下の核群で、詳しくはあとの章で述べる）の、広範囲の損傷によって起きている。

何年も前に私は、デイヴィッドが毎日の生活の中で、何人かの人間に対して一貫性のある好き嫌いを示しているらしいという話を耳にした。たとえば、彼が過去二〇年のうちのほとんどを暮らしてきた施設には、タバコやコーヒーが欲しくなったとき彼がしばしば選んで会いにいく特定の人間がいた。また彼が絶対に足を向けない何人かの人間もいた。こうした一貫性のある行動はひじょうに興味深かった。というのは、デイヴィッドは彼らをまったく認識できなかったし、彼らに会ったかどうかもわからなかったからだ。彼らの名前も言えなかったし、名前を聞いてその人間を指で差すこともできなかった。

この興味深い話、単なる逸話以上のものになりやしまいか？　私はそう思って、よく調べて実験をする決心をした。そしてそのために、同僚のダニエル・トラネルと共同で、ある実験を考案した。今日われわれの研究室で「グッド・ガイ／バッド・ガイ実験」〔good-guy/bad-guy experiment〕として知られているものである。

デイヴィッドには、一週間以上、完全にコントロールされた環境下で、三つの異なったタイプの人間交流に関わってもらった。一つ目のタイプは、きわめて愛想がよく付き合いのいい、そしてデイヴィッドが求めようが求めまいがいつも何かをくれる、そんな人間（これがグッド・ガイ）との交流だった。二つ目は、情動的にはニュートラルな、そしてとくに楽しくもなく不快でもないことにデイヴィッドを関わらせる人間（これはニュートラル・ガイ）との交流。三つ目は、態度がぶっきらぼうで、何を頼んでも「ノー」と言い、人を飽きさせるように工夫されただらだらと退屈な心理学的作業にデイヴィッドを関わらせる人間（これがバッド・ガイ）との交流だった。この退屈な作業は「遅延非見本合わせ」(2)と呼ばれ、サルの記憶を研究するために考え出されたもので、もしわれわれがサルの心をもっていればたぶん楽しいものである。

まず、これらの異なった状況づくりを五日間ぶっとおしで行った。順序はランダムだったが、グッド・ガイ、バッド・ガイ、ニュートラル・ガイとの接触を適正に分析し比較できるように、つねに一定の時間間隔を置いた。この手の込んだ状況づくりには、いくつかの部屋と何人かのアシスタントが必要だった。ちなみにアシスタントは、グッド・ガイ、バッド・ガイ、ニュートラル・ガイとは別人である。

つぎに、すべての交流が終わると、われわれはデイヴィッドに二つの異なった作業に参加してもらった。一つの作業では、デイヴィッドに四枚で一組の写真を何組か見てもらった。各組の写真には実験に関わった三人のうちのいずれか一人の顔写真が入っていた。そしてこう尋ねた。「もし助けが必要だったら、だれのところにいくかね？」。そしてもっと明確に、「このグループの中ではだれが友人と思うかね？」。

デイヴィッドの反応は驚くべきものだった。彼に好意的に振る舞った人間の顔が四枚の写真の中にあるとき、彼は八〇パーセント以上の確率でグッド・ガイを選んだ。これは明らかに彼の選択がランダムではなかったことを意味している（偶然でなら、デイヴィッドは四枚の写真をそれぞれ二五パーセントの確率で選択していただろう）。一方、ニュートラル・ガイはほぼ偶然の確率で選択された。また、バッド・ガイはほとんど選択されることがなかった。これもまた偶然では説明できないことだった。

第二の作業では、実験に関わった三人の本物の顔を見て、彼らについて知っていることを話してくれるように頼んだ。彼にとってはいつものごとく、何も思い浮かばなかった。デイヴィッドは彼らと会ったことを思い出せなかったし、彼らとの交流の一コマさえ記憶していなかった。言うまでもなく、三人のうちのどの一人の名前も言えなかったし、名前を教えてもその人間を指差すことができなかった。また、前週の出来事について彼に尋ねても、われわれが何を言っているのかわかっていなかった。ところが、三人のうちだれが友人かと尋ねると、彼は一貫してグッド・ガイを選んだ。

こうした結果は、先の逸話が十分に研究に値するものだったことを示している。どうみても、デイヴィッドの意識をもった心には、正しくグッド・ガイを選択し正しくバッド・ガイを拒絶する明白な理由は何もなかった。なぜ前者を選んだのか、なぜ後者を拒絶したのか、彼はわかっていなかった。彼はただそうしたのだ。

しかし、彼が示した非意識的な好みは、たぶん実験中に彼の中に誘発された情動と関係しているだろうし、また、検査中にそれらの情動の一部が非意識的に再誘発されたこととも関係しているだろう。デイヴィッドは、イメージという形で心の中で利用できるような種類の新しい知識を学習していなかった。だが、彼の脳の中には何かがとどまっていて、その何かが非イメージの形で、つまり行動や反応の形で結果を生み出したのだろう。報酬のありなしによって引き起こされる行動のように、デイヴィッドの脳は、最初の出会いの情動的価値に相応する行動を生み出したのだろう。この考えを明確にするために、先のグッド・ガイ／バッド・ガイ実験を行っているとき、私が観察した一つの事例を記しておこう。

そのときデイヴィッドは、バッド・ガイとの交流に向かうところだった。そして廊下を曲がったとき、彼は一メートルほど離れたところにバッド・ガイが待っているのを目にした。彼は尻込みし、少しの間立ち止まったが、その後、実験の部屋へ穏やかに入っていった。

私はこれに関心をもち、すかさず尋ねてみた。何か問題があるかね、何かしてあげられることはないかね、と。だが、例によって彼は、いや、万事オーケーだよ、と言った。つまるところ、何も彼の心には浮かばなかったのだ。いや、たぶん一つだけ、その情動の背後に原因のない孤立した情動の感覚はあったろう。彼がバッド・ガイを目にしたとき、短時間の情動反応と短時間の「いま・ここ」の感情が誘発されたことはまちがいない。しかし、その反応の原因を彼に説明する適切に関連づけられた一連のイメージがないので、その影響は孤立し、断ち切られ、あてがないままになってしまったのだ。

また私は、もしわれわれがこの作業を一週間ではなく数週間連続で行っていたら、デイヴィッドはそういった肯定的、あるいは否定的反応を利用して、彼の有機体にとってもっともふさわしい行動を、すなわち、一貫してグッド・ガイを好みバッド・ガイを避けるという行動を生み出していたのではないかと思う。ただし、「彼」自身が意図的にそう選択しただろう、と言っているのではない。そうではなく、彼の「有機体」がそういう行動に向かっただろう、ということである。彼はグッド・ガイに対する屈性《くっせい》(3)とバッド・ガイに対する反屈性をそれぞれつくりあげたにちがいない。彼が現実の生活状況でそのような好みをつくりあげてきたのと同じやり方で。

前述の状況から、いくつか重要な点を指摘することができる。第一に、デイヴィッドの中核意識は完全だった。これについては第四章で再考する。

第二に、グッド・ガイ／バッド・ガイ実験という状況ではデイヴィッドの情動は非意識的に誘発されたが、別の状況では彼はきちんと情動を認識している。つまり、新しい記憶に頼る必要がないとき、彼は、いまハッピーなのは好きなものを食べているから、あるいは楽しいものを見ているから、ということがわかっている。

第三に、彼の脳の皮質や皮質下にある、情動と関係するいくつかの領域――前頭前《ぜんとうぜん》・腹内《ふくない》側《そく》皮質(4)、前脳基底部《ぜんのうきていぶ》、扁桃体《へんとうたい》――が著しく破壊されていることを考えると、明らかにそうした領域は、情動にとっても意識にとっても不可欠ではない。また、後の議論のために書いておけば、デイヴィッドの脳のいくつかの構造、すなわち脳幹全体、視床下部《ししょうかぶ》、視床、帯状回《たいじょうかい》皮質の大半、そして実質的にすべての感覚・運動構造は無傷である。

最後に、これらのコメントのほかにもう一つ付け加えておく。前述の実験での「バッド・

ガイ」は、若くて愛想のいい美人の女性神経心理学者だった。われわれは彼女にあえてタイプに反する演技をしてもらいながら実験をした。というのは、明らかにデイヴィッドは若くて美しい女性を好んでいたから、彼女の意地悪な振る舞いと彼女が退屈な作業の提供者であるという事実が、彼の好みによってどの程度相殺《そうさい》されるかをわれわれは見極めたかったからだ（デイヴィッドは確かに女性には目がない。以前私は、彼がパトリシア・チャーチランドの腕を撫でながら、「君はなんて優しいんだ……」などと言っているのを目撃している）。さて、読者もおわかりのとおり、このちょっとへそ曲がりの計画は功を奏した。自然美がどれほどでも、バッド・ガイの態度と退屈な作業が誘発した否定的情動に対して、それは少しも埋め合わせにならなかったということである。

われわれは情動の誘発因を意識する必要はないし、しばしば意識していない。また、われわれは情動を意図的にコントロールすることもできない。いま自分が悲しい状態や楽しい状態にあることはわかっても、なぜいまそういう特別な状態にあるのかということになると、わからなかったりする。注意深く調べるといろいろそれらしい原因が見えてきて、あれか、これか、ということになるが、確信をもてないこともしばしばだ。本当の原因は、ある出来事のイメージ、意識される可能性はあったが、別のことに注意が向いていて、それに注意が向いていなかったために意識されなかったイメージ、ということもあるかもしれない。

あるいは、その原因は少しもイメージ的なものではなく、健康状態、食べ物、天候、ホルモン循環、その日どれぐらい運動をしたか、あることについてどれぐらい悩んでいたか、といったさまざまな要素によってもたらされる、内部環境の化学的特性の一時的変化であったかもしれない。この変化は、いくつかの反応を生み出してわれわれの身体状態を変えてしまうのに十分なものだが、人や関係性はイメージ可能であるという意味で言えば、それはイメージ不可能である。すなわち、その変化はわれわれの心の中にわれわれが自覚するような感覚的パターンを生み出さない。

言い換えれば、情動を誘発しその後感情を生み出す表象は、有機体の外部にある何かを意味するものであれ、内的に想起された何かを意味するものであれ、注意が向けられている必要はない。外に対するものであれ内に対するものであれ、表象は下意識で起こりうるものであり、しかもなお情動反応を誘発することがある。つまり、情動は非意識的な形で誘発されることがあり、その場合、意識的自己にはその情動に動機がないように見える。

所望する誘発因のイメージをわれわれの思考の目標としてとどめるかどうかを、われわれは部分的にコントロールすることができる（もし読者がカソリックの家庭に育っていたら、あるいはアクターズ・スタジオ(5)で活躍していたら、私の言う意味がわかると思う）。うまくいかないこともあるかもしれないが、誘発因を取り除いたり維持したりといったことが、確かに意識の中で起こる。われわれはまた、怒りを抑えたり、悲しみをおおい隠したりと、いくつかの情動の表出を部分的にコントロールすることができるが、われわれのほとんどはそれがあまりうまくないので、情動の表出を自在にコントロールする名優を見るために大金を払う（あるいは、ポーカーをして大金を失う）。

ひとたびある特定の感覚表象が形成されれば、それが実際にわれわれの意識的な思考の流れの一部であろうとなかろうと、情動を誘発する機構にわれわれはほとんど介入できない。心理的、生理的状況が正常なら、情動は起こる。この非意識的な情動のはじまりは、なぜ情動を意識的に真似することが容易でないかを教えている。前著『デカルトの誤り』〔原題 *Descartes' Error*〕で説明したように、本物の喜びから生まれる自然な笑み、あるいは深い悲しみが引き起こす自然なすすり泣きは、帯状回領域の制御下で脳幹内の構造によりなされる。われわれには、直接これらの領域の神経的プロセスをコントロールする手段はない。情動の表出をうわべだけ真似ても、簡単にばれてしまう。顔のつくり方、声の調子など、いつも何かがうまくいかない。

われわれにとって情動を止めるのは、くしゃみを止めるようなものだ。われわれは情動の表出を妨げようとすることはできるし、部分的にうまくいくこともあるが、全面的にではない。たとえば演劇のような文化的作用のもとでそれがうまくできるようになる者もいるが、基本的に、われわれが手にしうるものは情動の表出の一部を隠す能力であって、内臓的、内部的環境で起こる自動的な変化をブロックする能力ではない。たとえば、最近読者が人前で感動し、それを隠そうとしたときのことを思い出してもらいたい。そのとき、もしあなたが亡き友人に追悼文を読み上げていたとすれば、声がすべてを物語っていたにちがいない。

以前、ある人からこんなことを言われた。情動のあとに感情が起こるという考え方はたぶん正しくない、なぜなら情動を抑制し、なおかつ感情をもつことは可能だからだ、と。だが、顔への情動表出の部分的抑制以外は、もちろん正しくない。われわれは情動を「ならす」ことはできても、それを完全に抑制することはできないのであり、われわれが内にもつ感情はそれがうまくいかない証拠なのだ。

・余話——コントロールできないことをコントロールする

われわれは内部環境と内臓をきわめて限定的にしかコントロールできないが、部分的例外の一つは呼吸調節である。自律的呼吸と会話や歌などの随意的発声が同じ器官を使っているから、呼吸調節にはある程度随意的作用を及ぼせるようになっている必要があるのだ。だから、われわれは長い時間呼吸を止めて水中を泳げるようになるが、限界はあって、オリンピックの王者もそれを超えては生きられない。

オペラ歌手にも似たような壁がある。テナー歌手なら、少し長めに高い「ド」の音を歌いつづけ、ソプラノ歌手をいらだたせてみたいと思うにちがいない。しかし喉頭や横隔膜をどれほどトレーニングしても、テナー歌手やソプラノ歌手がその壁を動かすことはできない。バイオフィードバックのようなやり方で血圧や心臓を間接的にコントロールするのも、一部の例外である。が、概して言えば、自律的機能に対する随意的コントロールはほどほどということである。

だが、劇的な例外を一つ報告しておこう。数年前、名ピアニスト、マリア・ジョアン・ピリスがわれわれにこんな話をした。自分の意志を完全にコントロールした状態で演奏するときは、身体への情動の流れを抑制することもそのまま受け入れることも自由にできる、と。

妻のハナと私は、なんとまあ夢物語的な話だろうかと思ったが、それでもピリスはできると主張した。われわれはなかなか信じられなかった。結局、われわれの研究所で実験をして、ことの真偽を明らかにすることになった。

ピリスは複雑な心理生理学的実験装置に線でつながれながら、われわれが二つの条件で選択したピアノの小曲に耳を傾けた。条件というのは、情動を受け入れる場合、そして情動を随意的に抑制する場合、である。ちょうど彼女のショパンの『ノクターン』のCDが出たばかりだったので、われわれはその中の数曲と、ダニエル・バレンボイムが演奏しているものを数曲、刺激として使った。

「情動を受け入れる」条件では、彼女の皮膚電気伝導の記録は山と谷だらけで、それらは曲中のさまざまな楽節と興味深く結びついていた。「情動を抑制する」条件で、信じられないことが実際に起きた。彼女は意のままに皮膚電気伝導のグラフを事実上平坦にし、おまけに心拍数も変えた。行動的にも彼女は変化した。背景的情動の特性が再構成され、いくつか特有の情動的行動が消えた。たとえば、頭と顔面の筋肉の動きがほとんどなくなった。これをまったく信じない同僚アントワン・ベシャラは、もしかするとそれは特定刺激の繰り返しによる反応の減少ではないかと考えて再実験をしたが、結果はまたも同じだった。

結局、いくつか例外はあるということ、それもたぶん情動を使って魔法のごときものを創造することをライフワークとする人間に、そういう例外が多いということのようだ。

情動とは何か

「情動」と言うと、ふつう、つぎの六つのいわゆる「一次の情動」あるいは「普遍的情動」のうちの一つが頭に浮かぶ。喜び、悲しみ、恐れ、怒り、驚き、嫌悪である。一次の情動についてだけ考えるなら議論はもっと簡単なものになるが、重要なのは「情動」というラベルがつけられてきた行動はほかにもたくさんあるということ。それらには、当惑、嫉妬、罪悪感、優越感、といったいわゆる「二次の情動」、あるいは「社会的情動」もあるし、優れた気分や不快な気分、平静や緊張など、私が「背景的情動」［background emotions］と呼んでいるものもある。さらに、情動というラベルは欲求や動機に、あるいは肉体的な苦や快の状態にもつけられてきた。

こういったすべての現象の根底には生物学的に共通する中核があり、それはおよそつぎのようなものである。

(1) 情動は、一つのパターンを形成する一連の複雑な化学的、神経的反応である。すべての情動はなにがしかはたすべき調節的役割を有し、なにがしかの形で、情動現象を示す有機体に有利な状況をもたらしている。情動は有機体の命――正確に言えばその身体――に「関する」ものであり、その役割は有機体の命の維持を手助けすることである。

(2) 学習や文化により情動の表出が変わり、その結果、情動に新しい意味が付与されるのは事実だが、情動は生物学的に決定されるプロセスであり、長い進化によって定着した、生得的にセットされた脳の諸装置に依存している。
(3)情動を生み出すこれらの装置は、脳幹のレベルからはじまって上位の脳へと昇っていく、かなり範囲の限定されたさまざまな皮質下部位にある。これらの装置は、身体状態の調節と表象を担う一連の構造の一部でもある。これについては第五章で議論する。
(4)そのすべての装置が、意識的熟考なしに自動的に作動する。個的な差もかなりあるし、誘発因の形成において文化が一役はたすという事実もあるが、それによって情動の基本的な定型性、自動性、調節的目的が変わることはない。
(5)すべての情動は身体(内部環境、内臓システム、前庭システム、筋骨格システム)を劇場として使っているが、情動はまた多数の脳回路の作動様式にも影響を与える。すなわち、さまざまな情動反応が身体風景と脳の風景の双方に変化をもたらす。これら一連の変化が、最終的に感情になるニューラル・パターンの基盤を構成している。

ここで背景的情動についてとくに述べておく必要があるだろう。なぜなら、この名称と概念は情動に関する伝統的な議論の一部ではないからだ。

「緊張している」、「ピリピリしている」、「やる気がない」、「熱中している」、「落ち込んでいる」、「快活である」。口に出して説明せずともそういった状態を感じているとき、われわれは背景的情動を感じ取っている。われわれは、細かい身体の姿勢、身体の動きの速さや調子、眼球運動の量と速さ、顔面筋肉の収縮の程度のわずかな変化、などによって背景的情動を感じ取っている。

背景的情動の誘発因はたいてい内的なものだ。背景的情動は命の調節のプロセスによっても生じるが、心の葛藤――明白なものであれ、密かなものであれ――の継続的なプロセスによっても生じる。それらが欲求やモチベーションを持続的に満たしたり抑制したりするからだ。たとえば背景的情動は、ジョギングに伴う「ハイ」から、退屈で非律動的な肉体労働による「ロー」まで、長時間の肉体的労苦によって生じる。あるいは、ハムレットという悩み多き存在の背後にある理由の一つだが、なかなか決断できないことをあれこれ考えることでも生じる。また、先に待ち受けるすばらしい楽しみをあれこれ想像することでも生じる。

要するに、現在進行している生理的プロセスや環境との相互作用によって生み出される内部状態のいくつかの条件が、背景的情動を構成する反応を引き起こす。われわれはそうした情動により、とりわけ緊張や安らぎ、疲労や活力、優れた気分や不快な気分、期待や不安、といった背景的感情をもつ。

背景的情動を構成する反応は命の中核に近いところにあり、その標的は外向きというよりは内向きである。背景的情動においては内部環境と内臓の特性が主導的役割をはたしている。背景的情動は、一次の情動や社会的情動が容易に現れる顔の表情を利用することはないが、筋骨格の変化に――たとえば、身体の姿勢や身体の全体的動きに――豊かに現れる。

私の経験では、神経疾患のために背景的情動がだめになることはまずない。たとえば前頭前・腹内側部を損傷している患者も背景的情動をとどめているし、扁桃体損傷の患者もそうである。ただし、興味深いことに、次章で述べるように意識の基本的レベルである中核意識がだめになると、たいてい背景的情動もだめになる。

情動の生物学的役割

情動反応の厳密な要素とダイナミクスは、特有の発達と特有の環境により各個人の中で形成されるが、すべてではないにしても情動反応の大半は、長い歴史の進化的微調整の産物であることを証拠が示している。あくまで情動は、われわれが生存するために備えるようになった生体調節装置の一部である。だからこそダーウィンは、多くの種の情動表出のカタログを作成し、そこに一貫性を見いだすことができたのであり、またさまざまな国々、さまざまな文化において、情動がかくも容易に認められるのである。

なるほど情動の表出にはいろいろなものがあるし、文化や個人によって情動を誘発する刺激の厳密な形態はいろいろである。しかしこの惑星を高みから眺めれば、驚嘆すべきはその類似性であって差異ではない。ちなみに、異文化間の関係を可能にしているのも、そして芸術や文学、音楽や映画が国境を越えることができるのも、その類似性ゆえにだ。この見解は、ポール・エクマンの研究により計り知れない支持を得ている。

情動の生物学的役割は二つある。第一の役割は、情動を誘発する状況に対して具体的反応を生み出すこと。たとえばある動物においてその反応は、走る、不動になる、敵を徹底的に打ちのめす、楽しい行動に耽《ふけ》る、といったものかもしれない。人間の場合も基本的には同じだが、われわれ人間としては、反応はより高い理性と知恵により適度に加減されていると思いたい。情動の第二の生物学的役割は、有機体が具体的反応に応じられるように有機体の内部状態を調節することである。たとえば、一目散に逃げるという反応であれば、四肢の動脈への血流を増加させて筋肉が多めの酸素とグルコースを受け取れるようにする。また、その場に立ちすくむのであれば、心臓と呼吸のリズムを変える。いずれであれ、あるいは他の場合であれ、段取りは見事で、それは確実に実行される。

要するに、内部または外部の環境における明らかに危険な、あるいは明らかに価値のあるいくつかの種類の刺激に対して、進化は情動という形でそれに適した答えをつくりあげてきた。だから文化により、個人により、そして生涯を通じ、情動の表出には無限のバリエーションがあるにもかかわらず、われわれはこういう刺激ならこういう情動を引き起こすだろうと、かなりうまく予測することができる（だから同僚に、「彼女にそう言っておいてくれ。それを聞いたら彼女とても喜ぶよ」などと言えるのだ）。

言い換えれば、情動の生物学的「目的」は明白で、情動は不必要な贅沢品ではない。情動は興味深い適応であり、有機体が生存を調節するために使う機構の不可欠な一部である。進化において情動は古いが、情動は生命調節機構のかなり高いレベルの構成要素である。この要素は、基本的な「サバイバル・キット」（たとえば、代謝調節、単純な反射作用、動機、肉体的な苦と快の生物学的状態）と「高度な理性の装置」との間にはさまれてはいるが、生命調節機構というヒエラルキーの一部と考えるべきである。実際、情動は人間ほど複雑でな

高い理性	意識的なイメージの中で、複雑、柔軟な反応の計画が立てられ、行動として実行される
	意識
感情	肉体的な苦と快と情動を伝える感覚パターンがイメージになる
情動	複雑だが定型的な反応パターン。一次の情動、二次の情動、背景的情動がこれに含まれる
基本的生命調節	代謝調節、反射作用など、かなり単純で定型的な反応パターン。肉体的な苦や快、欲求や動機になるものの背後にある生物学的機構も含まれる

表2-1　生命調節のレベル――生命調節の基本的レベル（「サバイバル・キット」）には欲求や動機として、あるいは肉体的な苦や快の状態として、意識的に知覚されうる生物学的状態が含まれる。情動はこれより高くて複雑なレベルにある。２本の矢印は上向き、または下向きの原因を示している。たとえば、肉体的な苦は情動を誘発することもあるし、逆に情動が肉体的な苦の状態を誘発することもある

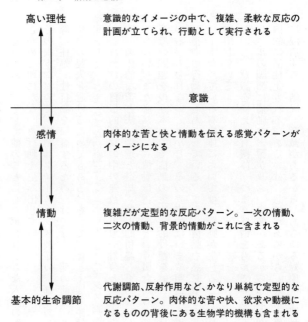

い動物のために、そして他のことに心を奪われがちな人間のために、生存という視点から見てきわめて理にかなった行動を生み出している。

その根本において、情動はホメオスタシス調節の一部である。情動があるのは、エネルギー源、住処《すみか》、性行動を保証するためだけでなく、死の前兆、あるいは死そのものである、完全状態の喪失を避けるためでもある。そして、たとえば条件付けのような強力な学習機構の結果として、さまざまな情動によって、ホメオスタシス調節と生存的「価値」が、最終的に、われわれの自伝的経験の中の無数の事象や対象と結びつくことになった。情動は、報酬と罰、肉体的な苦と快、接近と退却、個人的利益と不利益、といった概念から切り離すことはできない。また必然的に、情動は善と悪という概念からも切り離せない。

意識の問題を扱う本の中で情動の生物学的役割を論じるのははたして妥当か、と考える人もいるかもしれない。しかし、その妥当性はいまや明白だと思う。情動は自動的に有機体に生存指向の行動をもたらしている。また、情動を感じ取るように――つまり、感情をもつように――なっている有機体においては、情動が生じると、それは「いま・ここ」において心に作用している。

しかし、意識を備えた有機体、つまり感情をもっていることを認識できる有機体では、別のレベルの調節に情動の影響が及ぶ。意識があるから感情が認識され、それゆえ情動の作用が内的に活性化される。あるいは、意識があるから、感情を媒介にして情動が思考のプロセスに浸透する。結局、意識があるから、あらゆる対象――情動という「対象」とそれ以外の対象――が認識され、それにより、有機体が適応的に反応する能力が強化され、有機体のニーズに気が配られる。情動は有機体の生存に向けられたものであり、意識もまたしかりである。

情動を誘発する

情動はつぎの二つの場合の一つで生じる。第一の場合は、有機体が、その感覚装置の一つを使っていくつかの対象や状況を処理するとき――たとえば、よく見慣れた顔や場所の光景を取り込んだとき――情動が生じる。第二の場合は、有機体の心が、記憶をもとにいくつかの対象と状況を構築し、それらを思考のプロセスの中にイメージとして表象するとき――たとえば、友人の顔とその友人がつい先日死んでしまったという事実を思い出すとき――情動が生じる。

情動についての一つの明白な事実は、いくつかの種類の対象や事象は、ほかの情動よりも、ある特定の種類の情動と体系的に結びつく傾向があるということ。喜び、恐れ、悲しみを引き起こす刺激は、同一の個人においてはもちろん、社会的・文化的背景が同じ人々においても、かなりの一貫性をもってそうした傾向をもつ。情動の表出にはいろいろ個人差があるし、われわれは入り混じった情動をもちうるという事実もあるが、情動の誘発因の種類とそれらがもたらす情動的状態との間には、おおまかな一致が見られる。有機体は、進化全般を通じて、今日われわれが情動と呼んでいる一連の反応を使って、いくつかの刺激――それもとくに生存という視点から潜在的に有用な、あるいは潜在的に危険な刺激——に反応する手段を獲得してきたのである。

だが、一言述べておきたい。「いくつかの種類の情動」に関しては、その誘発因たる「刺激の範囲」は前述のとおりである。しかし私は、個人においても文化においても、一つの情動を誘発しうる刺激の種類にはかなりのちがいがあることも考慮しているし、また情動機構の生物学的プリセットの程度とは無関係に、成長と文化が、最終産物にかなり関係しているという事実にも注意を向けている。たぶん成長と文化は、プリセット装置につぎのような影響を与えている。第一に、成長と文化は、ある特定の情動に対する適切な誘発因を決定している。第二に、成長と文化は、情動の表出のいくつかの側面を決定している。第三に、成長と文化は、特定の情動の展開のあとに起こる認知と行動を決定している。

また、もう一つ述べておきたい重要なことは、情動の生物学的機構はほとんどプリセットされているけれども、誘発因はその機構の一部ではない、その外にある、ということ。情動を引き起こす刺激は、けっして、進化の期間にこの情動的な人間の脳の形成に手を貸した刺激に限られてはいないし、命の早い段階からわれわれの脳の中に情動を誘発することができる刺激に限られてもいない。脳が発達し環境と相互作用するにつれ、有機体は、環境中のさまざまな対象や状況に対する事実と情動経験を獲得していく。そして、もとは情動的にニュートラルだった多くの対象や状況を、情動を引き起こすように生得的に定められている対象や状況と関連づけるようになる。いわゆる条件付けという学習形態は、この関連づけを実現する一つの方法である。

幸せな幼年時代を過ごした家とよく似た形の新しい家は、たとえそこで何か特別よいことが起きていないとしても、住む者の気分をよくしてくれる。同様に、はじめて見るすばらしい人物の顔が、ある恐ろしい出来事と関係する別の人物の顔とひじょうに似ていると、不快になったり、いらいらしたりする。自然はそういった反応を一つひとつ細かく定めたわけではなかったが、われわれがそう反応するようにはした。ちなみに、こうして迷信が生まれる。すべてのものがある程度は情動的な側面を帯びうるが、それが突出するものもある。

このように、生物学的には情動を帯びるように定められていない対象にまで情動的価値が拡大されることで、潜在的に情動を誘発しうる刺激の範囲は事実上、無限になる。いずれにしても、ほとんどすべての対象や状況が、程度の差こそあれ、なにがしかの情動反応をもたらす。その情動反応は強いことも弱いこともあるだろうが——われわれにとって幸いなことに、たいてい弱い——それがそこにあることに変わりはない。つまり、意識的であろうがなかろうが、行動には、情動とそれを支える生物学的機構がかならず伴う。また、われわれが自分自身や周囲の状況について考えるとき、あるレベルの情動がかならずそれに伴う。

情動はわれわれの成長と毎日の経験の中に浸透しており、そのため事実上、すべての対象と状況が条件付けによってホメオスタシス調節の基本的価値——肉体的な苦と快、接近と退却、個人的な利益と不利益、そして必然的に、(生存という意味での)善と(死という意味での)悪——と結びついている。好もうと好むまいと、これが「もって生まれた」人間の条件である。しかし意識があれば感情が最大の効果をもち、人間は熟考したり計画を立てたりすることができる。人間は情動という暴君を制御する手段をもっていて、それが理性と呼ばれるものである。もちろん、皮肉なことだが、理性のエンジンも情動を必要とする。つまり、理性の抑制力も、多くの場合、ほどほどである。

情動の浸透のもう一つの重要な帰結は、実際に知覚されたものであれ想起されたものであれ、事実上、すべてのイメージには情動器官からの反応が伴うということ。この事実の重要性については、第六章で意識の誕生の機構を論じる際に考えることにする。

情動の誘発因の話を終える前に、誘発のプロセスの巧妙な側面を紹介しておこう。これまで私は、たとえば雷、ヘビ、楽しい思い出のような直接的誘発因に目を向けてきた。しかし、情動は間接的に誘発されることがあり、その場合誘発因は、いま進行している情動を妨げるという、いくぶん否定的なやり方で、その成果を生み出している。

例をあげる。食物や異性を前に、ある動物が接近行動をとり、喜びの情動の特徴を示す。そのとき、その行く手が阻《はば》まれ目的の達成が妨げられると、欲求不満や怒りという、喜びとはひどく異なる情動が生じる。その怒りの誘発因は食物やセックスに対する見込みではなく、その動物をよい見込みへと導きつつあった行動に対する妨害である。

別の例は、罰的状況——たとえば、持続する苦痛——が突然断たれる場合。それがよい気分とうれしさを誘発する。アリストテレスによれば、すべての優れた悲劇がもつ浄化作用は、間断なく誘発される恐れと哀れみの状態が突然断たれることによるという。アリストテレスのずっとあと、アルフレッド・ヒッチコックは、この単純な生物学的な仕掛けで輝かしく出世し、ハリウッドはいまもその仕掛けに頼ることをやめない。映画『サイコ』の一幕。浴室のジャネット・リーの金切り声がやみ、彼女が浴槽に静かに横たわる。好もうと好むまいと、以後われわれの心は安らぐ。情動に関するかぎり、自然がわれわれのために用意した段取りにほとんど逃げ道はない。それを受け入れ、流すだけである。

・情動のメカニズム

経験からわかるように、情動を構成する反応はじつに多種多様である。その中には、自分自身にも他人にも容易に見て取れるものもある。たとえば、歓喜、悲しみ、怒りの典型的な表情をつくりあげている顔の筋肉。悪い知らせに対する反応としての青白い肌。あるいは、恥ずかしい状況で赤くなる肌。歓喜、挑戦、悲しみ、落胆をほのめかす体の姿勢。不安で汗ばんだ手。優越感と結びついた、高鳴る心臓。恐怖でほとんど止まりそうな心臓。

血管、皮膚、心臓以外の器官で起こる無数の変化も、目には見えないが、同じように重要だ。内部環境の化学的特性を変えるコルチゾールのようなホルモンの分泌、いくつかの脳回路の働きを変えるβ－エンドルフィンやオキシトシンのようなペプチドの分泌は、そうした例だ。

あるいは、モノアミン、ノルエピネフリン、セロトニン、ドーパミンといった神経伝達物質の放出もそうだ。情動が生じている間、視床下部、前脳基底部、脳幹のニューロンは、それより上位のいくつかの脳部位にこれらの化学物質を放出し、そうすることで、多くのニューロン回路の作動様式を一時的に変えている。そういった伝達物質の放出量の多・少がもたらす典型的な結果は、われわれが愉快や不愉快の感覚はもちろんのこと、心のプロセスがスピードアップしたりスローダウンしたりといった感覚をもつことである。そうした感覚は、われわれが情動を感じることの一部である。

情動はそれがどの脳システムによって生み出されるかで種類が変わる。神経疾患や部分的な脳損傷を有する患者の研究はいくつか注目すべき結果をもたらしてきたが、いまこれらの研究は神経疾患にかかっていない被験者の脳機能画像化によってより完全なものになりつつある。付け加えれば、人間についてのこうした研究によって、動物における同じ問題に取り組んでいる研究者との実りある対話が可能になった。こうした研究分野における喜ばしい出来事の一つである。

現在明らかになっていることをまとめれば、つぎのようになる。

第一は、脳はひじょうに少数の脳部位から情動を誘発しているということ。それらの大半は大脳皮質の下、すなわち皮質下にある。そのおもな皮質下部位は、脳幹部、視床下部、前脳基底部にある。一例は中脳水道周囲灰白質《ちゅうのうすいどうしゅういかいはくしつ》（ＰＡＧ）［periaqueductal gray の略］という部位で、ここが情動反応の中心的な調整をとっている。ＰＡＧは、網様体の運動核や、迷走神経核のような脳神経核を介して、作用する。もう一つ別の重要な皮質下部位は扁桃体である。また皮質部位、つまり大脳皮質内の誘発部位には、前部帯状回《ぜんぶたいじょうかい》領域の一部と、前頭《ぜんとう》前《ぜん》・腹内側《ふくないそく》領域の一部がある。

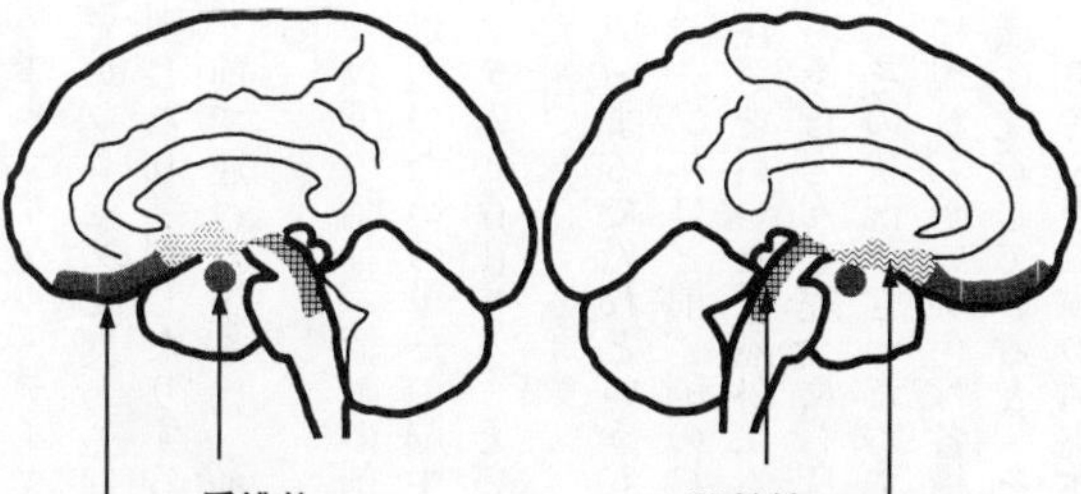

図2-1　おもな情動誘発部位——これら四つの部位のうち、脳の表面に見えているのは一つだけ（前頭前・腹内側領域）。他の領域は皮質下にある（正確な位置は、巻末「用語解説」の図A-3を参照）。これらはすべて脳の正中線に近接したところにある

第二は、これらの部位がさまざまな情動の処理にさまざまな程度で関わっているということ。われわれは最近PET画像を使い、悲しみ、怒り、恐れ、喜びの誘発と経験が前述のいくつかの部位の活性化をもたらすが、そのパターンは情動によってまちまちであることを明らかにしてきた。たとえば悲しみは、前頭前・腹内側皮質、視床下部、脳幹を活性化するが、怒りや恐れは、前頭前皮質も視床下部も活性化しない。脳幹の活性化はこの三つの情動すべてに見られるが、視床下部と前頭前・腹内側の強い活性化は悲しみに特有のもののようだ。

第三は、これらの部位のいくつかが、明白な情動を表出する刺激の識別にも関わっているということ。たとえば、私の研究室での一連の研究は、両側頭葉の奥深くにある扁桃体として知られる構造が、顔の表情の中に恐れを識別し、恐れの条件付けをし、さらには恐れを表現する

ために、必要不可欠であることを明らかにしている（同様の研究のうち、ジョーゼフ・レドゥーやマイケル・デイヴィスの研究は、扁桃体が恐れの条件付けに必要であることを示し、そのプロセスに関わる回路の詳細を明らかにしている）。しかし扁桃体は、嫌悪や喜びを識別したり学習したりすることにはほとんど関わりをもっていない。さらに重要なことに、すぐ前で述べたように、他の情動に関わりをもちながら恐れには関わりをもたない構造もある。

以下の話は、情動の創出と識別に関わっている脳のシステムを浮き彫りにしている。情動処理のための単一の脳中枢が存在するのではなく、別個の情動パターンと関係する別個のシステムが存在する、という考え方を支持する例はほかにもいくつもあるが、以下はその一例だ。

・まるで恐れというものがない

一〇年ほど前、脳のCTスキャンの所見から、ある若い女性——Sとしておく——が私の注意を引いた。意外にも、彼女のスキャン結果は、左右側頭葉に一つずつある扁桃体がどちらもほとんど完全に石灰化していることを示していた。その状況はきわだっている。一般にCTスキャンでは、正常な脳は無数の灰色の画素の中に現れ、暗い灰色は各構造の輪郭を表す。しかし、もしカルシウムのようなミネラルが脳組織に沈着していると、それは見逃しようのない明るい乳白色としてスキャンされる。患者Sの二つの扁桃体の周辺は完全に正常だった。しかし扁桃体内のカルシウムの沈着量はひどく、扁桃体内のニューロンがほとんど――あるいはまったく――機能していないことは一目瞭然だった。

一般に、二つの扁桃体はまさに道路が交差したような構造で、いくつもの皮質部位や皮質下部位からくる経路が扁桃体に通じ、今度は同じぐらい多くの部位に向けて扁桃体から経路が出ている。それらの経路を行き交うおびただしい量の信号に支えられた扁桃体の正常な働きは、患者Sの脳ではどちらの側でも起きようがなかった。それは、彼女の脳の最近の症状ということでもなかった。脳組織内のミネラルの沈着は長い時間をかけて起こるから、たとえ生まれて一年以内に沈着がはじまったとしても、われわれが彼女の脳の中にそれを目にできるようになるまでに、たぶん何年もかかったはずだ。

この問題の原因に興味のある人のために言えば、Sはウルバッハ－ヴィーテ病という、皮膚や喉にカルシウムが異常に沈着するまれな常染色体劣性病に冒されている。そして脳がカルシウム沈着に冒されるとき、ほとんどの場合標的になるのが扁桃体だ。そうした患者にはしばしば発作が起こる。幸いそれは重いものではないが、Sがわれわれのところにきたのもじつは小さな発作からだった。われわれは彼女を助けることができ、そのときから発作は一度も起きていない。

背が高くほっそりしたひじょうに快活な女性、というのが、Sに対する私の最初の印象だった。私はとくに彼女の学習、記憶能力と、彼女の社会的な振る舞いについて知りたいと思った。興味をもった理由は二つあった。当時、新しい事実の学習に扁桃体がどう貢献しているかについて論争があった。つまり、新しい事実の記憶を獲得する上で扁桃体は海馬の重要なパートナーだと考える研究者もいたし、扁桃体はその点にはほとんど貢献していないと考える研究者もいた。また彼女の社会的振る舞いについての興味は、扁桃体が社会的行動において役割をはたしていることが人間以外の霊長類に関する研究からわかっていたという事実によっていた。

長い話を簡単にまとめれば、新しい事実を学習するSの能力には何も悪いところは見られなかった。彼女に二度目に会ったとき、彼女が私をはっきり識別し、ほほえみ、名前を使って私に挨拶したのだから、これは明白だった。彼女は、私がだれで、私の顔がどのようで、私の名前が何かを、一回で誤りなく学習していた。また、いくつもの心理学検査がこの第一印象を裏付けていたし、今日も状況は変わっていない。数年後、われわれは彼女の学習の特定の側面に欠陥があることを明らかにすることになったが、それは事実の学習とは関係がなかった。それは不快な刺激に対する条件付けと関係していた。

一方、彼女の社会的側面は例外的だった。ごく簡単な言葉で表現すれば、Sは人にも状況にも目立って肯定的な態度で接する、と言える。実際、彼女の接し方は、過剰なまでに、不適切なまでに社交的だと言う人もいた。Sは愛想がよく快活であるだけでなく、彼女を話に引き入れる者ならほとんどだれとでも熱心に交流するように見えたし、臨床や研究のチームの何人かは、彼女には遠慮とか寡黙といったものがまったくないと感じていた。たとえば紹介された直後、Sは少しもおじけづくことなく、抱き合ったり触れ合ったりした。確かに彼

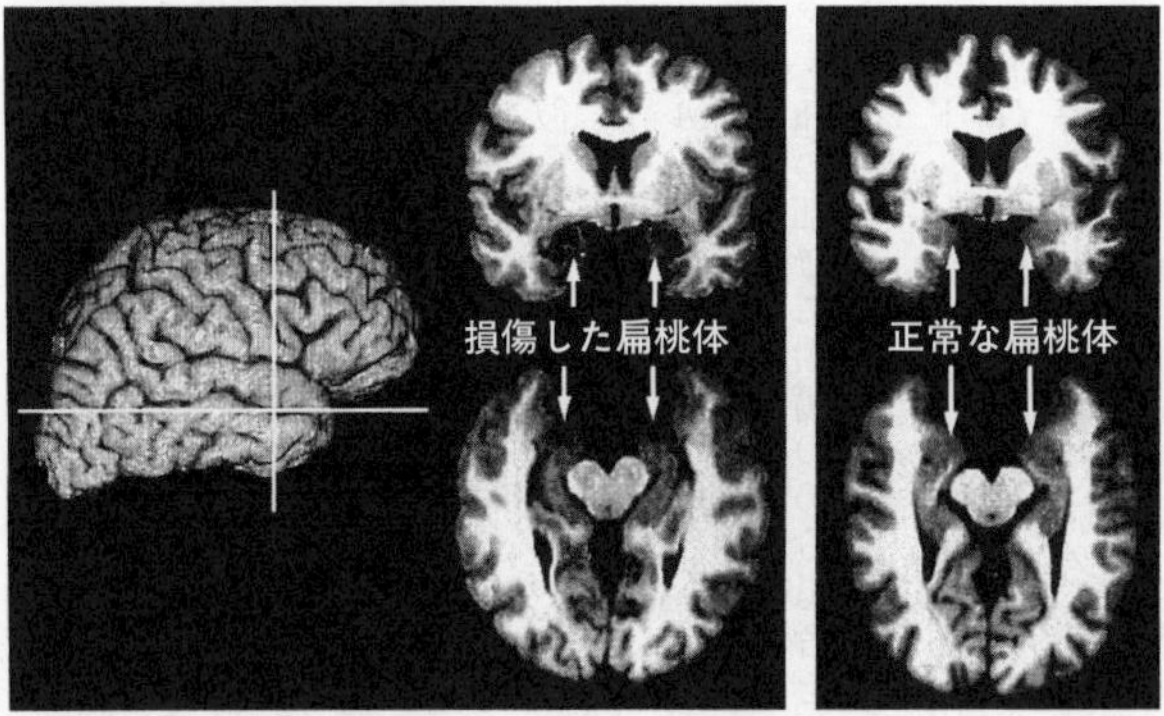

図2-2　両側性的損傷をもつ患者Sの扁桃体（左）と正常な扁桃体（右）──上下二つの断面の写真は、脳の外表面の上に引かれた直交する2本の白線に沿って撮られている。左の写真の矢印で示した黒い部分が損傷した扁桃体。右の写真の同じ二つの断面の正常な扁桃体とは、はっきりちがう

女の行動はだれにも不快感を起こさせなかったが、彼女のような状況にある患者の標準的な行動とは大ちがいだった。

われわれはやがて、これとまさに同じ態度が彼女のあらゆる生活の場面で見られるのを知ることになった。彼女はすぐに友人をつくり、いとも簡単に人を愛するようになり、そしてしばしば彼女が信頼する人間に利用された。しかし一方で、彼女は過去もいまも良心的な母であり、また社会のルールに従おうと、そして努力を認めてもらおうと、懸命である。人間の本性はじつに描写しがたいものので、暮らしも健康もすこぶるよいときでさえ矛盾に満ちている。まして病の領域に入れば、それを正しく評価することはほとんど不可能だ。

Sに関する最初の数年の研究で、二つ

の重要な結果が得られた。Sには事実の学習に関して何も問題がなかった。つまり、彼女の感覚的知覚、運動、話し方、基本的知能は、完全に健康な平均的人間のそれと変わらないと言ってよかった。が、他方、彼女の社会的行動は一貫して前向きの情動の色合いが濃かった。まるで、恐れや怒りといった否定的情動が、彼女の感情的語彙から取り除かれているかのようだった。また、たとえ程度はそれほどではないにしても、少なくともかなりの頻度で、彼女の生活を肯定的情動に支配させているかのようだった。

私がこのことにとくに関心を抱いたのは、側頭葉の前部に両側性の損傷をもつ患者たちにもこれと似たパターンが見られることに気づいていたからだった。広範な損傷の一部として、彼らも扁桃体を損傷していた。だから、彼らの感情の偏りの原因は扁桃体にある、という仮説を立てることは理にかなっていた。

ラルフ・アドルフスが私の研究室に加わるや、こうした推測がすべて動かしがたい事実に変わった。アドルフスはいろいろ巧妙なテクニックを駆使しながら、扁桃体に損傷のある患者と他の部分に損傷のある患者を何人か研究し、その感情の偏りがほとんどの場合、「恐れ」という一つの情動の障害によって引き起こされていると結論づけた。

アドルフスは「多次元尺度構成法」というテクニックを使い、Sが一貫して他人の顔の中に恐れの表情を読み取れないことを、それもとくに恐れの表情があいまいだったり他の情動が同時に表出したりしているときはそうであることを明らかにした。Sは他の情動に対する顔の表情、つまり多くの点で恐れと類似している「驚き」の顔の表情を、問題なく識別する。興味深いことに、絵を描くすばらしい才能と技術をもつSが、他の情動の顔を描くことはできても、恐れの顔を描くことはできない。彼女は、一次の情動に対する顔の表情を真似るように言われるといとも簡単に真似るが、恐れに関してだけはそうではない。やろうとしても顔の表情にほとんど変化が起きないし、彼女自身まったくうまくいかないと告白する。この場合も、驚きの顔の表情なら造作なく真似る。

結局、通常恐れを誘発するような状況でわれわれが経験するようには、Sは恐れを経験しないのだ。彼女は純粋に知的なレベルで、恐れがどのようなものか、何がそれを引き起こすか、恐れの状況で人は何をするかを知っているが、そのいわば知的な荷物も、現実の世界ではほとんど何の役にも立っていない。扁桃体の両側性の損傷がもたらした恐れのなさにより、彼女は、われわれすべてが経験してきた不快な状況の意味を学習することなく、その若い人生を送ってきたのだ。その結果、これまで彼女は、すぐそれとわかる危険や不快さの兆候、それもとくに他人の顔や状況の中に現れるそうした兆候を学習することがなかった。このことを何よりもはっきり証明したのが、人の顔をもとに信頼性と近づきやすさを患者に判断してもらう最近の実験だった。

この実験では一〇〇人の顔を判断することが求められた。それらの顔は、信頼性と近づきやすさの程度で、あらかじめ健常な被験者によって段階分けされていた。かならず信頼を抱かせると判断された顔が五〇、そうでないものが五〇あった。これらの顔の選別は、健常被験者につぎのような単純な質問をして行われた。

「信頼性と近づきやすさという点で、あなたならこの顔を五段階評価でどこに位置づけますか？あるいは、もし助けが必要になったら、この顔の人間にあなたならどの程度積極的に近づきたいと思いますか？」

五六人の健常者によるランクづけによって一〇〇の顔がほどよく分布すると、われわれは脳に損傷をもつ患者の実験に入った。この研究でSは扁桃体に両側性の損傷をもつ三人の患者のうちの一人だったが、われわれはそのほかに、左右いずれか一つの扁桃体を損傷している七人の患者、海馬を損傷し新しい事実を学習することができない三人の患者、脳のほかの場所（扁桃体の外側、海馬の外側）を損傷している一〇人の患者の機能も調べた。結果は、予想よりはるかに驚くべきものだった。

Sも、そしてSと同じように脳の両側の扁桃体を損傷しているほかの患者たちも、われわれが信用できると思う顔を見ると、われわれと同じく、それを困ったときに近づいていく顔として、きわめて適切に分類した。ところが、われわれなら疑わしいと思う顔、われわれなら避けようとする顔を見ても、それをやはり信頼できる顔と判断したのである。扁桃体を一つだけ損傷している患者、記憶喪失の患者、そして他の脳損傷患者は、健常者と同じように判断した。

以前の経験に照らして目の前の状況がおのれの幸せに通じるか通じないかを正しく社会的に判断することができないとなると、それは彼女らに重大な結果をもたらす。彼女らは楽天的な世界に浸かっているから、単純な危険に対してさえ無防備であり、それゆえわれわれより傷つきやすく、われわれほど自立的ではない。彼女らの個人史はこの慢性的な障害の証《あかし》であると同時に、単純な生物においてばかりか人間においても、情動がきわめて重要な意味をもつことの証でもある。

・どういう仕組みか

典型的な情動においては、脳のいくつかの部位――情動と関係しているほぼプリセットされた神経系の一部――が、脳の他の部位と身体のほとんどすみずみまで、命令を送る。命令は二つのルートを介して送られる。一つは血流で、命令は化学的分子の形で送られ、それが身体組織《ティシュー》を構成している細胞中のレセプターに作用する。もう一つのルートは神経経路から構成され、命令は電気化学的な信号の形をとり、それが他のニューロンや筋線維や器官（たとえば副腎）に作用し、作用を受けたそれらは、今度はそれら自身の化学物質を血流に放出する。

こういった連携のとれた化学的、神経的な命令は、有機体の状態に大きな変化をもたらす。命令を受け取った器官は命令の結果変化し、また筋肉は、血管内の平滑筋であれ顔の横紋筋であれ、指令されたとおりに動く。

しかし、脳そのものも著しく変化する。脳幹内の核や前脳基底部から放出されるモノアミンやペプチドのような物質が、他の多くの脳回路の処理モードを変え、いくつかの特定の行動をもたらし（たとえば、絆《きずな》を形成する、遊ぶ、泣く）、脳への身体状態の信号を修正する。言い換えると、命令の源は心的プロセスの特定の内容《コンテンツ》と対応する比較的小さな脳領野に限定されるが、そうした一連の命令により、脳と身体がともに大きく根本的に影響を受ける。

さて、ここでつぎのことを頭に入れておこう。情動は、私がいまざっと述べたような一連の反応として具体的に記述されるが、情動が「認識される」までには、この情動のほかにつぎの二つの段階が起こらなければならない。第一は感情、つまり、いま述べたような変化をイメージ化すること。第二は、現象全体に対して中核意識を使うこと。それによってはじめて、情動の認識——つまり、感情を感じる——ということが起こる。

これらの事象はつぎの三つの基本的なプロセスにまとめることができる。

(1)情動誘発因による有機体の応答。誘発因は、たとえば、視覚的に処理される特定の対象。そのような対象は脳の中で視覚的表象になる。長い間会っていなかった愛しのマギー伯母さんにばったり出会ったとしよう。たぶんすぐマギー伯母さんとわかるだろうが、たとえわからなくても、あるいはわかる前でも、情動の基本的プロセスはつぎの段階へと進行していく。

(2)対象のイメージ処理に伴う信号は、その対象が属している特定の種類の情動に対していつでも反応するようになっているすべての神経部位を活性化する。私が話題にしている部位——たとえば、前頭前・腹内側皮質、扁桃体、脳幹——は生得的にプリセットされているが、たとえばマギー伯母さんについての過去の経験によりそれらの反応の仕方は調整されており、たとえば反応しやすくなっている。ちなみに、マギー伯母さんはパスポートの写真のような形で脳の中を巡るわけではない。彼女は視覚的イメージとして存在し、そのイメージは、おもに後頭葉にある初期視覚皮質中のいくつかの領野の相互作用が生み出すニューラル・パターンから生じる。彼女のイメージの存在に伴う信号は他の部位へ進み、マギー伯母さんのようなものに関心をもっている脳の部分がそのような信号に反応し、仕事をする。

(3) 段階(2)の結果、前に述べたように、情動誘発部位が他の部位(たとえばモノアミン核、体性感覚皮質、帯状回皮質)と身体(たとえば内臓、内分泌腺)に向けていくつかの信号を発する。ただし、場合によっては、反応のバランスが脳内回路に偏り、身体との関わりが最少になることもある。これを私は「あたかも身体ループ」[as if body loop]と呼んできた。

段階(1)、(2)、(3)が結びついた結果が、いま心的興奮を引き起こしている対象や状況に対する一連の、そして瞬時の特有な反応である。興奮を引き起こしている対象や状況は、たとえば視界の中に入ってきたマギー伯母さんかもしれない。友人の死の知らせかもしれない。あるいは、意識して話せるようなことは何もないかもしれない。木の上の高い巣にいるひな鳥の場合、それは頭上をかすめて飛ぶ大きな物体のイメージかもしれない。

あとの例を考えてみよう。ひな鳥は、頭上をかすめて飛ぶ物体が捕食性のワシであることを知らないし、その状況の危険性を意識的に感じてもいない。思考のプロセスがひな鳥につぎに何をなすべきかを、つまり、巣の中でできるだけ低くうずくまれ、それもできるだけ早く、そうすればワシの目から逃れられる、と教えるわけではない。私がいまここで述べたプロセスの各段階が展開されるのだ。すなわち、視覚的イメージがひな鳥の視覚脳に形成され、脳のいくつかの部位がその視覚的イメージに反応し、すべての適切な反応――化学的、神経的、自律的、運動的反応――が総力をあげて関わった。進化という物言わぬ鈍な修理屋が、ひな鳥のためにすべてを考えてきた。そしてひな鳥の遺伝システムが、それをこれまで忠実に伝え残してきた。だから、親鳥のわずかな助けとそれまでのわずかな経験さえあれば、状況がそれを要求するときはいつでも、恐れのミニ協奏曲が奏でられる。

イヌやネコに見られる恐れの反応もまったくそれと同じようになされるし、われわれが夜暗いところを歩くとき実感する恐れもそうである。ただし、われわれ人間が、そして少なくともイヌやネコが、そうした情動によって引き起こされる感情を認識できるようになるのは意識があるからで、これはまた別の話である。

情動の基本的な形態は単純な有機体に、いや単細胞生物にさえ見ることができるから、喜び、恐れ、怒りといった情動の起源を、そうした単純な生物に求めることもできるかもしれない。もちろん、どう見てもそうした生物にはわれわれがもっているような情動の感覚はないし、またあまりに単純で脳はないし、あってもあまりに原始的で心がない。だから起源をそこに求めるといっても、それは純粋にその有機体の動き、行動のスピード、単位時間あたりの行動の数、運動の様式、などにおいてである。

　同じことは、コンピュータの画面の上を動き回る単純な小片についても言える。速いジグザグ運動は「怒り」のように見えることもあるし、調和のとれた、しかし爆発的なジャンプは「歓喜」のようにも見える。また、はっと飛びのくような動きは「恐れ」のように見えるだろう。われわれが動物やコンピュータ画面上の小片を心ならずも擬人化してしまう理由は単純だ。情動とは、その言葉が示しているように、ある特定の環境での、ある特定の状況に対する「動き」に関すること、外面化した行動に関すること、ある原因に対するいくつかの統合的反応に関することであるからだ。

　この小片とペットの中間あたりにいて、神経生物学の進歩に大いに貢献してきた生物の一つが、ジャンボアメフラシ［*Aplysia californica*］として知られる海のカタツムリである。エリック・キャンデルと同僚研究者たちは、このひじょうに単純なカタツムリを使って記憶の研究に食い込んできた。このカタツムリ、心のようなものはもっていないだろうが、まちがいなく科学的に判読可能な神経系を有し、多くの興味深い行動を示す。たぶんアメフラシにはわれわれのような感情はないだろうが、情動のようなものはある。アメフラシの鰓《えら》に触れると、鰓は素早く完全に引っ込んでしまう。そのときアメフラシの心拍数は上昇し、敵を欺かんとまわりに墨を放つ。どことなく、ドクター・ノオに激しく追われたジェームズ・ボンドのようである。

アメフラシは、似たような状況でわれわれ人間が示す一連の反応と、ただ単純なだけで形式的には少しも変わらない反応を示す。神経系に情動的状態を表象できる程度には、アメフラシも感情の素材をもっているかもしれない。アメフラシが感情をもっているかどうかはわれわれにはわからないが、たとえ感情をもっているとしても、そういった感情を認識できるとはとても想像しがたい。

余話――情動の定義を明確にする

何をもって情動とするか。肉体的苦痛は？ 驚愕《きょうがく》反射は？ いや、どちらもそうではない。しかし、そうでないとすれば、それはなぜか。

これらの関連現象は明確に区別される必要があるが、そのちがいは無視されやすい。驚愕反射は複雑な有機体が使えるようになっている調節反応の一部で、たとえば手足を引っ込めるといった単純な行動からなる。それを、ある情動を構成する多数の調和のとれた反応――内分泌反応、多様な内臓反応、多様な筋骨格反応など――に含めることはできるかもしれないが、アメフラシのもっとも単純な情動的行動でさえ、単純な驚愕反射より複雑だ。

肉体的苦痛も情動とは言えない。痛みは生体組織における局部的な機能障害状態の結果、つまり、いまにも起きそうな、あるいは現実に起きている組織損傷の刺激の結果である。それは痛みの感覚だけでなく反射のような調節反応も引き起こすし、さらに情動も誘発するかもしれない。言い換えれば、痛みをもたらしているのと同じ刺激によって情動が誘発されるかもしれないが、それは同じ原因から生じた別の産物である。その結果、われわれは痛みを有していることを、そしてそれと関連する情動を有していることを認識するかもしれない。ただし、意識があれば、だが。

以前あなたがホットプレートをじかに手で摑んで指の皮膚をやけどしたとき、痛みのために苦しんだはずだ。単純な神経生物学的な言葉であなたに何が起きたかを説明すれば、つぎのようになる。

第一に、熱が、やけどをした付近の「C線維」として知られる多数の細い無髄神経線維を活性化した（これらの線維は文字どおり体のすみずみに分布している。進化的には古いもので、それらは、痛みを引き起こす状態も含め、おもに身体の内部状態に関する信号を伝達するためにある。それが「無髄」と呼ばれるのは、この線維にミエリンとして知られている絶縁の鞘《さや》がないからだ。A－δ線維という、わずかにミエリン鞘《しょう》をもつ線維がC線維と並行して走り、類似の役目をはたしている。この二つは併せて「侵害的」と呼ばれる。生体組織を損傷する可能性のある――あるいは、現実に損傷を与えている――刺激に、それらが反応するからである）。

第二に、熱は数千の皮膚細胞を破壊し、その破壊によってその部分にいくつかの化学物質が放出された。

第三に、破壊された組織の修復に携わる数種類の白血球細胞がその部分に呼び出された。この呼び出しは、放出された化学物質のうちのいくつかによってなされた（たとえば、「サブスタンスP」というペプチドや、カリウムなどのイオン)。

第四に、今度はそうした化学物質のいくつかが、その信号を熱の信号と結びつけながら、独自に神経線維を活性化した。

神経線維に活性化の波が生じると、それは脊髄へ向かった。そして、適切な経路に沿ったいくつかのニューロン(神経細胞)といくつかのシナプス(二つのニューロンが結合し信号を伝達する点)を通って、信号の連鎖が生み出された。そしてその信号が、はるばる神経系の上層、つまり、脳幹、視床、そして大脳皮質までやってきた。

では、一連の信号の結果、何が起きたか。神経系のいくつかのレベルに位置するニューロン群が一時的に活性化され、それによりニューラル・パターンが生み出された。それは、あなたの指の損傷に関係する信号のマップだった。いまや中枢神経系には、あなたの神経系とその神経系がつながっている身体の生物学的仕様にしたがって選び出された組織損傷のさまざまなニューラル・パターンがあった。かくして、痛みの感覚を生み出すのに必要な条件は整った。

ここで私が目を向けている問題にたどりつく。損傷した組織に対するそうしたニューラル・パターンのすべて、あるいは一つは、あなたが痛みをもっているのを「認識する」こととはたして同じか? 答えはノーである。

あなたが痛みをもっているのを認識するには、痛みの本体——侵害信号——に対応するニューラル・パターンが脳幹、視床、大脳皮質のしかるべき領野に提示され、痛みのイメージ、つまり痛みの感情――が生じた「あとに」起こる別の何かが必要である。ただし、私がここで言っている「あとの」プロセスは、脳を超えたところにあるのではない。それはまさに脳の中にあり、私が推測するかぎり、それはその前に起きたプロセスと同じぐらい生物物理学的なものである。

具体的に言えば、それは、組織損傷のニューラル・パターンを、「あなた」を意味するニューラル・パターンと関係づけ、もう一つ別のニューラル・パターン――あなたが認識しているというニューラル・パターン――を生み出すプロセスである。もしこの「あとの」関係づけのプロセスが生じなければ、あなたの有機体の中に組織損傷があることをあなたは認識しようがないだろう。もし「あなた」というものがなく、また認識もなければ、あなたが知る方法などない。

不思議なことに、たとえ「あなた」がなかったとしても、つまり、たとえあなたに意識がなく、そして自己がなく、ホットプレートでやけどをしている指に対する認識がなかったとしても、その自己「なし」の脳装置は、組織損傷によって生じた侵害的ニューラル・パターンを使って、いくつか有用な反応を生み出していただろう。

たとえばその有機体は、組織損傷がはじまって数百ミリ秒以内に、熱源から手や腕を引っ込めることはできたろう。それは中枢神経によって仲介される反射のプロセスである。しかし、すぐ前の文で私が「あなた」ではなく「有機体」という言葉を使ったことに注意してもらいたい。もし認識も自己もなければ、手を引っ込めたのはどうみても「あなた」ではない。そのような状況では、反射作用は有機体に属し、かならずしも「あなた」に属さない。さらに、いくつかの情動反応が自動的に起こり、それが顔の表情や体の姿勢に変化を引き起こし、併せて心拍数や血液循環の制御にも変化を引き起こすだろう——われわれは痛みでひるむことを学習するのではなく、ただひるむのである。

単純なものであれそれほど単純でないものであれ、こういったすべての反応が、似たような状況で、意識を有している人間の中で正確に起きている。しかしその反応が起こるのに意識はいらない。たとえば、意識が停止している昏睡状態の患者にさえ、こうした反応はある——われわれ神経学者が意識のない患者の神経系の状態を評価する方法の一つに、胸骨の上の皮膚をこするような不快な刺激に対して患者が顔や四肢を動かして反応するかどうかを調べるというのがある。

組織損傷は、あなたの有機体が痛みの状態にあることをもとに、ニューラル・パターンを生み出す。もしあなたに意識があれば、そのパターンによって「あなた」はあなたが痛みをもっていることを認識することができる。しかし、あなたに意識があろうとなかろうと、組織損傷とそのあとに起こる感覚的パターンは、先にざっと記したように、手を引っ込めるといった単純なものから複雑な否定的情動まで、さまざまな自動的反応を引き起こす。要するに、肉体的苦痛と情動は同じではない。

そんな区別がいったいどうしてできるのかと、いぶかる読者もいるかもしれないが、私はそれを裏付ける多くの証拠を示すことができる。まず、私が医師として訓練を受けはじめたころに直接経験した事実を紹介しておこう。その患者の場合、「痛み自体」と「痛みがもたらす情動」の分離がひじょうに明白だった。

その患者は、「有痛性チック」としても知られる、難治性《なんちせい》三叉《さんさ》神経痛の重い症状に苦しんでいた。この病には顔の感覚信号を出す神経が関係していて、たとえば、顔に軽く触れるとか、ふとしたそよ風とか、そういったわずかな刺激でも、それが激痛をもたらした。薬物療法は少しもこの若い男性の助けにならず、ひとたび刺すような激痛が走ると、じっとうずくまっている以外ほとんどなすすべがなかった。最後の手段として、私の最初の指導者の一人、神経外科医のアルメイダ・リマは、その男性に手術をほどこすことにした。当時、前頭葉の特定の部位に小さな傷をつけると痛みが軽減されることがわかっていて、こうした最後の手段的状況でそういった手術がほどこされていたからだった。

手術の前日、私の体の動きが新たな痛みの引き金になりやしないかとびくびくしながらその患者に会い、手術の二日後、回診でふたたび会ったときのことは忘れられない。というのは、彼がすっかり別人になっていたからだ。リラックスして、同室の患者と楽しげにトランプにうち興じていた。リマが痛みについて尋ねると、彼はリマを見上げて、「痛みは同じ」だがいま気分はいいと、ひどく陽気に答えた。

リマがその男性の心の状態をもう少し詳しく調べたとき、私は驚いた。手術では、局部的な組織の機能障害に応じて三叉神経系から出されている感覚パターンには、ほとんど何も手をつけなかった。つまり、組織の機能障害の心的イメージは変わっていなかった。だから患者は「痛みは同じ」と言ったのだ。にもかかわらず、手術は成功していた。まちがいなくその手術によって、組織の機能障害の感覚パターンが生み出していた情動反応はなくなっていた。苦しみは消えていた。男性の顔の表情、声、全般的な振る舞いは、痛みと関係しているようなそれではなかった。

この種の「痛みの感覚」と「痛みの影響」の分離は、痛みの処置のための外科的処方を受けた何人もの患者の研究で確認されている。最近では、私の研究室の研究者、ピエール・レインヴィルが、催眠を用いた巧妙な操作により、痛みの感覚と痛みの影響が明白に分離可能であることを明らかにしている。痛みの感覚を変えずに痛みの影響に特異的に働きかけるように考案された催眠暗示によって、帯状回皮質内の脳活動が調節されることが明らかになったのだ。まさにこの部位こそ、慢性の難治性の痛みからくる苦しみを軽減するために神経外科医が傷をつける部位である。

レインヴィルはまた、催眠暗示を、痛みと関係する情動にではなく痛みの感覚に向けると、不快さと強さの度合いが「ともに」変化したばかりか、S1（一次体性感覚皮質）と帯状回皮質にも変化が起こることを明らかにした。

簡単にまとめると、痛みの感覚にではなく痛みに伴う情動に向けられた催眠暗示は、情動を減じるものの痛みを減じることはなく、帯状回皮質にだけ機能的変化を引き起こす。一方、痛みの感覚に向けられた催眠暗示は、痛みの感覚と情動の「双方」を減じ、S1と帯状回皮質に機能的変化を引き起こす。

もし読者が不整脈治療のためにβ-ブロッカーを飲んだり、ベイリウムのような精神安定剤を飲んだりしたことがあれば、たぶん私がここで言っていることを直接経験しているのではないかと思う。そういった薬剤療法は情動作用を減じるから、たとえそのとき痛みはあっても、痛みによって引き起こされる情動は減じられる。

介入の仕方によってなぜ情動は干渉を受け痛みは干渉を受けないのかを考察すれば、痛みと情動の異なった生物学的状態を立証することができる。たとえば、無痛法によって、痛みを引き起こす刺激を限定的に減じたりブロックしたりすることができる。組織機能障害の表象を生み出す信号の伝達がブロックされると、痛みも情動も生じない。しかし情動だけをブロックし、痛みをブロックしないことも可能だ。たとえば、組織損傷によって引き起こされるはずの情動を、ベイリウムやβ-ブロッカーなどの特定の薬剤により、あるいは選択的な手術により、減じることができる。組織損傷の感覚は残るものの、情動の鈍化によって、それに伴う苦しみは除去される。

では、肉体的な「快」はどうだろうか。快は情動だろうか。これも、私に言わせればそうではない。ただし、肉体的苦痛と同様、肉体的な快も情動と密接に関係している。肉体的苦痛と同じく、肉体的な快はいくつかの情動の引き金であり、それらを構成するものである。肉体的苦痛は、怒り、恐れ、悲しみ、嫌悪といった否定的な情動と結びつき、それらの組み合わせが「苦しみ」を構成するが、快は、喜び、優越感、そして肯定的な背景的情動と結びついている。

肉体的な苦も快も明らかに適応を目的とした生物学的デザインの一部だが、それらはまったく異なった状況でその役割をはたしている。肉体的苦痛は、生体組織の局所的機能障害に対する感覚的表象の知覚である。生体組織に現実の、あるいはいまにも起きそうな損傷があるとき、ほとんどの場合信号が生じ、それが化学的に、そしてC線維とA－δ線維を介して伝達され、中枢神経系のさまざまなレベルに特有の表象が生成される。

言い換えれば、有機体は特定のタイプの信号を使って、現実の、あるいは潜在的な有機体の組織《ティシュー》の健全性喪失に反応するようになっている。その信号伝達では、白血球細胞の局所的な反応から、手足の反射作用、具体的な情動反応にいたるまで、多くの化学的、神経的反応が動員される。

快はこれとは異なった状況で生じる。食や飲と結びついている単純な快の例に目を向ければわかるように、ふつう快は、たとえば低血糖や高オスモル濃度のような不均衡の検出からはじまる。そうした不均衡が空腹や渇きという状態を生み（これは動機的・欲求的状態として知られている）、今度はそれが食べ物や水の探索と関係する行動（これもまた動機的・欲求的状態の重要な一部）をもたらし、そしてそれが食や飲という最終行動をもたらす。こうしたいくつかの段階の制御にはさまざまな階層における多くの機能的ループが関係していて、内部的に生じる化学物質と神経活動の調整が必要である。快の状態は、現実的な目標を期待するその探索プロセスの中ではじまり、目標が達成されると高まる。

だが、何事も成就するまでは油断できない。飲食物の探索にあまりに時間がかかったり、不成功に終わったりすると、快も、肯定的な情動も、少しも伴われないだろう。あるいは、ある動物がうまく探索しているさなかに、その目標を実際に達成することを妨げられたら、その妨害によって、実際には怒りが引き起こされるかもしれない。先にギリシア的悲劇について述べたが、それと同じように、苦の状態の軽減や停止によって、快や肯定的情動が浮上するかもしれない。

つまり、ここで留意すべき点は、苦と快とそれらに付随する情動の相関関係であり、またそれらがたがいに鏡像的イメージではないという事実である。それらは別の非対称な生理学的状態で、それらの状態は、まったく異なった問題の解決に向けられた、異なった知覚的質を生じている（苦と快の二元性を考えれば、情動は二つ以上あって、その多くは苦と連合しているものの、快と連合しているものもあるという事実をわれわれが見逃すことはないだろう。一見対称的なこの深い分裂は、進化の中で行動が複雑になるにしたがい消失する）。

苦の場合、自然の病気により内的に引き起こされたものであれ、あるいは捕食者の攻撃やアクシデントにより外的に引き起こされたものであれ、問題は生体組織の健全性の喪失に対処することである。また快の場合、問題は有機体をホメオスタシスの維持に通じるような態度や行動へと向けることである。

私は苦を、生物的、文化的進化の道筋を決定する中心的なものの一つと見ているが、苦は自然の後知恵として、つまり、すでに生じている問題に対処する試みとしてはじまったのかもしれない。かつて私は苦を、家に泥棒が入ったあとドアに頑丈な鍵をつけるようなものと見ていたが、ピエール・レインヴィルはもっとよいたとえを私に教えてくれた。壊れた窓を修理している間、家の正面にボディガードを置くことだ、と彼は言った。

つまるところ苦は、少なくともすぐには他の損傷の防止にはつながらないものの、損傷組織の保護、組織修復の促進、傷の感染防止になっている。これに対して快は先見に関するものである。快は、問題が生じ「ない」ようにするためにできることは何かという、賢明な予測に関することである。この基本的レベルで、自然はすばらしい解決策を見いだした。快によってわれわれは的を射た振る舞いをする。

このように苦と快は、それぞれ生命調節の二つの異なった系統の一部である。苦は罰と連携し、退いたり、すくんだり、といった行動と結びついている。一方、快は報酬と連携し、探求、接近といった行動と結びついている。

罰によって有機体は閉じ、すくみ、環境から退く。報酬によって有機体は環境に対して開き、それに接近し、生存と危険の双方の機会を増やしている。

この基本的二元性は、イソギンチャクのような単純でおそらく意識のない生き物に明白に見て取れる。単純な神経系だけがあって脳のないこの有機体は、二つの開口部をもった腸のようなもので、円周方向の筋肉と縦方向の筋肉の組み合わせで動いている。そしてイソギンチャクを取り巻く環境が、この有機体の行動をきめている。開花した花のように外界に向かって開くか――この場合、水と栄養がその体に入り、エネルギーを供給する――ぺしゃんこにしぼんで閉じこもり、ほとんど周囲にわからないようになるか、である。遊んでいる子供の移り気な情動的変化に、歓喜と悲しみ、接近と回避、危険と安全の本質がはっきり現れているように、脳を使わないこの単純な二分的行動にもそれがはっきり現れている。

情動と感情の表象のための基盤

これまで、情動を構成するものとして私が述べてきたいくつもの反応に、あいまいなもの、捉えがたいもの、具体性がないものは一つもない。情動の表象の基盤は、いくつかの脳部位——おもに、脳幹、視床下部、前脳基底部、扁桃体といった皮質下核——にある一連の神経的傾性[6]である。傾性的であるので、それらの表象も暗黙的、潜在的で、意識にはのぼらない。それらは、ニューロン集合体の中に生じる潜在的活動パターンとして存在している。しかし、ひとたびこれらの傾性が活性化されると、いくつかの結果がもたらされる。

活性化したパターンは、一方では、ある特定の情動を神経的な「対象」として表象する。また他方では、身体の状態と他の脳部位の状態の双方を変える明白な反応を生み出す。その結果、その反応から一つの情動的状態が生み出され、その時点で、外部観察者はその有機体が情動的状態にあることを知る。

その情動が起きている有機体の内部の状態に関して言えば、いまやその有機体には、神経的な対象（つまり、誘発部位における活性化したパターン）としての情動と、その活性化の帰結の感知、つまり感情——ただし、生み出される一連のニューラル・パターンが心の中でイメージになれば——の双方がある。

感情の基盤を構成するニューラル・パターンは二種類の生物学的変化、すなわち身体状態と関連する変化と、認知的状態と関連する変化である。身体状態と関連する変化は、二つの機構のうちの一つにより起こる。一つは私が「身体ループ」と呼んでいるものだ。この身体ループは体液性信号（血流によって伝えられる化学的メッセージ）と神経信号（神経経路を介して伝えられる電気化学的メッセージ）の双方を使う。双方の信号の結果として、身体風景が変化し、その後それが脳幹より上の中枢神経系の体性感覚構造に表象される。

身体風景の表象の変化は、部分的には、これとは別の機構によってもなされることがあり、その機構を私は「あたかも身体ループ」(as if body loop) と呼んでいる。この代替的機構では、身体に関係した変化の表象が、たとえば前頭前皮質のような別の部位の制御下で、感覚的身体マップの中に直接生み出される。その場合、「あたかも」身体が本当に変化したかのようだが、実際には変化していない。

認知状態と関係する変化も興味深い。情動のプロセスによって前脳基底部や視床下部や脳幹の核の中にいくつかの化学物質が分泌し、ついでそれらの物質が他のいくつかの脳部位に運ばれると、そうした変化が起こる。これらの核が大脳皮質、視床、大脳基底核に、たとえばモノアミンのようないくつかの神経調節物質を放出すると、いくつか重要な脳機能変化が生じる。

変化の全体像が完全に理解されているわけではないが、私がもっとも重要だと考えているのは、

（1）絆の形成、子育て、探求、遊びを目的とした特定の行動の誘発。
（2）身体状態の処理の変化。身体信号が除去されたり、素通りしたり、選択的に抑制されたり強化されたりして、快や不快の質が変化する。
（3）認知処理の様式の変化。たとえば、聴覚的イメージや視覚的イメージが変化したり（遅くなったり速くなったりする）、イメージの焦点が変化したりする（シャープだったものがぼやけたりする）。

関係する構造がすべて順調なら、こうしたプロセスによって有機体は情動を経験し、それを提示し、それをイメージ化する（つまり、情動を感じる）。しかしこうしたことのどこにも、いま情動を感じていることをどうやって有機体が認識できるのか、それを示すものはない。有機体自身がいま感情をもっていることを知るには、情動と感情のプロセスのあとに意識のプロセスを加えることが必要だ。以下の章で、意識とは何かについて、そしてそれがあるとどうやってわれわれは「感情を感じる」のかについて、私の考えを述べる。

訳注

(1)ポルトガル生まれの著名な女流ピアニスト（一九四四— ）。
(2)delayed-nonmatching-to-sample. 記憶の実験で、見本刺激の提示後一定時間が経ってから、見本刺激とはちがう刺激を選択すること。略してDNMSと記されることもある。
(3)屈性（tropism）とは、植物などが外部から刺激を受け、その刺激源に向かって屈曲する性質。また、反屈性（antitropism）とは、刺激源とは逆向きに屈曲する性質。
(4)ventromedial prefrontal cortices. ventro- は「腹の」という意味で、medial は「中心の」、「内の」という意味。したがって、全体では「腹側内側前頭前皮質」となるが、本書では「前頭前・腹内側皮質」と記した。
(5)アメリカの演劇訓練機関。一九四七年にエリア・カザンらによって設立される。
(6)「傾性」は、特定の刺激に対しあらかじめ定められた仕方で反応しようとすること。

第三章　中核意識

意識を研究する

意識は完全に個人的、私的なものだから、物理学や他の生命科学の分野では常識の「第三者的観測」が簡単にはできない。われわれ脳科学者がこの事実を嘆くのはかまわない。しかしわれわれとしては、これがわれわれの置かれている状況だという事実を正面から見据え、そのハードルを長所に変えていかなければならない。とりわけ、内なる視座には絶望的な欠陥があることを恐れ、意識をもっぱら外なる視座から研究しようとする罠に陥ってはならない。人間の意識の研究は、内的な視点、外的な視点、その双方を必要としている。

意識の研究はある程度間接的なものにならざるをえないが、この制約は意識に限ったことではない。それは他のすべての認知的現象にもあてはまる。行動作用──たとえば、キック、パンチ、言葉──は、心の私的なプロセスが見事に表に現れたものだが、それは心と同じものではない。同様に、脳波（ＥＥＧ、「脳電図」とも言う）やｆＭＲＩ（機能的磁気共鳴画像化法）によるスキャンは心の相関物を捉えているが、それら相関物は心ではない。

しかし、間接的にならざるをえないと言っても、それは、心の構造やそれを支える神経機構に関して永久に無知であるということではない。心的イメージにアクセスできるのはその所有者たる有機体だけだが、その事実は、イメージの説明を排除するわけでもないし、イメージが有機物質に依存していることを否定するものでもないし、またわれわれがその物質の詳細に少しずつ迫っていくことを妨げるものでもない。

他人に見えないものは科学的に信用されるべきではないという考え方で育った純粋主義者はこのことで頭を悩ますかもしれないが、実際にはそれは人を悩ますようなことではない。これが現実だとしても、そのためにわれわれが主観的現象を科学的に扱えなくなるわけではない。好むと好まざるとにかかわらず、われわれの心の「すべての」コンテンツは主観的であり、科学の力は、多くの個人的主観性の中に見られる一貫性を客観的に実証するその能力からきている。

意識は公《おおやけ》にではなく有機体の内部でひそかに起きているが、いくつかの公の発現と関連をもっている。それらの発現は、口から出た一つの文が一つの思考の翻訳であるという直接的な形で内的プロセスを描写してはいないが、それらは意識の存在の相関物であり、証拠である。人間の私的な心についてわれわれが知っていることをよりどころにすれば、そして人間の行動についてわれわれが知っていること、観察できることをよりどころにすれば、以下の三つの関係を確立することは可能だ。

(1) いくつかの外的発現。たとえば、覚醒状態、背景的情動、注意、特定の行動。[1]

(2) そうした行動を有する人間の、それらの行動に対応する内的発現。これはその人間の報告による。

（3）観察者であるわれわれが被観察者と同等の状況に置かれたとき、われわれが自分自身の中で検証できる内的発現。

われわれはこの三つの関係によって、外的な行動にもとづいて人間の私的な状態を合理的に推測することができる。

意識が私的であることで生じる手法的問題の解決は、もって生まれた人間の能力に、つまり、行動の観察、心の状態についての報告、そして自分が同じような経験をしているとしてその報告の照合、この三つから、他人の心の状態についてこつこつと理論化していく能力にかかっている。私は、心と行動を学ぶ学生だった当時、ある暇つぶし――他人の心をあれこれ詮索すること――を専門職に変えた。と言っても、単に、それにとりつかれてノートをとったという意味だが。

余談ながら、われわれ専門家にくらべ、大衆文化にとっては意識が個人的であるということは大した問題ではないようで、ウッディ・アレンの『地球は女で回ってる』［映画の原題は、"Deconstructing Harry"（1997）］にそれがよく現れている。読者もこの映画を見たかもしれないが、見ていない人のために問題の部分を書いておこう。

映画の中の映画、つまり映画を撮影するシーンで、カメラマンが、いま撮影している役者の像がぼやけていることに気づく。当然、まずカメラマンは焦点の調節をまちがったかと考えるが、それでもぼやけを修整できないので、焦点の調節機構が壊れているのではないかと考えはじめる。だが、焦点調節機構も問題がない。ことがいっこうに改善されないので、今度はレンズが汚れていてぼやけるのかと、レンズの状態を気にする。しかし、レンズも問題なし、完璧にきれいだ。こうしてあれこれ騒いでいると、突然全員が、問題はカメラにではなく当の役者（ロビン・ウィリアムズ演じるメル）にあることに気づく。なんと、役者自身がぼやけているのだ！　その役者は「本質的に」ぼやけていて、彼を見ているすべての者がぼやけた像を目にする。メルを除けばすべてがくっきり見えているというのに。この、映画の中の映画の役者はある病に冒されていて、そのため、家族や主治医をはじめ、周囲のすべての人間が、戸惑いつつ、彼をぼやけたイメージで見ているのだ。

映画の観客が笑う理由は、意識の基本的特質に反するまったくばかげたその発想にある。意識とは、個人的、私的、一人称的な物の見方だ。比喩的な意味で言う場合は別として、物体がぼやけているとか、ピントが合っていないとかは、けっして物体の属性ではない。たとえ人と物の間にガラス板が置かれそれによって見え方が変わっても、メガネのレンズが汚れていても、ぼやけそのものが物体の中にあるわけではない。ぼやけとかピンぼけは、まさにわれわれの意識的知覚の一部である。

ふつう、ぼやけやピンぼけは、さまざまな生理学的レベル――目からはじまり、目から脳まで信号を伝える経路、そして脳そのものまで――で生じるいくつかの原因により、人間有機体の「内部」で起こる。だから、「私にはぼやけて見える」と言っても、近くにいる他人が、私の言うぼやけやピンぼけを共有することはない。で、映画のほうだが、だれもメルに焦点を合わせられないということで話がつづく。いまやぼやけは個人的に構築される観察特徴ではなく、生物の外的属性になってしまったのだ。

人間の私的な心の生物学的基盤を研究する現代の手法は、つぎの二つの段階からなっている。

第一の段階は、被験者の動きの観察と評価、または内的経験についての被験者の報告の収集と評価、あるいはその両方。

第二の段階は、そのようにして収集した証拠を、今日われわれが理解しはじめている神経生物学的現象のうちの一つの観察結果と、分子、ニューロン、神経回路、または回路のシステムのレベルで関連づけること。

この手法は以下の仮定をもとにしている。まず、意識のプロセスを含め、心のプロセスは脳の活動にもとづいている。また、脳は一個の完全な有機体の一部であり、継続的にその有機体と相互作用している。また、われわれ人間には著しく個人的な特質があり、それゆえわれわれ一人ひとりはユニークであるにもかかわらず、有機体の構造、組織、機能に関して、われわれは類似した生物学的特徴を共有している。

前述の第一の段階に関して言えば、この手法を、脳損傷や選択的脳機能不全——たとえば脳卒中によって生じる機能不全——のために心と行動に障害をもつ神経疾患の患者に向けるとなると、制約が大きくなる可能性がある。しかし、「損傷手法」[lesion method]として知られる手法を使えば、長い間、視覚、言語、記憶に対して行われてきたことと同じこととを、意識に対しても行えるようになる。行動の不調を調べ、それを心の状態（認知）の不調と結びつけ、両者を脳損傷領域と関連づけたり、脳電図や誘発電位（脳波検査）で評価した異常な電気的活動の記録や機能的画像化スキャン（たとえばＰＥＴやｆＭＲＩ）における異常と関連づけたりすることができる。

われわれは、健常者の観察だけでは得られないものを、多くの神経疾患患者から得ることができる。心や行動の障害だけでなく、構造的に識別可能な脳機能不全部位を綿密に調べることができるので、それにより心の多くの側面、それもとくにあまり明らかでない側面を研究することが可能になる。そうして得られる証拠で論理的に武装すれば、仮説を検証にかけてそれを裏付けたり、結果にしたがって仮説を修正したり、といったことが可能だし、改良された仮説を別の患者や健常者との対照において検証することもできる。

意識についての私の見解は、何よりも神経疾患患者の研究により形成されてきた。しかし、意識に障害をもつ神経疾患患者についての私の観察結果を論じる前に、意識の明白な外的発現について述べておきたい。

行動の楽譜と意識の外的発現

意識にはつねに予測可能な外的発現があって、それらはいつでも確認し、評価しうるものだ。たとえば、正常な意識状態にある有機体は覚醒し、周囲の刺激に注意を向け、また状況や有機体の目的に対し適切な仕方で行動している。この適切な行動には、特定の事象や特定の状況で生じる刺激と関連した特定の動作や特定の情動だけでなく、第二章で述べた背景的情動も含まれる。専門家なら、これらの意識の相関物を比較的短時間で評価できるだろう(状況がよければ一〇分程度で評価できるだろうが、専門家もだまされることはある)。

覚醒しているかいないかは、有機体を直接観察すれば確認できる——覚醒していれば目は開いていなければならないし、筋肉は動けるだけの張りを有していなければならない。また、刺激に注意を向ける能力は刺激に対する有機体の適応能力から確認できるし、ある環境の中で有機体がさまざまな感覚刺激に反応し相互作用するときの、目の動き、頭の動き、四肢や身体の動きのパターンを観察することもできる。

背景的情動の存在は顔の表情からわかるし、四肢の動きや姿勢の動的特徴からもわかる。行動の意図性と適切さは、自然な場合も実験の場合も、そのときの状況を考慮し、刺激に対する有機体の反応と有機体の自発的な動作がその状況に適しているかどうかを判断することで、評価できる。

こうした発現を適切な刺激で引き出し、観察し、ビデオに撮り、さまざまな装置を使って評価することが可能だが、行動の分析では、熟練観察者の質的判断が重要な道具であることを強調しておきたい。観察者が目にするものは専門的分析によって要素に分解することは可能だが、何はさておきそれは一つの合成物、つまり、一個の有機体の中で奏でられ、一つの目的によってなにがしかの形で結びついている、さまざまな要素のタイミングの合った連合作用なのだ。

実際、有機体の行動を、オーケストラ曲の演奏と考えるといいかもしれない。われわれが耳にするオーケストラ音楽は多くの楽器群のタイミングの合った演奏の結果だが、それと同じように、有機体の行動もいくつかの生物学的システムが同時的に作用する結果である。楽器群によって生み出す音の種類もちがうし、奏でるメロディもちがう。一曲全体にわたり継続的に演奏する楽器群もあるし、ときどき休んでいたり、ときには何小節も休んでいたりするものもある。有機体の行動も同様である。継続的に存在する行動を生み出す生物学的システムもあるし、時により存在していたり存在していなかったりする行動を生み出すシステムもある。ここで私が強調しておきたい基本的な考え方をまとめれば、つぎのようになる。

第一に、われわれが一個の生物の中に観察する行動は一つの単純なメロディラインの結果ではなく、観察のために選択された各時間単位における、複数のメロディラインの連合作用の結果である。つまり、仮にあなたが有機体の行動という想像上のオーケストラの楽譜を見ている指揮者だとすれば、あなたは小節ごとに縦につながっているさまざまな楽器のパート譜を目にしている。

第二に、行動の要素の中にはつねに存在し演奏の継続的基盤を形成しているものもあるが、演奏の特定の時間帯にだけ存在するものもある。ちょうど、指揮者の楽譜には全楽章のピアノソロ・パートの出だしと終わりが記されているように、「行動の楽譜」にも、ある行動がある小節ではじまって数小節先で終わるように記されている。

第三に、いろいろな要素があるにもかかわらず、一瞬一瞬の行動の産物は一つの統合された全体である。それはオーケストラ音楽という多音声の融合にも似た、さまざまな要素が融合したものだ。そして私がいまここで説明している「タイミングの合った連合作用」というこの重要な特質によりそうした要素のいずれにも見られないものが出現するのだ。

以後、人間の行動について考えるとき、読者には、タイミングを合わせて現れる何組かの五線譜を思い描いてほしい。覚醒、背景的情動、そして低いレベルの注意は、継続的に存在する。それらは覚醒の瞬間から眠りに入る瞬間まで存在する。また特定の情動、集中的な注意、そして特定の一連の動き（行動）は、状況に応じて、折々に姿を現す。発話も同様であり、それは行動の一形態である。

発話
特定の行動
特定の情動
集中的な注意
低いレベルの注意
背景的情動
覚醒
表3-1　行動の楽譜

さてこの行動のメタファーを、いまわれわれが観察している相手の「心」にまで拡大してみる。つまり、私的な心にもオーケストラの楽譜があるとする。ただしこの場合、縦につながった連合五線譜は心の中のさまざまなイメージの流れに対応する。これらの流れは、主として、われわれがいま観察している行動の内的、認知的相関物だ。その中には、行動より一瞬早く生じるイメージもある。たとえば、文で表現しようとしているアイディアに対する心的イメージがそうだ。反対に、行動の直後に生じるイメージもある。たとえば、たったいま表に出た情動の感情がそうだ。もちろん、覚醒していて連続的にイメージを生成している状態に対するパートもあるし、特定の対象や事象やそれらを指示する言葉に対する表象のパートもある。さらにまた、有機体がいま示しているさまざまな情動に対する感情のパートもある。しかし、この内的なオーケストラの楽譜には、正確な外的相関物がまったくないパートが一つある。そのパートこそ、意識という概念のきわめて重要な要素、「自己の感覚」である。

このメタファーで言えば、自己の感覚とは、心に、その心を生み出している一個の有機体の存在を、そしてその有機体が内なる特定の対象や外なる特定の対象といま相互作用しつつあるという事実を、非言語的に知らしめる付加的なパートと考えることができる。この認識が心のプロセスの道筋を変え、外的な行動の道筋を変える。所有者のみが直接知りうるその私的な存在を、外部観察者は、それ自体の重要な動きからではなく、それが外的な行動へ及ぼす影響から推測することができる。覚醒、背景的情動、そして低いレベルの注意は、意識の発生に対する内的条件が外的に現れたものである。一方、特定の情動、集中的な注意、そして、長い時間にわたっての状況に適した意図的行動は、たとえ外部観察者としてのわれわれが直接意識を観察することができなくても、われわれが観察している被験者の中に実際に意識が生じていることを如実《にょじつ》に示すものである。

・覚醒

覚醒と意識は同時進行する傾向がある。ただし、つぎの二つの例外的状況においてその組み合わせは崩れる。一つは、われわれが夢睡眠の状態にあるとき。夢睡眠のときわれわれが覚醒していないことは明らかだが、心の中で起きている事象をわれわれはなにがしか意識している。目覚める直前にわれわれが夢の最後の部分に関して形成する記憶は、意識がなにがしか「オン」の状態であったことを示唆している。もう一つの劇的な例外は、目覚めていながら意識を剝奪《はくだつ》されている場合だが、幸いこれは、私がすぐあとで論じる神経疾患においてのみ起こる。

夢睡眠は別として、覚醒がなくなると意識もなくなる。この結びつきの例は、夢のない睡眠、麻酔、昏睡である。だが、覚醒は意識と同じではない。覚醒状態においては脳と心は「オン」で、有機体の内部のイメージと有機体の環境のイメージが形成されつつある。もちろん反射も関わることがあり（反射作用には意識も覚醒も必要ではない）、また有機体の基本的ニーズに合致する刺激に対しては低いレベルの注意が向けられる。だが、意識は存在していないかもしれない。この章で取り上げるいくつかの神経疾患の患者は、覚醒しているにもかかわらず、中核意識があれば思考のプロセスに付加されたはずのもの――自己に依拠する認識のイメージ――を欠いている。

・注意と意図的行動

かならずではないが、外の対象に向けられた注意の存在は、ふつう、意識が存在することを意味している。たとえば、異常な意識をもついわゆる「無動無言症」[akinetic mutism] の患者は、観察者が患者の名前を呼ぶといった「顕著な」事象や対象に対してなら、「つかの間の」低いレベルの注意を向けることができる。ある特定の文脈における適切な行動のために必要な対象に対してかなりの時間注意が維持されるなら、その注意は正常な意識が存在することを教えている。ここで言う「かなりの時間」とは、数秒間ではなく、何分間、何時間である。言い換えれば、長い時間と適切な対象への集中は意識の存在を暗示する種類の注意、ということになる。

外的な対象に向けられた明白な注意が存在しなくても、それはかならずしも意識の存在を否定するものではなく、そのとき注意は内的な対象に向けられているかもしれない。うっかり屋の教授や夢見がちな若者は、つねにこうした「症状」を示す。幸い、その症状はごく一過性のものだ。注意の完全かつ持続的喪失は、たとえばうとうとした状態、錯乱状態、人事不省の状態などで生じ、意識の崩壊と関連している。

意識を有する生き物はなにがしかの対象に集中し、なにがしかの刺激に注意を配っている。類似した状況でわれわれの心の中で進行することを考えてみれば、それは、われわれ自身の内側からの見方と合致することである。注意と意識が関係していることにはだれもが同意するだろうが、その関係性の本質となるといろいろ議論のあるところだ。私は、意識も注意もさまざまなレベルで起きていて、一枚岩ではなく、いわば上方へ向かうらせんの中で相互に影響し合っていると考えている。低いレベルの注意は中核意識に先行して存在する。なぜなら、低いレベルの注意は中核意識を生み出すプロセスに関わる必要があるからだ。だが中核意識のプロセスが、より高いレベルの注意を一つの焦点へと差し向けることになる。たとえば、私の仕事場にいま姿を現した知人に私が注意を向ける場合、私は中核意識の作用のもとでそうしている。そして私がその中核意識を生み出せたのは、自動化された低いレベルの注意により、私のような有機体――すなわち、人間の顔をもつ動く生き物――にとって重要な環境のいくつかの特徴を処理するよう、私の有機体が指図されたからだ。その処理が継続する中で、中核意識によって、私の有機体を引きつけた特定の対象に注意の焦点が向けられた。

人は注意を集中している刺激に対して意図的に行動する。基本的にその行動はただちに認知しうる計画の一部であり、その計画は、過去、現在、予想される未来を認識している有機体だけが立てられるものだ。その行動は、そのような計画と長時間にわたって――たとえば数時間――調和がとれている。その行動の持続的な意図性と適切さには、意識の存在が必要である。たとえ意識が意図的で適切な行動を保証しないとしても、である。たとえば重度の知的障害者は、完全に意識を有していてもきわめて不適切に行動する可能性がある。

こうした持続的で適切な行動に関してとくに注目すべき点は、具体的な行動にはその行動の一部としての情動状態の流れが伴うことだ。

たとえば前章で述べた背景的情動は、被験者の動作を継続的に強めている。それが隠しようもなく現れているのは、たとえば身体全体の姿勢、胴に対する四肢の動きの範囲。滑らか、ぎくしゃく、といった四肢の空間的な動きの特徴。動きの速さ。顔、手、足などさまざまな身体部位に生じる調和的動き。そしてたぶんもっとも重要な顔の動き。

単純な「はい」「いいえ」「こんにちは」とか、「おはよう」「さようなら」といった言葉や文は、たいてい背景的情動の影響を受けて発せられる。抑揚は「韻律」——つまり、言葉を構成している音声に付随する音楽的、音色的要素——の一例だが、この韻律には背景的情動だけでなく特定の情動が現れていることもある。たとえば愛情を込めて「あっちへ行け！」とも言えるし、明らかによそよそしい韻律で「まあ、お会いできるなんて」とも言える。

さらに、刺激や動作のあとに特定の情動が起こることもよくある。観察者の視点から判断すると、どうやらその刺激や動作が被験者の中にその情動を引き起こしている。基本的に、人間の正常な行動には、連続的な思考によって誘発される連続的な情動が現れている。そうした思考のコンテンツには、有機体がいま実際に関わっている対象、あるいは記憶から想起される対象、そして、いま生じたばかりの情動に対する感情が含まれている。そして今度は、思考のこうした「流れ」——実際の対象や想起された対象や感情の流れ——の多くが、われわれが気づいているにせよ、いないにせよ、背景的情動から二次的情動まで、さまざまな情動を誘発する可能性がある。連続的な情動の現れは、このような多くの誘発因——われわれが認識しているもの、していないもの、単純なもの、それほど単純ではないもの、などいろいろである——から生じている。

背景的情動という連続的なメロディラインは、人間の正常な行動を観察するとき考慮すべき重要な事実である。完全な中核意識をもつ人間を観察する場合、相手が言葉を発するずっと前から、われわれはその被験者の心の状態を推測している。それが正しいかどうかはともかく、その推測のなにがしかは、被験者の行動に見て取れる連続的な情動の兆候にもとづいている。

「意識がない状態」から意識を研究する

認識と自己がなければわれわれは「意識がない状態」を経験することはできないわけだから、意識がない状態についてどうして個人的視点からコメントできるのかと、いぶかしく思う読者もいるかもしれない。それに対する答えは、いくつかの状況でわれわれは意識がない状態をほぼ経験しているということ。

たとえば失神や麻酔による意識喪失状態のあとわれわれが気づきはじめる瞬間について、いやもっと卑近な例で、疲労のあとの深い代償的な睡眠から完全に目覚めるまでのわずかな時間について、考えてみよう。

そうした過渡的な瞬間において、われわれはその直前の衰退した心の状態をそれとなく感じ取っている。そのとき周囲の人間や物体や場所のイメージが形成されつつあるが、ひじょうに長くも思えるその短い間、自己の感覚はまだ喪失していて、思考しているのがだれかも定かではない。その直後、われわれの自己の感覚が「オン」になり、われわれは漠然とそれらのイメージが自分のものであると思うようになるが、まだ細かいことがすべてはっきりしているわけではない。自伝的自己が一つのプロセスとして元に戻るには、そして状況が完全にわかるには、もう少し時間がかかる。

しかし、問題は片づいていない。われわれがそのような状態にあって意識的でないときに、われわれはどのようにして「意識のない、衰えた心」をそれとなく感じ取るのか。

われわれは確かにそういったものを感じ取っているが、それは、そうした過渡的な瞬間においては、われわれにはその過渡的状態に入る直前のいかなる経験の記憶もないからだと思う。通常われわれの意識的経験には、われわれが「直前」と感じているものについてのつかの間の記憶が含まれていて、その記憶は、われわれが何気なく「いま」と思っているものと結びついている。その記憶が「自己の感覚」を定め、そこからなにがしかの認識が生まれる。しかし覚醒した瞬間には、現在という瞬間のために保持しているべき直前の記憶がない。記憶されるべき意識的経験がなかったのだから、当然だろう。とすれば、こうした異常な状態についてのわれわれの内観から、一つの重要な事実が明らかになる。それは、正常な連続的意識には一秒の何分の一というオーダーのつかの間の記憶が必要であるということ。事実に対する通常の短期記憶が六〇秒ぐらいは継続する人間の脳にすれば、じつにささいなことだ。

意識障害の極端なもの――昏睡、持続性植物状態、深い睡眠、深い麻酔――には、行動分析のチャンスがほとんどない。というのは、前に述べた「行動の楽譜」の中のほとんどすべての発現が消滅しているからである。それに伴って、「認知の楽譜」の中のほとんどすべての内的発現も、やはり消滅していると考えられる。

そのような状態のとき意識現象は――そして心的現象さえも――一時的に停止していると

いう考え方は、われわれ自身の状態についての確かな内省、そして他人の行動の同じぐらい確かな観察にもとづく直観的知識である。しかしこの考え方はまた、昏睡状態のあとに意識を取り戻した人々の、まれな、しかしきわめて価値のある報告によっても裏付けられている。彼らは昏睡という無の状態への「下降」を思い起こせるし——たとえばそれは、われわれが「全身麻酔の導入」を思い起こせるのと同じである——認識状態への「回復」も思い起こせるが、ときには何週間、何ヵ月にも及ぶ「その間」については、いっさい思い起こせない。こうしたすべての証拠から、そのような状況では心の中で進行しているものは、ほとんどない、あるいはまったくない、と仮定することは理にかなっていよう。

が、じつは、二つの患者グループが行動分析の大きなチャンスを私に与えてくれた。意識に関する私の考え方に及ぼした影響という点で、この二つのグループの患者は格別である。一つは、「癲癇性《てんかんせい》自動症」[epileptic automatism] という複雑な現象を有する患者グループ。もう一つは、さまざまな神経疾患により、「無動無言症」(前項参照) という包括的用語で知られる症状を示す患者グループである。どちらのグループの患者も中核意識と拡張意識がかなり冒されているが、例の「行動の楽譜」に記した行動がすべてだめになっているわけではなく、観察者によるある程度の介入と、残されている行動に対する分析の余地を残している。

癲癇性自動症はいわばメスのようなもので、意識と、意識の中に存在するものを分けてくれる。自動症は発作の一部として現れることもあるし、発作の直後に現れることもある。いわゆる「側頭葉発作《そくとうよう》」との関連でも自動症は見られるが、私がもっとも関心をもっている症状は欠神発作《けっしん》［absence seizure（第一章参照）］と関連するものである。

欠神発作は癲癇の主要な形態の一つで、これが起きると、情動、注意、適切な行動とともに意識も一時的に停止する。この障害には脳波の特徴的な電気的異常が伴う。欠神発作は意識の研究者にはひじょうに重要で、典型的な欠神発作は意識喪失のもっとも純粋な例の一つである。中でも、とくに長い発作のあとに起こる欠神自動症［absence automatism（第一章参照）］は、たぶんあらゆるものの中でももっとも純粋な例だ。ちなみに、欠神［absence］は意識不在［absence of consciousness］のことだ。

欠神発作と欠神自動症を起こしやすい患者とあなたが話しているとき、もし実際にその症状がはじまったら、およそ以下のようなことになるだろう。

完全に理解可能な話をしているとき、突然、患者は途中で話をやめ、他のいっさいの動きもそのまま止まる。ぽかんと見ているが、目は何にも焦点が合っていない。顔にはいっさい表情がない。しかし、患者は覚醒している。筋肉の緊張も維持されている。患者は倒れたりしないし、痙攣《けいれん》を起こしたり握っていたものを落としたりもしない。この一時的な運動停止状態は三秒しかつづかないかもしれないし——見ている者にはもっと長く思えるが——数十秒つづくかもしれない。

長くつづくとそのあと欠神自動症が起こりやすくなり、起こると、ふたたび数秒、あるいは何十秒とつづく。そして自動症がはじまると、事象はいっそう注目すべきものになる。その状況は、たとえばビデオの一時停止ボタンを解除したとき、あるいは動かなくなった映画館のプロジェクターがふたたび動き出したときに、止まっていた映像が急に動き出すのに似ている。患者は動きはじめるとあたりを見まわし、たぶんあなたの顔にではなく近くの何かに目をやるだろう。顔はぽかんとしたままで、これと言って判読できる表情はない。テーブルの上のコップから水を飲み、唇を舐《な》め、服をいじりまわし、立ち上がり、くるりと後ろを向いて扉へと向かい、扉を開け、出たところでちょっと立ち止まり、廊下を歩いていく。そのころまでにはあなたも立ち上がってあとを追い、たぶん症状の最後の部分を目撃することになる。

シナリオはいくつかあるが、もっともよくあるのは、患者が廊下のどこかで立ち止まってまごついているように見えたり、近くにベンチがあれば、そこに腰をおろしたりすることだ。しかし、患者が別の部屋に入っていくこともあるし、歩きつづけることもある。そのもっとも極端なものは「癲癇性徘徊《はいかい》」として知られ、患者は建物の外に出て街中を歩きまわるかもしれない。親切な人間の目には、街に不案内でどぎまぎしている人間のように見えるだろうが、とくにひどい目に遭うこともなくうまく切り抜けていくかもしれない。

シナリオがどうであれ、ほとんどの場合は数秒以内に――ごくまれに数分ということもあるが――自動症はおさまり、そのときどこにいるにせよ、患者はまごついているように見える。意識は、消えたときと同様、突然回復するから、そのときあなたはそこにいて患者に状況を説明し、症状がはじまる前二人がいた場所に連れ戻す必要があるだろう。

患者にはその間の記憶がいっさいないだろう。患者はいつそれが起きたかを知らないし、患者の有機体がその間何をしていたかも知らない。症状がおさまったあと、患者には欠神発作の間、あるいは欠神発作の延長で自動症が起きている間、何が進行したかの記憶がない。しかし、発作が起こる前のことは確かに覚えていて、そのコンテンツを記憶から呼び戻すことができる。これは明らかに、発作が起こる前、患者の学習機構は完全であったことを意味している。また、患者は発作がおさまったあとに起きることをただちに学習する。これは、発作が恒久的な学習障害を引き起こしていないことの証拠である。だが、発作の間に起きた事象は、記憶にとどめられなかったか、とどめられていても呼び戻せないか、のいずれかである。


発作が起きているとき、たとえあなたが患者の行く手を遮《さえぎ》っても、患者はひどくまごついたように、あるいは無関心に、あなたを見ただろう。しかし自発的にも、あるいは質問されても、あなたがだれであるかを認識してはいないだろう。患者は自分がだれか、自分が何をしているかも認識していないだろう。また、遮ってもほとんどあなたに目を向けず、不確かなジェスチャーで、ただこちらを遠ざけたかもしれない。

意識的な心を構成するコンテンツが失われていたから、高度に知的な行動はもとより、発話さえできなかっただろう。患者は覚醒していて、視界に入る対象を処理するだけの注意をとどめていただろうが、状況から推測するかぎり、それが心の中で起きていることのすべてである。計画も先見も、そして、一個の有機体が願い、欲し、考え、信じるという感覚もなかっただろう。自己の感覚も、過去や予期される未来を有する明確な人格も――具体的に言えば、中核自己と自伝的自己も――なかっただろう。

そのような状況においては、たとえばコップから水を飲む、扉を開ける、といった具合に、一つの対象の存在がつぎなる行動を促し、その行動はその瞬間の微視的《ミクロ》な脈絡の範囲では適切かもしれない。しかしそうした行動は、患者がいま置かれているもっと広い脈絡では適切ではないだろう。表に現れた行動を見れば、その行動が最終的な目的を欠き、そのような状況にある個人にとって不適切であることがわかる。

しかし、まちがいなく患者は覚醒していただろう。目は開いていただろうし、筋肉の緊張も維持されていただろう。またニューラル・パターンを、そしておそらくイメージを生み出す能力もあっただろう。患者の周囲の対象は、患者がうまく行動できるよう、視覚的、触覚的に十分にマッピングされていたはずだ。さらに注意も存在していただろう。それは、われわれがいまこの瞬間もっているような高いレベルの注意ではないが、知覚と運動の装置が長い間特定の対象に向けられるのに十分な注意が存在していただろうし、感覚的イメージが適切に形成され、そうしたイメージ――たとえば壁という視覚的イメージ、水を飲むコップの触覚的イメージ――に対して正確に動きが実行されるのに必要なレベルの注意が存在していただろう。

言い換えれば、患者は心のいくつかの基本的特徴をもっていただろうし、周囲の対象に関して、心の中に、ある程度のコンテンツをもっていただろうが、正常な意識はもっていなかっただろう。患者は、周囲の対象のイメージと並行して、自己の上に認識のイメージをつくり出していなかったし、いま相互作用している対象の強調されたイメージを、あるいは、一瞬前に起きたこととその一瞬先に起きることとの適切なつながりの感覚をつくり出していなかっただろう。

意識は損なわれているが、対象に対するニューラル・パターンを形成することはできる。この分離状態は意外に思えるかもしれないが、これもまた、興味深い新しい証拠によって実証されている。持続性植物状態――昏睡の軽いもので覚醒の兆候はあるものの意識は重度に損なわれている――にある一人の患者が、機能的画像化スキャンを使って研究された。スキャニングの際、彼女の網膜には、彼女のよく知る人物の顔写真が投影された。その結果、後側頭葉皮質の一部位が活性化されることがわかった。そこは、覚醒し意識もある正常な状態の人間が、顔の知覚によって活性化されることが知られている部位である。つまり、たとえ意識がなくても、脳はさまざまな部位で感覚信号を処理することができ、知覚のプロセスに通常関わっている領野のうちの少なくともいくつかを活性化できるということだ。

欠神自動症の症状を観察しているとき目にしたものは、すべての拡張意識を奪われた、そして、たぶんもっともぼやけた形の中核意識以外のすべてを奪われた有機体の精巧な行動だったろう。自己と認識が除去されている心が、ほかに何をとどめていたかは想像する以外にない。が、たぶんそれは、認識されるはずでも実際には少しも認識されないイメージが散らばっている心、所有者のいないイメージが散らばっている心――意図的な行動のための動力をはぎ取られた心――だったろう。

最後に、この症状全般を通じて情動が失われているという事実についてコメントしておきたい。

情動の一時的な停止は欠神発作と欠神自動症の重要な兆候である。情動はまた、次項で述べる無動無言症においても失われている。情動の欠如――背景的情動もないし、特定の情動もいっさいない――は顕著だが、これまで関連文献でそれが強調されたことはない。私がそれにはじめて気づいて何年にもなるが、たぶんある程度の連続的情動作用が事実上つねに意識的状態と関係しているのと同じぐらい、情動の欠如は中核意識障害に対する信頼すべき相関現象ではないかと、私は考えている。

これと関連する一つの事実が、睡眠という、意識に関する自然の実験の中で規則正しく起きている。深い睡眠は情動の表出を伴わないが、意識が奇妙な形で戻る夢睡眠では、人間においても動物においても、情動の表出を容易に見て取れる。

拡張意識は損なわれているが中核意識は完全という患者たちが、まちがいなく正常な背景的情動と一次の情動をもっていることを考えると、意識と情動が同時に障害を起こすという発見はいっそう注目に値するだろう。情動と中核意識は文字どおり連携しており、ともに存在するかともに存在しないかのいずれかなのだ。

すでに見てきたように、情動は、知覚しえないわれわれの身体状態の側面からだけでなく、注意が向いていない思考や、認識されない傾性からも、非意識的に誘発されうるとすれば、情動の欠如は驚くべきことである。中核意識が消えると情動がなくなるのは、情動と中核意識が部分的に同じ神経的基盤を必要としており、要所の機能障害は双方の処理を損なう、ということでなんとか説明がつくかもしれない。

両者が共有している基盤には、原自己を支えている一連の神経構造（第五章で説明する）と、身体の内部状態を調節し表象する構造が含まれる。私は、背景的情動からより高いレベルの情動までの情動の欠如は、身体調節の重要な機構が損なわれている兆候だと捉えている。中核意識は、その損なわれた機構と機能的に近いし、密接に関係してもいるので、そうした機構とともに損なわれる。一方、情動処理と拡張意識の間には、そのような密接な機能的関係はない。だから、第七章に記すように、拡張意識の障害は情動の崩壊を伴わない。

正常な意識をもつ者は、感情という形でおのれの情動を評価することができ、今度はその感情が新しい情動のメロディラインを生み出し、そしてそれが、感覚を有する生き物の行動に容易にそれとわかる典型的な特質を授けている。しかし病的な状況では、情動から感情へ、感情から情動へ、と繰り返されるサイクルが一時的に停止し、そのため行動から感覚の明白な兆候が脱落し、観察者は、被験者の心の中で何か奇妙なことが進行していることがわかる。

ある種の動物の心、それもとくに家で飼っている動物の心には意識があると、われわれが自信たっぷりに言うのは、そうした動物たちが示す明らかに動機づけされた情動の流れからではないだろうか。あるいはまた、そうした情動は感覚をもつ生き物の行動にのみ作用しうる感情によってもたらされる、という必然的、合理的仮定からではないだろうか。この問題についてはあとで論じることにする。

意識障害に関する別の重要な情報源は「無動無言症」という症状をもつ患者の研究である。「無動症」［akinesia］は、通常、動きを開始できないことによる「運動の欠如」に対する専門用語である。ただし、ゆっくりした動きがそれに含まれることもよくある。また「無言症」［mutism］は、この言葉からもわかるように、発話がないことだ。

これらの用語は外的に起こる（あるいは起こらない）ものをうまく言い表しているが、内的な視点をうまく表現していない。いろいろな証拠から見て、内的には意識がひどく弱められており、完全に停止していることさえある。

私はいわゆる無動無言症の問題に何年も関心をもち、病院のベッドや私の研究室でそうした患者を何時間も観察し、スキャンや脳波を調べ、無言症が治癒して患者と直接話ができるようになるのを忍耐強く待った。この症状をもつ私のある患者についてのつぎの話から、そのときどういうことが起こるかがわかると思う。

この患者――Lとしておく――を見舞った脳卒中は、左右両半球の前頭葉の内部と上部に損傷を与えた。帯状回皮質として知られている部位が、その近傍の領域とともに損傷を受けたのだ。彼女は突然動かなくなり、話すこともなくなった。そして以後六ヵ月間、ほとんど動くことも話すこともなかった。彼女はベッドで横になったままよく目を開けていたが、顔の表情はうつろだった。ときおり彼女は動く物体——たとえば、彼女のベッドのまわりを動く私——を捉えているようで、ごくわずかの時間それを追い、目と頭が少しの間動いたが、すぐにいつもの静穏な、そしてうつろな目に戻った。「中立的《ニュートラル》」という言葉は彼女の表情の平静さをよく言い表しているが、彼女の目をよく見れば「空虚」のほうがもっと近い。彼女はそこにいたが、そこにいなかった。

彼女の身体の動きも、顔のそれと同じようだった。腕や手を正常に動かして、たとえばベッドカバーを引いたりはするが、全体的に四肢は休止状態にあった。したがって身体と顔には、背景的情動、一次の情動、二次の情動など、いかなる種類の情動も表出していなかった。来る日も来る日も、医者、看護師、医学生、友人、親戚が、いろいろ質問したりベッドの傍らでたわいない話をしたりしながら情動の誘発因をさまざまに提示したが、同じだった。情動的中立状態がすべてを支配していて、外的な誘発因に対する反応がないばかりか、内的な誘発因に対しても反応がなかった。内的な誘発因とは、彼女の思考の中にあるかもしれない誘発因のことだが、そもそも、明らかにそういうものが存在していなかった。

状態はどうかと尋ねても、彼女はほとんどいつも黙ったままだった。ただし、何度もあやすように尋ねると一度自分の名前を言ったが、ふたたび何も言わなくなった。入院につながった出来事について尋ねても話をしなかったし、彼女の現在や過去についてもいっさい語らなかった。医者や看護師にも反応しないし、親戚や友人がいても同じように反応しなかった。写真も歌も、暗闇も光も、雷鳴も雨音も、彼女を反応させることはできなかった。私の執拗《しつよう》な質問の繰り返しにも怒らなかったし、彼女自身について、あるいはほかのことについて、少しの不安も示さなかった。

数ヵ月後、彼女は範囲を狭められたこうした存在状態から浮上し、徐々にいくつかの質問に答えるようになり、彼女の心の状態の謎を明らかにしていった。いいかげんな観察者なら考えたかもしれないが、彼女の心は「不動性」という監獄に閉じこめられていたわけではなかった。そうではなく、明らかに心がほとんど存在しなかったのであり、また、拡張意識は言うに及ばず、中核意識のようなものもなかった。彼女の顔や身体の受動性は、心の生気の欠如をしかるべく反映していた。彼女は長い沈黙の期間の経験を、一つとして思い起こすことはできなかった。彼女は恐れを感じていなかった。不安をもっていなかった。意思の伝達を願ってもいなかった。

私の質問に答えるようになる直前の二、三日間、彼女は、いま質問されている、ということを漠然と思い出したが、話すことは何もないと感じていたし、やはり、それで少しも苦しむことはなかった。本心を言わせないようにしているものが何かあったわけではなかった。

「監禁症候群」［locked-in syndrome.「閉じ込め症候群」とも呼ばれる］（これについては第八章で論じる）の患者とはちがい、Lは、目を開けたままのその長い無活動状態の間、自己と周囲の感覚、認識の感覚をいっさいもっていなかったようだ。ゆっくり覚醒していく間でさえ、たぶん彼女の自己の感覚は損なわれていた。監禁症候群の患者とはちがい、先に述べた癲癇患者やつぎに述べるアルツハイマー患者と同じように、もしLに計画を立て動きを指令する意識的な心があれば、Lは四肢、目、言語器官を完全に動かすことができただろう。しかし、彼女にはそれがなかった。たぶんそのとき形成されていたイメージもいくつかあっただろうが——もし彼女がもっぱら反射作用に頼っていたのだとすれば、どうやって物体を正確に目で追ったのか、どうやって手探りでベッドカバーを正確に引いたのかを考えるのはむずかしい——明らかに彼女は思考、推論、計画といったものを生み出していなかったし、また心のコンテンツに対する情動反応もなかった。そういったゆゆしき「ないない」づくしが、中立的な顔の表情、身体の動きの実質的停止、そして無言症という形で外的に翻訳されていた。ここでも情動が失われていた。

アルツハイマー病が進行すると、意識障害が、それもいま述べた無動無言症に似た形で起こる患者がいる。アルツハイマー病の初期では記憶喪失が支配的で、意識は完全だが、この破壊的な病が進むと、しばしば進行的な意識低下が見られる。残念ながら、アルツハイマー病に関する教科書や素人の説明は、記憶喪失や、初期段階での意識の維持を強調し、アルツハイマー病のこの重要な局面に触れないことが多い。

この意識低下はまず拡張意識に影響し、事実上、自伝的自己の様相がすっかり消えてしまうまで拡張意識の範囲を徐々に狭めていく。そして最終的には中核意識も低下し、もはや単純な自己の感覚さえなくなる。しかし覚醒は維持されていて、患者は人や物に対して、見る、触る、といった基本的な仕方で反応するが、そうした反応が真の認識からきているという兆候は少しもない。患者の注意の連続性は数秒以内に阻害され、全体的目標の欠如は明白である。

私は何人ものアルツハイマー患者にこうした崩壊が起きるのを目にしてきたが、いちばん辛かったのはそれが親友に起きたときだった。彼は、その世代の著名な哲学者の一人で、そのきわだった知性ゆえに、彼にもっとも近しい者以外、だれも彼の心の衰えに気づかなかった。私が最後に会ったとき、彼は一言も発せず、奥さんや私を認識している兆候もなかった。目の表情は内側からうつろになっていて、目が数秒間人や物を捉えても、それによって顔や身体に何か反応が起こることはなかった。肯定的にも否定的にも情動の兆候はまったく生じなかった。しかし、部屋のあちこちに車椅子を動かすことはできた。そしていくぶん唐突に、たとえば大きな窓ガラスに近づき、とくに何を見るでもなく外に目をやったりした。

私は前に一度、彼がほとんど空の本棚に近づいて、車椅子の肘掛けの高さで本棚に手を伸ばし、一枚の折りたたまれた紙を取り上げるのを見た。それは四つ折りにされた六切りの古びた印画紙だった。彼はそれを膝の上に置き、ゆっくり開いた。そして長い間、写真の中の美しい顔を見つめていた。それはほほえんでいる奥さんの顔で、繰り返し折りたたまれた印画紙の深い皺《しわ》によって、いまやその顔は四つに分割されていた。彼は目にしていたが、わかっていなかった。その間、かすかにも反応はなかった。その肖像写真を、数フィート離れたところに座っている生けるモデルと結びつけることもなかった。また一〇年前、ともに喜びを分かち合ったときに実際にその写真を撮った私と結びつけることもなかった。

その写真はすでに、病気の進行の早い段階から定期的に折りたたまれたり開かれたりしていた。そのころはまだ、彼は何かがおかしいことを認識していた。写真を折りたたんだり開いたりしていたのは、たぶん、確かな過去にしがみつきたいという必死の努力だったのだろう。しかし、いまやそれは無意識の儀式になっていた。いつも同じようにゆっくりしたペースで、同じように黙々と、同じように感情の共鳴がないまま、それをこなしていた。その悲しみの中で、私は彼がもはや何も認識できないことを確信した。

こういった意識障害の例を熟考することで、以下の事実が明らかになる。

第一に、覚醒、低いレベルの注意、そしてつかの間の適切な行動は、意識障害が起きても残っているが、情動は認識と自己の感覚の喪失とともになくなるという鮮明な対照がある。認識と自己の喪失、そして明確な動機をもつ情動の喪失には、計画、高いレベルの注意、持続的で適切な行動の喪失が伴う。こうした症例において観察できる機能の分離により、サブコンポーネントが層をなしていることがわかるが、もし神経疾患というメスがなければ、それらを分けることはもとより、気づくことさえむずかしかったにちがいない。

第二に、実際的な目的のために、中核意識障害の神経学的な例を以下のように分類することができよう。

A　覚醒ならびに最少の注意・行動が維持される中核意識障害

主要な例は無動無言症と癲癇性自動症である。無動無言症は、帯状回《たいじょうかい》皮質、前脳基底部、視床《ししょう》、および帯状回周囲頭頂内側《しゅういとうちょうないそく》皮質［medial, peri-cingulate parietal cortex］における機能障害により引き起こされる。

B　覚醒は維持されるが最少の注意・行動を欠く中核意識障害

欠神発作と持続性植物状態が主要な例である。欠神発作は視床あるいは後帯状回皮質の機能障害と関係している。

持続性植物状態はしばしば昏睡と混同されるが、昏睡とはつぎの点で区別しうる。患者が目を開けたり閉じたりすることから、またときには脳波からわかるように、植物状態の患者には睡眠と覚醒のサイクルがある。持続性植物状態については第八章で論じるが、上部脳幹、視床下部、あるいは視床の特定の構造の機能障害によって引き起こされることが多い。

C　覚醒障害を伴う中核意識障害

この例は、頭のけがや失神などによって引き起こされる一時的意識喪失である昏睡、深い（夢を見ない）睡眠、深い麻酔、などである。昏睡の関連特徴については第八章で取り上げるが、機能障害の典型的な部位は、上部脳幹、視床下部、視床の構造中にある。睡眠と覚醒のコントロールは同じ部位にあり、いくつかの麻酔作用も同じ部位で起こることが知られている。

第三に、第六章と第八章で意識の神経解剖学的相関を論じるときに明らかになることだが、顕著な中核意識障害と関係する脳損傷部位のほとんどすべてに、一つの重要な特徴が見られる。それらが脳の正中線の近くに位置しているという特徴だ。それらの左右の構造は鏡像関係にあり、正中線をはさんでたがいに相手を見ている。たとえば脳幹と間脳《かんのう》（視床と視床下部を包含する部位）のレベルなら、損傷部位は、中枢神経系全体の中心線を定めている一連の長い管と脳室の近くにある。また皮質レベルなら、損傷部位は脳の内側《ないそく》表面に位置している。脳の外側《がいそく》表面を調べてみても損傷部位は一つとしてなく、興味深いことにすべてが「中央の」位置を占めている。これらの構造は進化の古い産物で、人間以外の多くの動物にあり、またヒトの個体発生の早い段階で発達する。

訳注

（1）第一章の訳注にも書いたが念のため再度書いておくと、本書で使われている「行動」（behaviors）は、われわれが日常的に使っている意味の「行動」というよりも、心理学で言うところの「行動」――つまり、内的、外的な刺激に対する身体の反応――を意味する場合が多い。本章の「行動の楽譜と意識の外的発現」の項参照。

第四章　なんとなく推測される気配

言語と意識

医学部で神経学を学んでいたころ、まわりにいるとびきり優秀な何人かの人間に何度かこう尋ねたのを思い出す。意識ある心がどうして生まれるのか、と。

不思議にも答えはいつも同じ、言語が生み出している、だった。言語をもたない生き物はあのような認識しない存在になってしまっているが、幸運なわれわれ人間はそうではない、われわれは言語によって認識している、そう言われた。彼らによれば、意識は進行している心のプロセスを言語で解釈したものだった。言語はまた、ものごとを適度に離れたところから見るために必要な距離をわれわれに授けていた。

当時私は、意識はとてつもなく複雑なものと思っていたから、それとくらべ、その答えはあまりにも安易、あまりにも単純だった。動物園に出かけて目にするものを考えても、それはとても信じがたかった。私はけっしてそうは考えなかったし、考えなくてよかったと思っている。

言語――つまり、言葉と文――は、それとは別のものの翻訳、すなわち、実在物や事象や関係性や推論を意味する非言語的イメージの変換である。言語は、他のすべてに対してそうであるように、意識や自己に対しても、まず非言語的な形で存在するものを言葉や文で象徴することで機能している。もしそうであれば、どこの言語であれ、「私は」とか「私に」という単語や「私は認識している」といった文が適切な翻訳であるような「非言語的自己」と「非言語的認識」が存在しなければならない。たとえば「私は認識している」という文なら、その文より前に、その文を生み出す非言語的な「認識のイメージ」が一つの自己の上に存在すると推論することが理にかなっていると思う。

これに対して、自己や意識は言語の「あとに」浮上するもの、言語が直接つくりあげるもの、と考えるのは正しいとは思えない。言語は無から生まれない。物があるから名前がある。もし自己や意識が言語から「新規に」生まれるとしたら、自己と意識は、根拠となる概念をもたない言葉の唯一の例ということになってしまう。

言語という天からの最高の贈り物があるから、物から推論まで、意識の構成要素の大半を言語に翻訳できるのであり、自然史の、そして各個人史の「いま」という時点にいるわれわれにとっては、意識の基本的プロセスが容赦なく言語に翻訳されるのである。言語は、いまこの瞬間われわれが使っている、そして私が「拡張意識」と呼んでいる、高いレベルの意識の形態に中心的に貢献している。だから、言語の背後にあるものを想像するには大きな努力が求められるが、その努力をしなければならない。

・もし〝あなた〟にそんなお金があったら……

神経疾患によって重い言語障害にかかった患者をいろいろ研究して気づいたことは、障害の程度がどれほどであろうと、患者の思考のプロセスはその基本において完全であるということ、そしてもっと重要なことだが、症状についての患者の意識は私のそれと少しもちがわないらしいということだった。また、心への言語の貢献は控えめに言ってもとてつもなく大きかったが、中核意識への言語の貢献は少しも見いだせなかった。

言語が心的能力という大きな体系のどこに位置するかを考えれば、このことは少しも驚くに値しない。自己、他、環境の感覚をもたない人間の中に話す能力が生み出されるなどというのは、ありそうにない。

私が知るかぎり、重度の言語障害の患者といえども覚醒し、注意を有し、意図的に行動することができる。もっと重要なのは、彼らは、いま特定の対象を経験している、ある状況のユーモアや悲劇を感じ取っている、観察者が期待する結果を思い描いている、といったことを十分に伝達できることだ。伝達は衰えた言語を介して、あるいは手の動き、身体の動き、顔の表情を介してなされるが、即刻、そこに伝達がある。同じぐらい重要なのは、情動が、背景的情動、一次の情動、二次の情動という形で豊かに存在し、いま進行している事象と見事に結びついていることだ。それらは明白に目の前の事象によって引き起こされており、類似の状況でのわれわれの情動と明らかに類似している。

その最善の証拠は全失語症［global aphasia］である。これは「すべての」言語能力が完全に崩壊する病だ。聴覚によるものであれ、視覚によるものであれ、患者は言語を理解することができない。つまり、患者は語りかけられても話をまったく理解しないし、単語もアルファベットも読むことができない。きまり文句、それも大半は罵《ののし》るような言葉以外に、話をする能力はない。たとえ頼んでも、患者は単語や音をリピートすることはできない。覚醒し注意を有している患者の心の中で、いま言葉や文がつくられているという証拠はいっさいない。反対に、患者たちの心が言葉のない思考のプロセスであることを裏付ける証拠は多い。

ところが、である。全失語症の患者と通常の会話を維持することは論外でも、もしこちらに、患者が編み出す数の限られた即興の非言語的サインに応じる忍耐力があれば、豊かで人間的なコミュニケーションをとることが可能である。患者が編み出す伝達手段にこちらが慣れていけば、相手に意識があるとかないとかという問いが心をよぎることはけっしてないだろう。また中核意識に関して言えば、たとえ思考を言語に翻訳したり、逆に言語を思考に翻訳したり、といったことができなくても、全失語症患者はわれわれとなんら変わりがない。

ここで、私の考えに懐疑的な批評家ならどう見るかを考えてみよう。全失語症患者の場合、破壊されているのは左半球の大部分だが、完全に破壊されているわけではない。全失語症の患者は左半球の前頭葉《ぜんとうよう》と側頭葉《そくとうよう》にある二つの有名な言語野《げんごや》、ブローカ言語野とウエルニッケ言語野が損傷している。つまり、ブローカ言語野とウエルニッケ言語野の間にある前頭、後頭、側頭皮質部位に通常広範な損傷があり、またそれらの皮質の下にある白質《はくしつ》のかなりの部分、そして左半球の大脳基底核の灰白質《かいはくしつ》にも、通常、損傷が見られる。しかしこの懐疑的な批評家は、最悪の全失語症においてさえ前頭前《ぜんとうぜん》領域や後頭領域にまだ完全な左半球部位が存在する、と反論するかもしれない。つまり、適切な話はできないとしても、「言語に

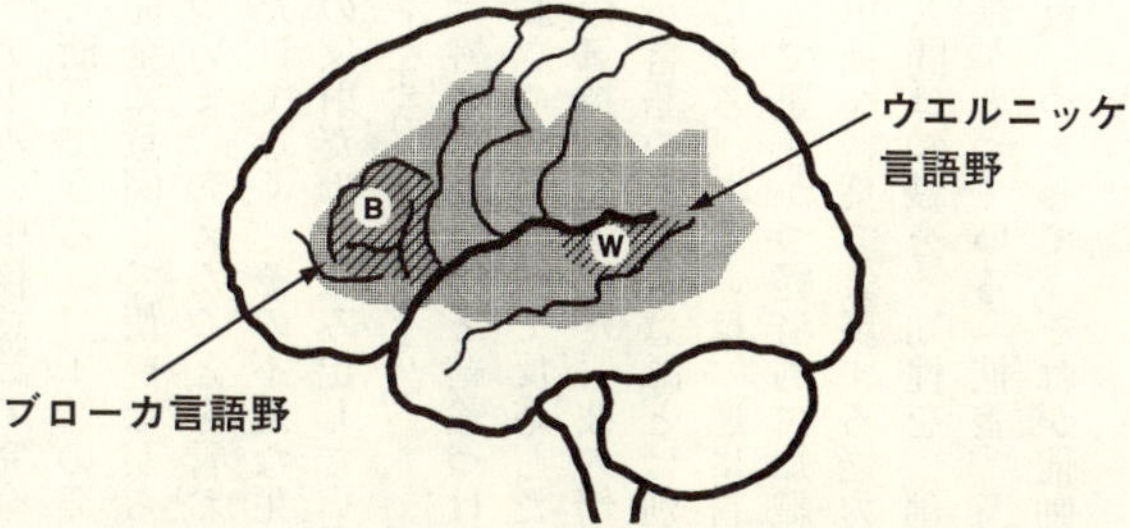

図4-1　典型的な全失語症患者の左半球における損傷の最小範囲——ブローカ言語野とウエルニッケ言語野が破壊されており、また言語処理と関係する他のいくつかの領域が、皮質的にも皮質下的にも破壊されている

よってもたらされる」意識が生じるのに必要な「言語関連」能力のなにがしかが、そういった領域に残っているのではないか、と。

この可能性については、脳腫瘍の治療のために左半球全体を削除した患者の行動を研究することで、直接検討することができる。この種の手術はもはや行われていないが、かつては、急を要する悪性腫瘍に冒された患者への最後の手段として行われ、腫瘍がある側の半球全体がやむをえず切除された。つまり、皮質がいっさい残っていなかった。この仮想上の批評家が取り上げそうな領野においてさえ、だった。だれもが考えるように、左半球切除は言語という視点からは破壊的で、まさにもっとも重い全失語症をもたらした。だが、私はそうした何人かの患者をありありと記憶している。以下ではアールという名の患者について記す。[1] 一九六〇年代中ごろにノーマン・ゲシュヴィントによって研究された患者である。

アールの中核意識の完全性は当時問われたことはなかったし、今日も問われることはないと断言できる。アールの発話は事実上、いくつかの間投詞に限られていたが、彼がそれらを完全に意図して使いながら、質問について、実験について、その絶望的に制約された能力について、考えたことを言おうとしたことは明らかだった。アールは覚醒し注意を有していただけでなく、その不運な生活にかなう行動を生み出していた。彼は、思考を伴わない無意識の反射だけを生み出していたわけではなかった。ときにはジェスチャーを使って質問に反応「しようとしていた」し、実験者のパントマイムが何を意味しているのかを理解し、自分には答えられないと結論づけるまでに、思考の伴った時間遅れがあった。ときどき彼は、頭の動きや顔の表情で反応した。ときどき諦めに満ちたはっきりした手のジェスチャーで、落胆の気持ちを伝えた。彼の情動のメロディは見事なまでにその場に合っていた。

言語の誇りは意識とは別のところにある。つまり、思考を言葉や文に厳密に翻訳する能力にある。あるいは、逆に言葉や文を思考に翻訳する能力にある。言葉という保護的な傘のもとで迅速かつ経済的に知識を分類する能力にある。想像上の構築物や抽象的概念を効率的な単純な言葉で表現する能力にある。だが、こうした優れた能力――この能力ゆえにこれまで人間は知識を、知性を、創造性を育むことができたのであり、またこの能力が、今日われわれがもっている「拡張」意識という洗練された形態の意識を強化してきたのである――のどれ一つとして、それが情動や知覚の形成と関係しないのと同様、中核意識の形成とも関係していない。

私がいつも愛情を込めて思い出すのは、脳卒中で重い失語症になりながらも、意識をもっていたからこそ可能だった意志力と知力で障害を克服する決心をした優しい伯母のことである。彼女は驚くほどよくなったものの、彼女の言葉は一時の暗いかげりをとどめていて、だれもが彼女の話を聞けるわけではなかった。

ある日のこと、私は、伯母が特定の人間の名前をどの程度言えるか、その能力をチェックするため、伯母に一連の有名な写真を一枚一枚見せながら、それぞれの人間の名前を言うように頼んでいた。やがてナンシー・レーガンのあでやかな写真——羽振りのいい一九八〇年代のもの——が出てきた。銀ピカの衣装をまとったレーガン夫人で、髪はゆらめき、輝く目はロナルド・レーガンを見上げていた。私の愛しい患者の皺《しわ》だらけの顔が真顔になった。伯母はナンシー・レーガンの名を口にできなかったものの、こう言った——"If *you* had that much money, I would be like that *either*."(2)（もし「あなた」にそんなにお金があったら、私もそうなってるよ）。

なんと感動的なほど自分を意識していたことか。伯母は瞬時にして、この肖像写真がにおわす幾層もの意味をつかんでいたのだ。ただ、伯母はわずかな数の単語をなんとか正しく選択し、正しい条件文を使って話したものの、自分自身を指す正しい代名詞を見つけることはできなかった（言語は、彼女の「自己」に対しても別の自己に対しても、確かな翻訳を授けることはできなかった）。伯母の言語は、もはや伯母の精巧な思考のプロセスにかなうものではなかったが、にもかかわらず、伯母には依然として豊かな自伝的自己があった。

記憶と意識

言語を中核意識の創生の役割からはずすことができるように、コンベンショナル・メモリもはずすことができる。中核意識は広範な記憶の上につくられてはいない。それはまたワーキング・メモリの上につくられているわけでもない。ただし、拡張意識にはワーキング・メモリが必要だ。記憶に関して言えば、中核意識が必要としているのは、ひじょうに短い短期記憶だけだ［第三章参照］。われわれは中核意識をもつために、広大な過去の個人的な記憶の蓄積にアクセスする必要はない。ただし、そうした広大な自伝的蓄積は、私が拡張意識と称している高度なレベルの意識には貢献している。

この問題に関する私の考え方のもとになったのはいわゆる記憶喪失、つまり重度の学習、記憶障害をもつ患者の研究だった。デイヴィッドという私の患者に登場してもらい、私の考えの要点を示してみよう。たぶんデイヴィッドは記録に残っているもっとも重い記憶喪失患者で、私はこれまで二〇年以上彼を研究してきた。デイヴィッドについてはすでに「グッド・ガイ／バッド・ガイ実験」で述べたが［第二章参照］、ここでは本人に直接登場してもらおう。

・何も心に浮かんでこない

友人デイヴィッドがいまやってきた。私は軽い抱擁と笑顔で彼を迎え、彼も同じことをする。私は彼に会えたことを喜び、彼も私に会えて喜んでいる。それはあまりにも自然なことだから、どちらが先にほほえんだとか、どちらが先に相手に歩み寄ったとかはわからない。そんなことはどうでもいい。デイヴィッドと私はいまここで会えたことを喜んでいる。古くからの友人どうしがするように、われわれは座って話をはじめる。私はデイヴィッドにコーヒーを出し、自分のカップにもコーヒーを注ぐ。もしだれかが何気なくこの情景を窓の外から眺めていたら、とりたてて異常なことは何も見当たらないだろう。

だが、いま場面が変わろうとしている。私はいま友人どうしの楽しい会話をやめ、デイヴィッドに向かって私がだれかを尋ねる。デイヴィッドはうろたえながら、友人だよ、と言う。今度は私がうろたえて、「もちろんさ。でもデイヴィッド、本当のところ私はだれかね、つまり私の名前は？」と言う。

「うーん、わからんね。いまは思いつかない、思いつかないんだ」

「でもデイヴィッド、頼むから私の名前を思い出そうとしてくれよ」

するとデイヴィッドはこう答える。「いとこのジョージだ」

「ジョージってだれかね、頼むよデイヴィッド、いとこのジョージってだれだい？」

「いとこのジョージ・マッケンジーだ」と、デイヴィッドは言う。断定的な口調だが、まごついたように少しの間、額に皺を寄せる。

私がジョージ・マッケンジーでないこと、デイヴィッドのいとこでないことは、だれもが——明らかにデイヴィッドをのぞいただれもが——知っている。

デイヴィッドは私がだれかを知らない。私が何をする人間か、以前私に会ったことがあるかどうか、最後にいつ会ったかを知らないし、私の名前も知らない。知らないと言えば、自分が住んでいる町の名前も、通りの名前やビルディングの名前も知らない。いま何時かも知らない。ただし彼に時間を尋ねると、すぐに腕時計を見て、一二時一五分前、と正しく答える。何日かを尋ねると、ふたたび腕時計を見て、六日だと、これまた正しく答える。彼の腕時計には日付表示用の立派な窓がついているが、月を表示する窓はない。

「パーフェクト。デイヴィッド、パーフェクトだよ。で、月は？」

するとと不安げに部屋を見まわし、きちんと引かれている窓のカーテンに目をやり、「うーん、二月か三月だと思うよ。このところかなり寒いからな」と言う。そして、言い終わらないうちに立ち上がって窓に歩み寄り、カーテンを少し開いてこう叫ぶ。「おー、なんてこった！　こりゃ六月か七月だ。まるで夏のような天気だ」

「そのとおりさ。いまは六月で外は華氏九〇度［摂氏三二度］ぐらいだ」と、私。

するとデイヴィッドは、「ゼロより九〇度上かい？　おー、すばらしい。外へ出たほうがいいね」と言う。

デイヴィッドが椅子に戻り、われわれは会話を再開する。私が、人、場所、時間といった特定の話題を避ければ、会話は平常に戻る。デイヴィッドは一般的な世界にはよく通じている。言葉はよく選び抜かれ、歌うように話し、抑揚は豊かでその場に合った情動を帯びている。椅子に座ってリラックスしているときの顔の表情、手や腕の動き、そして姿勢は、まさにそういう状況でわれわれが思い浮かべるものだ。デイヴィッドの背景的情動は幅の広い大

に、とかを求められると、大胆になって作り話をする。何か話すように、とか、時間内に答えるように、とか、ある特定の人間の名前を言うようわめて率直に、何も心に浮かばない、と告白する。それでも、ある出来事について具体的に一般的なものではないことを何か話すように言われると、彼はしばしばそれをいやがり、きな川のごとく流れている。しかし、デイヴィッドの自発的な会話の中身は一般的なもの。

に、とかを求められると、大胆になって作り話をする。

この私の古い友人デイヴィッドは、記録に残っている中ではもっとも深刻な記憶障害者の一人である。デイヴィッドの記憶は、彼が重い脳炎を患う日までは完全に正常だった。デイヴィッドの場合、この脳組織の伝染病は「単純ヘルペスI型」というウイルスによって起きた。われわれのほとんどがこのウイルスのキャリアだが、ごく少数の者がそれにより脳炎を患う。なぜかわからないが、不運な少数の人間の中で、このウイルスが突然攻撃的に振る舞う。

デイヴィッドが脳炎にかかったのは四六歳のときだった。そして、この病によってデイヴィッドの脳の特定の部位、すなわち左右側頭葉が、大きなダメージを受けた。数週間で病のプロセスは終わったが、もはやデイヴィッドは新しい事実をいっさい学習できないことが明らかになった。彼は新しいことを何も学習できなかった。新しい人間、新しい風景に出会っても、新しい出来事を目撃しても、新しい単語を聞いても、何も変わりはなかった。彼はいかなる事実も記憶にとどめなかった。彼の記憶は一分以内の時間に限られていた。その短い時間なら、新しい事実に対する彼の記憶は正常だった。たとえば私が彼に自己紹介し、それから部屋を出て、二〇秒ほどで部屋に戻り、私はだれかと尋ねれば、彼は即座に私の名前を言うはずだし、それればかりか、いまお前と会ったばかりだ、お前は部屋を出ていま戻ってきたところだ、と言うだろう。だが、もし私が三分後に戻れば、デイヴィッドは私がだれか、これっぽっちもわからないだろう。そしてもし彼に答えを迫れば、私は「何人《なんぴと》にも」、たぶんいとこのジョージ・マッケンジーにでも、なってしまうだろう。

新しい事実を深刻なまでに学習できないということに関して言えば、デイヴィッドは、心理学者ブレンダ・ミルナー［イギリス生まれのカナダの著名な女性神経心理学者（一九一八―　）］が最初に詳しく研究した患者、H・Mに似ていた。H・Mは一九五〇年代中ごろからずっと新しい事実を学習できないままだ（不思議にも彼はデイヴィッドとほぼ歳が同じだ）。

だが、デイヴィッドの記憶障害はH・Mのそれより広範である。デイヴィッドは新しい事実を学習できないばかりでなく、古い記憶の多くを思い出すこともできない。これまでの全人生における特定の物、特定の個人、特定の出来事を、事実上まったく想起することができない。彼の記憶喪失はほぼ、遠くゆりかごまでつながっている。

この悲劇にほとんど例外はない。彼は自分の名前、妻、子供、近い親戚の名前を知っているが、彼らあるいは彼女らがどのような風貌か、とか、声はどんな感じか、といったことを思い出せない。したがって、古い写真であれ新しい写真であれ、写真にだれが写っているかを認識できないし、実物もわからない。たとえば、彼は自分自身のほとんどの写真を認識できない。例外は彼が若いときの何枚かの写真である。

デイヴィッドとH・Mがともに新しい事実を学習できないという点できわめて類似していながら、古い事実を思い出せないという点で大きくちがっている理由は、両者が一つの損傷部位――側頭葉の海馬《かいば》領域――を共有していること、しかし、もう一つの部位――側頭葉の他の皮質、それもとくに下側頭極部位の皮質――はデイヴィッドだけが損傷していることだ。

デイヴィッドは以前の仕事を知っているし、過去の大半を過ごした町の名前を知っているが、場所を思い描くことはできないし、以前住んでいた家、もっていた車、可愛がっていたペット、彼が大切にしていた個人的な品々などの写真を見てもわからない。そうした特別なものについて問われても、何も具体的なことは浮かばない。それらの写真や実物を見せられたとき頭に浮かぶのは、ある概念的範疇の中の一つのもの、としての認識である。たとえば、一四歳の息子の写真を見せられると、彼は、いい笑顔の若者だ、たぶん高校に通っているんだろう、などと言うが、それが自分自身の息子だとは思っていない。

こうした会話にあるように、彼が記憶しているすべては、周辺の世界のほとんどすべてのものごとについての一般名だ。彼は街が、通りが、建物が何かを知っているし、病院とホテルがどうちがうかも知っている。彼はどんな種類の家具や服や交通手段があるかを知っている。また、物や生き物がとりうるさまざまな種類の動きを知っているし、そういった物や生き物がもっともふつうに関係する出来事の一般的な筋書きを知っている。

しかし彼が、四六歳までに学習した特定の事実にアクセスする能力を失い、以来新しい事実をまったく手にすることができないことを知れば、この障害の大きさがわかるというものだ。障害があまりに深刻だから、そういう人間の心はどうなっているのかと思う人もいるかもしれない。はたしてデイヴィッドは、何人かの思想家が思考実験でつくりあげてきた機械人間《ゾンビ》か？　本書にとってより重要なことは、はたしてデイヴィッドには意識があるか、である。

・デイヴィッドの意識

デイヴィッドは、中核意識のチェックリストでは完全に合格である。まずデイヴィッドは覚醒している。神経学者の伝統的な言い方をすれば、彼は「目覚めていて気を配っている」[awake and alert]。ちなみに、彼の日周のリズムは正常で、彼は正常に睡眠し、睡眠時の予期される時間帯を「レム睡眠」に、つまり夢が生じているときの急速眼球運動に費やしていることがわかっている(3)。

また、われわれが提示する刺激にデイヴィッドが注意を向けて行動していることも、まちがいない。文や音楽に耳を傾けるように求めたり、写真や映画を見せたりすると、われわれと同じように彼はその刺激に注意を向ける。ひじょうに熱心にそうすることもあるし、そうでもないこともあるが、刺激を処理し、その印象を生み出し、それに関する質問に答えるには、つねに十分なものである。

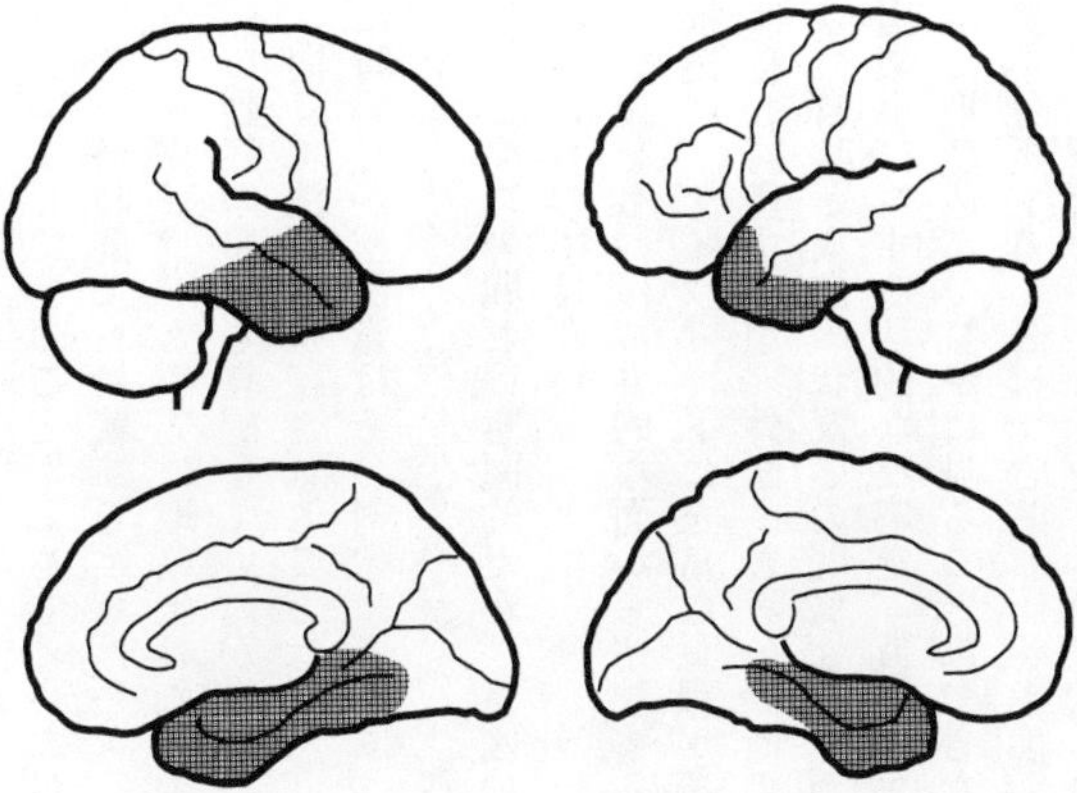

図４-２　患者デイヴィッドの側頭葉損傷範囲――損傷は左右両半球の海馬など、側頭葉のかなりの部分に及んでいる。新しい事実の学習と古い事実の想起が著しく損なわれている

たとえば、もし刺激や状況が彼の興味を引けば、維持される。彼の注意は十分長い時間集中し、維持される。たとえば彼はチェッカーをすることができ、しかも勝つことができる。ただし、彼はそのゲームの名前さえ知らない、一つとしてゲームの規則をはっきり言うことができない、この前いつチェッカーをしたかも言えないのに！

背景的情動は継続的に流れていて、また、すべてではないにしても多くの一次の情動と二次の情動もそうである。ゲームに勝ったときの彼の喜びようは見ていて楽しい。ゲームが決着間近になったときの彼の声の感情的変化は、人間の情動の見本である。

最後に、彼の自発的行動は意図的である。たとえば、彼なら、飲み食いするのに、あるいはテレビを見るのに、あるいは窓から外を眺めるのに適した椅子を探すだろう。いましていることがおもしろければ、彼はいまの状況に関係する意図的な行動を、何分でも、何時間でも持続する。

デイヴィッドと、先に取り上げた何人かの患者とのちがいは、きわめて明白である。癲癇《てんかん》性《せい》自動症の患者も覚醒しているが、彼らの場合、注意の時間はさわだって短い。一つの対象に向けて注意が持続されることはなく、あるイメージを生み出しつぎの行動を促すのに必要な時間しか、注意はその対象にとどまっていない。自動症患者の行動は、一つひとつの動作（たとえばグラスから水を飲む）の中だけ、あるいは二、三の連続した行動（立ち上がって歩き出す）の間だけ意図的だが、意図の連続性はなく、その行動は状況の全体的文脈にふさわしいものではない。

意識をもっぱら外的な面から定義する者は、正常な覚醒、注意、意図的行動があることを根拠に、デイヴィッドに正常な意識があると結論づけるだろう。もちろん意識があることには私も同意するが、外面主義者の診断の役に立つように付け加えておけば、デイヴィッドは自分自身と周囲の状況との関係性をきわめてよく意識していて、それは、周囲のものごとや出来事に対する私的な反応を、彼が言葉でどう表現しているかではっきりわかる。彼の心の中に飛び込んでじかに見ることはできないが、彼がいま経験している世界についての彼の説明を分析することはできる――「おお、こいつはすごい！」、「私はこっちが好きだね」、「みんなと一緒にここに座って写真を見るのはいいね」、「まいった、ひどいね」、「うまい味だ。

こいつは私の好みだ」、「人前でそんなことを言うのはよくないんじゃないかね」。
われわれは同じ種《スピーシー》の有機体であるし、こうした説明はわれわれが同じような状況でするそれと形式的に変わらない。となれば、そうした説明は、われわれがそのような判断を生み出すときの心の状態と形式的に類似した心の状態で生まれている、と推測することは理にかなっている。ほとんど何も心に浮かばなくても、デイヴィッドの自己の感覚は依然として浮かんでくる。

彼の短期記憶の時間の窓――それはおよそ四五秒継続する――には、多数のものごとについて中核意識を生み出すのに十分な時間がある。またさまざまな感覚様相――視覚、聴覚、触覚など――の中でデイヴィッドが形成するイメージは、彼の有機体の視点で形成されているという証拠がある。彼がそれらのイメージを、だれか別の人間のものとしてではなく、自分自身のものとして扱っていることは明白だ。また、彼がそれらのイメージにもとづいて行動でき、その行動意図がそれらのイメージの内容と深く結びついていることは、容易に観察可能である。結論を言えば、デイヴィッドは機械人間ではない。中核意識に関して言えば、デイヴィッドはわれわれと同じように意識的だ。

言うまでもなく、デイヴィッドの心はわれわれのそれと完全に同じではないから、何が失われているのかを明らかにすることが重要だ。

心の中にさまざまな感覚様相のイメージがあるという意味では、彼の心はわれわれのそれと似ている。また、それらのイメージが調整のとれた、論理的に結びついた組み合わせの中で起きているという意味でも似ているし、そうした組み合わせが時間とともに変化し、新しい組み合わせが古い組み合わせを受け継いでいるという意味でも似ている。デイヴィッドには、ウィリアム・ジェームズが「意識の流れ」と呼んだ、そうしたイメージの組み合わせの流れがある。

しかし、デイヴィッドの意識の流れの中にあるイメージの「コンテンツ」は別のものだ。明らかに、彼のイメージは特定なものではなく一般的なもの——つまり、われわれが彼に提示する刺激に関する一般的知識、彼個人に関する、彼の身体に関する、彼の現在の身体的・精神的状態に関する、彼の好き嫌いに関する一般的知識——を形象化している。われわれとはちがってデイヴィッドは、特定の物、人、場所、出来事の詳細を心に呼び起こすことができない。われわれは必然的に一般的知識のイメージと特定な知識のイメージをそのつど混ぜ合わせるが、デイヴィッドは一般的なイメージの中にとどまることを余儀なくされている。デイヴィッドの心は、そのコンテンツの特殊性において、われわれの心とはちがう。また、彼の心はイメージの量という点でも、ちがうのではないかと思う。一般的なコンテンツに限定されているために、デイヴィッドの心は、われわれの心より単位時間あたりのイメージの処理数が少ないかもしれない。

特殊なコンテンツが完全に欠落しているために、彼の歴史をもった人格という包括的な流れと関係づけて特定の対象を理解することができない。デイヴィッドは、ある対象の事実の意味を感じ取り、それに対してたとえば快の感情をもつことはできるが、どのようにその事実の意味や感情をもったかを言葉にできない。つまり、彼の自伝の中のどういう具体的な例が、いま彼が呼び起こしているイメージを生んだのかを思い起こすことができない。彼はまた、その対象が彼の予期される将来にどう関係しているのか、あるいはいないのかを、言葉にできない。理由は単純で、デイヴィッドには、われわれのように計画された潜在的未来の記憶がないからだ。デイヴィッドは先のことを計画できたことがない。先のことを計画するには過去の具体的なイメージを知的に操作することが求められるが、デイヴィッドはいかなる具体的なイメージも呼び起こすことができないからである。

あらゆる点から見て、彼が「いま・ここ」[here and now——その意味については第一章参照]において、正常な自己の感覚をもっていることは確かだが、彼の自伝的記憶はやせて骨と皮だけになっており、いかなる瞬間にも構築されうる自伝的自己がひどく衰えている。

この具体性の欠如のために、デイヴィッドの拡張意識は損なわれている。逆に言えば、もはや自伝的記憶に保持していない具体的コンテンツをもし彼が呼び起こすことができれば、拡張意識をもたらす機構のうちのいくつかは、たぶん、実際には使用可能だろう。彼が、複数の心的イメージを同時に生み出したり、さまざまな感覚様相のさまざまなイメージを心に保持したりする能力——この能力はワーキング・メモリにより可能になり、拡張意識にとって本質的なもの——を欠いている証拠はない。彼は、たとえば色、形、大きさを組み合わせる作業をなんなくこなすことができる。

デイヴィッドは特定なものごとを定義するのに必要な具体性を欠いているから、社会的な認知や行動と関わる、拡張意識の側面も欠いている。社会的状況に対する高いレベルの認識は、具体的な社会状況についての莫大な知識の上に築かれるが、デイヴィッドはそうした知識を呼び起こすことができない。その仕草によく出ているように、彼はかなりの数の社会的習慣を礼儀正しく守っていて、そのようにしながら人と挨拶を交わし、交互に会話し、街の中や廊下を歩きまわっている。彼はまた人間的で親切な行動がどういうものかもわかっている。しかし彼には、一つの社会全体の動きに関する包括的知識はない。

デイヴィッドから得られる証拠は、つぎの二つの結論を裏付けている。第一に、特定かつ具体的なレベルの事実認識は中核意識のための必要条件ではない。第二に、デイヴィッドは左右の側頭部を広範に損傷していて、その中には、海馬、それをおおう内側《ないそく》皮質、側頭葉極部、側頭葉外側部と側頭葉下部のかなりの部分、そして扁桃体《へんとうたい》が含まれている。したがって、中核意識はこうした広範な脳部位に依存しないことがわかる。

いくつかの事実の総括

このように、意識が損なわれたり損なわれなかったりする条件を調べることで、いくつか予備的な事実を引き出すことができる。

第一に、意識は一枚岩ではない。意識をいくつかの種類に分けることは理にかなっており、少なくとも、単純で基本的なものと、複雑で拡張的なものとに分けられる。また、拡張意識をいくつかのレベルや階層に分けることも理にかなっている。神経疾患が引き起こす結果から見て、中核意識と拡張意識に分けることには正当性がある。このうち中核意識という基本的な意識は、無動無言症、欠神《けっしん》発作、癲癇性自動症、持続性植物状態、昏睡、深い睡眠（夢を伴わない睡眠）、深い麻酔などにおいて阻害されている。中核意識の基本的特質から、中核意識が阻害されると拡張意識も阻害される。しかし拡張意識が阻害されても、たとえば自伝的記憶にひどい障害をもつ患者がそうであるように、中核意識は影響を受けない（拡張意識とその障害については第七章で取り上げる）。

第二に、意識全般を、覚醒、低いレベルの注意、ワーキング・メモリ、コンベンショナル・メモリ、言語、推論という機能から分離することが可能である。中核意識が正常に働くには覚醒と低いレベルの注意が必要だが、中核意識は覚醒や低いレベルの注意と同じではない。すでに見てきたように、欠神発作や自動症や無動無言症の患者は、専門的には覚醒しているものの意識はない。一方、覚醒していない患者は、もはや意識的ではありえない（レム睡眠という一部の例外を除く）。

また、中核意識は一定時間一つのイメージを維持すること――ワーキング・メモリとして知られているプロセス――と同じではない。自己と認識の感覚は瞬時に生まれ、またつぎつぎと生み出されるから、時間的にそれを保持しなくても機能する。一方、ワーキング・メモリは拡張意識のプロセスには欠かせない。

すでに見たように、中核意識は、あるイメージの安定した記憶の形成やそのイメージの想起に依存していない。つまり、中核意識は通常の学習や記憶のプロセスに依存していない。また言語にも依存していない。また、計画、問題解決、創造性といったプロセスの中で一つのイメージを知的に操作することと同じではない。推論や計画の能力にひどい障害をもつ患者は拡張意識の最上層がうまく機能しないが、完全に正常な中核意識を示す（前著『デカルトの誤り』参照）。

認知のこうしたさまざまな側面——覚醒、イメージ形成、注意、ワーキング・メモリ、コンベンショナル・メモリ、言語、知性——は、名演奏家たちのすばらしいアンサンブルのように、意識と完全に協調しながら機能するという事実はあるにしても、それらを適切な分析により分離し、それぞれを別個に研究することは可能である。

第三に、情動と中核意識は明白に結びついている。中核意識が損なわれている患者は、顔の表情、身体の動作、発声によって情動を示すことはない。そのような患者においては、背景的情動から二次の情動まで、通常、すべての範囲の情動が失われている。これに対して、第七章で拡張意識について論じるときわかることだが、中核意識を保持し、拡張意識を損なっている患者は、正常な背景的情動と一次の情動をもっている。このことは少なくとも、情動と中核意識が依存している神経装置のうちのいくつかが同じ部位にあることを示唆している。しかし、たぶん、情動と中核意識の結びつきは、それらが依存する神経装置が単に近接しているということだけを意味してはいないだろう。

第四に、中核意識障害は感覚様相の全範囲だけでなく、心的活動の全領域にその影響が及ぶ。昏睡や持続性植物状態の患者から、癲癇性自動症、無動無言症、欠神発作の患者まで、中核意識障害の患者には持続的な意識が少しもない。障害はすべての感覚様相に及んでいる。中核意識は意識化されうる思考の全範囲、認識されるべきものごとの全範囲を支えている。中核意識は中心的な源である。

これに対して、次章で論じるように、特定の感覚様相――たとえば視覚または聴覚――におけるイメージ形成の障害は、対象――たとえば視覚的対象、あるいは聴覚的対象――の一つの側面の意識的認識を阻害するだけで、中核意識全体を阻害することはないし、同じ対象に対する別の感覚チャンネル――たとえば、嗅覚《きゅうかく》あるいは触覚――を介しての意識を阻害することもない。当然のことだが、意識はイメージの上で作用するから、「すべての」イメージ形成能力の障害は意識を崩壊させる。

この見解は、意識は感覚機能によって崩壊するという考えと同じではない。脳損傷によって、患者がある種のイメージ――たとえば視覚的イメージや聴覚的イメージ――を処理できなくなる場合がある。こうした場合、たとえば皮質盲《ひしつもう》(4)の場合がそうであるように、その様相に対する感覚処理がほとんど完全に失われてしまうかもしれないし、全色盲として知られる色の処理の障害のように、視覚様相の一つの側面が失われるかもしれない。あるいはまた、見慣れた顔を認識できなくなる相貌失認《そうぼうしつにん》［prosopagnosia. 第五章参照］のように、ある処理の重要な部分が阻害されるかもしれない。

私の理論の枠組みで言えば、そうした患者は「認識されるべきもの」が阻害されている。

しかしこうした患者は、別の感覚様相の中で形成されるすべてのイメージに対して正常な中核意識をもっている。また同じぐらい重要なのは、正常に処理できない特定の刺激に対しても、彼らは正常な中核意識をもっているということ。つまり、見慣れた顔を認識できない患者も、目の前にある刺激に対して正常な中核意識をもっているから、たとえ知っているはずとはいえ、その顔を知らないことを完全に自覚している。それが人間の顔であることを、そして認識できないでいるのは認識のさなかの自己の感覚であることを、彼らは認識している。そうした患者たちは正常な中核意識をもち、不完全な認識をのぞけば正常な拡張意識ももっている。制約を受けている彼らの苦しみは、中核意識、そしてそれが生み出す自己の感覚が、中心的源であるという事実を強く示している。

またこうした見解は、有機体という概念に目を向けることなく、たとえば視覚のような単一の感覚様相の中で意識を「包括的に」理解しようとする試みに対し、疑念を呈するものである。そのような試みは、第一章で述べた意識に関する二つの問題のうちの第一の問題――脳の中の映画――を解明する上では役立つかもしれないが、二番目の問題――認識のさなかの自己の感覚の問題――に目を向けていない。

中核意識が他の認知プロセスから分離可能であるという事実は、意識がそれらに影響しないということではない。

それどころか、第六章で述べるように、中核意識はそうした他の認知プロセスに大きな影響を及ぼしている。中核意識は注意やワーキング・メモリを強化する。中核意識は記憶の形成を助ける。中核意識は正常な言語作用にとって不可欠である。中核意識は、われわれが計画、問題解決、創造性と呼ぶ知的操作の範囲を拡張する。

要するに、われわれのような、広範な記憶と知性を授かっている人間は、言語の助けによって、あるいは助けなしに、事実を論理的に操作することができ、そうした事実から推測を生むことができる。しかしここで私が提唱しているのは、中核意識は、そのコンテンツに関してわれわれが引き出す推測と区別できるということ。たとえば、われわれの心の中の思考は個人的な視点で創造される、われわれがそれを所有している、対象との関係での明らかな主人公はわれわれの有機体である、といったことをわれわれは推測することができる。しかし私が見るところ、中核意識はそうした推測の前にはじまる。認識のさなかの有機体の感覚こそ、その紛《まぎ》れもない証拠である。

前述したすべての認知的特性は、中核意識によって強化されてきた。そして今度はそれらが、中核意識の基盤の上に拡張意識を構築するのを助けてきた。しかし、そのへその緒は切断されていない。一瞬一瞬、拡張意識の背後には中核意識のパルスがある。

なんとなく推測される気配

ここまでは中核意識が消失しうる状況、あるいは、他の重要な認知的障害があるにもかかわらず中核意識が維持されている状況を論じてきたが、もう少し中核意識について述べておく。

私は第一章で、中核意識がイメージに根ざした内的感覚を内包していることを示唆した。またこの特別なイメージは、ある感情のイメージであることを示唆した。

その内的感覚は、有機体と対象との関係に関して、力強い非言語的メッセージを伝えている。その関係性の中に一個の主体があることを、つまり、その瞬間の認識を生む、過渡的に構築される一つの実在があることを、伝えている。そのメッセージには、いま処理されつつあるいかなる対象のイメージもわれわれの個人的視点で形成されていること、われわれはその思考のプロセスの所有者であること、われわれはその思考のプロセスの内容にもとづいて行動できること、そういった概念が内在している。中核意識のプロセスの最後に、それを生み出した対象の強調があり、その結果その対象は、認識者たる有機体との関係において顕著な一部になる。

意識に対するこの私の考え方は、歴史的には、ロック、ブレンターノ、カント、フロイト、ウィリアム・ジェームズら、多くの思想家が表明してきたものとつながっている。私と同じように彼らも、意識は「ある内的感覚」であると考えた。しかし不思議にもこの「内的感覚」という考え方は、もはや意識の研究における主流ではない。

私が考えている意識は、ウィリアム・ジェームズが概略を述べた意識の基本的特性にかなっている。すなわち、意識は選択的である。意識は連続的である。意識は、意識以外の対象に関わるものである。意識は個人的である。ジェームズは意識を中核意識と拡張意識のように区別しなかったが、それで問題が起こることはない。なぜなら、彼が提示した特性はこの二つの種類の意識に容易に当てはまるからだ。

　中核意識は、われわれが意識すべきコンテンツ一つひとつに対して、パルスのような形で生み出される。あなたがある対象を前にして、それに対するニューラル・パターンを構築する。そして、その対象の顕著なイメージがあなたの視点で形成され、それがあなたに属し、そのイメージをもとに行動できることを、あなたが自動的に発見すると、認識が生まれる。あなたはこの認識——むしろ「この発見」と言いたいところだが——を、瞬時に手にする。そこにこれと言った推論のプロセスはない。そこへあなたを導く明白な論理的プロセスはない。言葉もない。あるのはその対象のイメージ、そしてそのすぐ隣に、それがあなたによって所有されているという感覚《センシング》がある。

　あなたが直接認識するようにはならないもの、それは、その発見の背後にある機構、すなわち、ある対象のイメージに対する中核意識を生みそのイメージをあなたのものにするために、あなたの心の公《おおやけ》の舞台の背後で生じる必要のある諸段階である。これらの段階が生じるには時間がかかる。その時間は、対象のイメージをあなたが所有しているという因果関係を確立するために絶対不可欠なものだ。精密なストップウォッチで計ればひじょうに短いが、こうしたことを可能にしているニューロンの視点からすれば——あなたの心の時間単位とくらべるとはるかに小さい時間単位をもつニューロンの視点からすれば——その時間はかなり長い（ニューロンが興奮し発火するのは数ミリ秒であるのに対して、われわれが心の中で意識する事象は数十、数百、数千ミリ秒といったオーダーで起きる）。あなたが特定の対象に対する意識を「生み出す」までに、分子から見れば――分子が考えるとすればだが――永久とも思えるほど長い間、あなたの脳装置の中でものごとが時を刻んでいたのだ。われわれはつねに絶望的なぐらい意識するのが遅いが、われわれ全員が同じように遅いから、だれもそれに気づかない。

意識のプロセスを引き起こす実在に関して、意識には時間がかかるとする考え方を裏付けるものに、刺激が意識されるまでの時間に関するベンジャミン・リベットの先駆的実験がある。たぶん意識まで約五〇〇ミリ秒かかる。

いま、このページと語句に目を落としているあなたは、好むと好まざるとにかかわらず、自動的かつ冷酷に、「あなた」が読書していることを感じている。私が読んでいるのでもほかのだれかが読んでいるのでもない。あなたである。またあなたは、いま知覚している対象――この本、あなたのいる部屋、窓の向こうの通り――があなたの視点で捉《とら》えられていることを、そしてあなたの心の中で形づくられる思考はあなたのものであってほかのだれのものでもないことを、感じ取っている。またあなたは、その気になれば、その状況に働きかけることができる――読むのをやめ、あれこれ考えつつ散歩に出てもいい。「意識」とは、観察者としてのあなた、観察される対象の認識者としてのあなた、心の中で形成される思考の所有者としてのあなた、状況への潜在的作用者としてのあなた、という、奇妙なものを可能にしている心的現象に対する包括的用語である。

意識はあなたの心的プロセスの一部であって、その外にあるものではない。個人的視点、思考の個人的所有、個人的作用は、いまあなたの有機体の中で展開している心的プロセスに中核意識が付与する重要な要素である。中核意識の本質は、一つの個体があなた自身の存在と他人の存在とを認識するプロセスに関わっているという、まさに「あなた」の概念——「あなた」の感覚——だ。あとで論じるのでいまは気にしないでよいが、認識と自己は真の心的実在であり、生物学的に言って完全にリアルで、われわれが直観で想像するものとはかなりちがう。

あなたはいまこの文を読み、順次、言葉の意味を概念的な思考の流れに翻訳している。このページの単語と文は私の概念の翻訳であるが、今度はそれらがあなたの心の中で非言語的なイメージに翻訳される。そしてそれらのイメージの集合が、はじめ私の心の中にあった概念を定義する。しかしあなたの心は、印刷文字を知覚しそれらを理解するのに必要な概念的知識を提示するのと並行して、読書し理解している「あなた」を刻々と表象している。あなたの心の全範囲は、いま外的に知覚されているものについてのイメージや、それとの関係で想起されるものについてのイメージに限られるわけではない。そこには「あなた」も含まれている。

認識と自己の感覚を構成するイメージ——認識の感情——は、あなたの心の中心舞台を支配してはいない。それらは心にきわめて強く影響しているが、通常、脇にとどまって自由裁量権を行使している。そしてほとんどの場合、認識と自己の感覚は積極的な状態にはなく、希薄な状態にある。希薄な心のコンテンツは気づかれない宿命にあるが、それは認識と自己を構成するコンテンツだけではない。

たとえば、現在あなたがしていることを考えてみよう。このページの単語とそれが生み出す思考は、心理学の伝統的な言葉で言えば「注意」という手順を必要とする。しかし、リアルタイムの心的プロセスにおいて、それは有限の資源のようなもの。いま私の言葉とあなたの思考があなたのほとんどすべての処理能力を支配しているが、あなたはいま、この文を分析しながら呼び起こしているすべてのイメージに、そしてそれとは別に呼び起こしている無関係なイメージに、「同時に」注意を向けているわけではない。だからこそ、あなたの思考には顕著なものもあるし、心の前景から退いているものもある。たとえば、あなたが、あなたの思考のプロセスにある別のイメージについて考えると、ほんの少しの間、このページの言葉はぼやけたり完全に消えたりするかもしれない。つまり「自由裁量」と「希薄さ」は、「あなた」を意味するものに対してだけ向けられているわけではない。それらは心の標準的な動作様式だ。

「どんな」ことに関しても、形成されたかなりの数のイメージがしばしば気づかれないままになっている。ほんの数分前、私にもこんなことが起きた。そのとき私は左手に本、右手にコーヒーカップをもって二階の書斎に上がっていくところだった。それより少し前に、私はペンを二本、階段の途中に置いていた。私はこのことをすっかり忘れていたが、階段を上りながら、ごく自然に、しかも素早く、私はコーヒーを左手にもちかえた。それは業《わざ》を要する動作だ。コーヒーをこぼさないように精密な動きをしなければならないし、それと同時に本を脇の下にすべりこませねばならないからだ。そうやってから、私はペンを拾い上げた。考えてみれば、いつもそういうことをしているわけではないのに、こうした動作のすべてが、滑らかに、しかも一見無意識に起きていた。ばらばらの二本のペンを摑むために必要な状態を私の右手がどのようにとったかを見たとき、私はこうした動作の背後に「計画」があることに気づいた。ほんの少しの間、私はその瞬間にではなく少し前の過去に私の心の焦点を向けることで、このごくささいではあるが複雑な動作の背後にある「感覚－運動プロセス」の一部を再構築することができたのだ。

心の中で進行しているもののうちごく一部は十分に光が当たっているから気づくが、それ以外のものもそう遠くないところにあって、その気になればいつでも使えるようになっている。心の周辺部にあるものにどれほど気づくかは、その人間の関心が強く影響する。たとえば、もし私が「中核自己」という希薄な存在の問題に心を奪われていなかったら、たぶん私は先のような小さな出来事にまったく気づかなかったろうし、そうした地味な動作に付随する心の細やかさに思いを馳せることもなかったろう。

もしあなたが、認識している自分に気づくことはないと反論するなら、よく注意すれば気づくものだと言いたい。付け加えれば、認識している自分に気づかないのは利点でもある。考えてみると、もしこの瞬間の心の目的があなたの有機体のある特定な状態について考えることではないなら、その瞬間の「あなた」を構成する心のコンテンツの一部に注意を向けることにあまり意味はない。有限な処理能力を「あなた」のことだけに向ける必要はない。あるがままにしていることだ。

「あなた」を意味するものが自由裁量を行使できるという事実は、「あなた」を意味するものが重要でないとか、それなしでよいとか、そういうことではない。あなたはある程度まで、私が「自伝的自己」と呼んでいる、より複雑精巧なあなたの感覚の作用を、意図的にコントロールすることができる。たとえば、あなたの心の風景をその作用に支配させることもできるし、逆にその作用を最大に抑えることもできる。しかし、中核自己の存在に関しては、あまり大したことはできない。たとえば、それを完全に消し去ることはできない。本質的に重要な存在はつねに存続するものだ。

これまで見てきたように、睡眠や麻酔によって引き起こされる場合を除き、中核意識の喪失は疾患の兆候である。たとえその喪失が部分的でも、それによって異常な状態が起きるから、周囲の人間はすぐそれと気づくだろう。しかし、当の人間はそれに気づかない。認識がないのだから、認識しない。

重要なことは、覚醒の喪失なしに認識と自己が喪失すると、有機体がひどく危険な状態に置かれることである――その場合、行動の結果を認識することなく振る舞う可能性がある。認識のさなかの自己の感覚がないと、生み出された思考はいわば持ち主不明になってしまう。思考の正当な所有者がいないからだ。自己が弱められた有機体は、思考がだれに属しているかに関して、わからなくなっている。

訳注

(1)ハーバード大学医学部教授で、現代行動神経学の重鎮。著者ダマシオの師であった。一九八四年死去。

(2)youとeitherが斜体で書かれているのは、Iとすべきところがyouに、tooとすべきところがeitherになっていることを、それぞれ意味している。

(3)「レム睡眠」は、「急速眼球運動」に対する英語rapid-eye-movementの略REMからきている。

(4)cortical blindness. 皮質視中枢に障害があるために、視路や視覚器は正常でありながら視覚が消失している。光に対する反応はあることが多い。

第Ⅲ部　認識の生物学

第五章　有機体と対象

「自己」の背後に身体が

意識の研究の焦点を自己の問題に当てることで、研究はいっそうおもしろくなったものの、「有機体」と「対象」という目で、あるいは両者の「関係性」という目で意識を捉えはじめるまで、問題は少しも明確にはならなかった。だが突然、意識はつぎの二つの事実についての認識の構築であることに気づいた。一つは、有機体がなにがしかの対象の関係づけに関わっているという事実、もう一つは、関係するその対象が有機体にある変化を引き起こすという事実、である。こうして、前にも書いたように、意識を生物学的に解明する問題は、脳が、有機体と対象のニューラル・パターンを、そして両者の関係性のニューラル・パターンを、いったいどのように構築しうるかを知る問題になった。

対象を表象する問題はそれほど謎めいたものではなく、有機体を表象する問題とそう変わらない。神経科学はこれまで、対象がどのように表象されるか、その神経学的根拠を理解するためにかなりの労力を注いできた。そして知覚、学習と記憶、言語についての広範な研究により、脳が対象を感覚や運動に関してどう処理しているかが実際的レベルでわかるようになったし、対象についての知識がどのように記憶に保持され、概念的あるいは言語的にどのように分類され、想起や認識のモードでどのように呼び出されるかがわかるようになった。対象は、対象の特性に適した感覚皮質にニューラル・パターンの形で提示される。たとえば対象の視覚的側面は、しかるべきニューラル・パターンがさまざまな視覚皮質部位、一つや二つではなく多数の視覚皮質部位に構築され、それらが協調して機能し、対象のさまざまな視覚的側面をマッピングする。対象の表象についてはあとの章でまた取り上げる。

しかし有機体の側では、問題が異なっている。なるほど脳の中で有機体がどのように表象されるかに関してはすでにさまざまなことがわかっているが、そのような表象が心と、そして自己の概念と結びつくかもしれないという考え方は、これまでほとんど注意が向けられてこなかった。「自己」という単一の安定した基準を生み出す手段を脳に授けているのは何かという問題は、いまだに答えられていない。私はずっと、その答えは、有機体の表象と有機体の潜在的活動の表象との特別な組み合わせの中にある、と考えてきた。私は前著『デカルトの誤り』で、われわれが「自己」と呼んでいる心の部分は、生物学的に言えば、われわれが「身体」と呼んでいる有機体の部分を表す一連の非意識的神経的表象に基盤を置いている、という考えを示した。最初はひどく奇妙に聞こえるかもしれないが、私の推論を検討してもらえれば、たぶんなるほどと思ってもらえるのではないかと思う。

・必要なのは安定性

私は、単純な中核自己から複雑な自伝的自己まで、「自己」の生物学的ルーツを考えるに際し、それらに共通するいくつかの特質を検討することからはじめた。そして私はそのリストの最上欄に「安定性」を置いた。以下がその理由である。

われわれが考えうるどんな種類の自己であれ、つねに一つの考え方がその中心にある。それは、時間的にひじょうに緩やかに変化するが、なぜか同じままとどまっているように見える、境界で仕切られた一つの個体、という考え方である。安定性を強調すると言っても、私は、どのような自己であれ、それが認知的あるいは神経的に不変の実在であると言おうとしているのではない。そうではなく、自己は、長期にわたって基準の継続性をもたらすことができるように、著しい構造的不変性をもっていなければならない、という意味だ。基準の継続性は基本的に自己が提示する必要のあるものだ。

単純なものから複雑なものまで、あらゆるレベルの処理で相対的安定性が求められる。われわれがさまざまな対象と関わったり、さまざまな状況になにがしかの形で情動的に反応したりするとき、そこに安定性がなければならない。複雑な概念のレベルにも安定性がある。たとえば、私が「企業に対する私の考えは変わった」と言った場合、企業に対してそれまでもっていた意見をいまはもうもっていない、ということだ。このとき、企業に対する私の心のコンテンツは変わったが、私の「自己」は変わっていない。少なくとも、企業についての私の考えが変わったほど、私の自己は変わっていない。相対的安定性は基準の継続性を支えるから、それは自己に対する要件である。したがって、自己に対する生物学的基盤を探求するとなれば、そのような安定性をもたらす構造をつきとめなければならない。

自己という概念の背後には単一個体という概念がある。またこの単一個体という概念の背後には安定性がある。したがって、自己の生物学的ルーツという難問は、つぎのように表現することができる。心に一本の筋を通しているもの、単一のもの、そして同じもの、はたしてそれは何か。

・自己の前兆としての内部環境

意識は生物の重要な特性だから、たぶん命を議論に含めることは有益だろう。まちがいなく意識は、命よりも、有機体が命を維持できるようにしている基本的装置よりも、あとに出現している。またおそらく意識は進化の中で成長してきた。まさに命は意識によってもっとも見事に支えられているからだ。

一個の細胞でできているものから無数の細胞でできているものまで、生物を理解する一つの鍵はその明確な境界、つまり「内なる」ものと「外なる」ものの分離にある。有機体の構造はその境界の内側にあり、有機体の命はその境界内の内部状態の維持によって定義される。単一の個体性もその境界に依存している。

たとえ有機体を取り巻く環境に大きな変化が起きようと、終始変わらず有機体の構造には内部の作用を修正する傾性的な仕組みがある。この傾性的な仕組みによって、環境的変化が内部の作用に過剰な変化をもたらさないようになっている。たとえば、いままさに危険な範囲に入る変化が起きようとすると、ある先制的作用によりそれが回避され、すでに危険な変化が起きていても、なお、なにがしかの適切な作用によりそれは修正されうる。

ここで私が述べている生存のための仕様には以下のものが含まれる。境界。内部構造。命の維持に必要な、内部状態調節のための傾性的な仕組み。内部状態が相対的に安定するような、変化幅の狭い内部状態。

さて、これらの仕様について考えてみよう。はたして私は、単に、単純な生物の生存のための仕様を列挙しているのか、それとも「自己の感覚」――命を維持するために安定性を保とうとする、境界をもつ一個の有機体の感覚――に対する生物学的先行物のいくつかを、併せて述べているのか。そのどちらでもある、と言っておく。内部環境の一貫性は命の維持に本質的に重要であると「同時に」、心の中で最終的に「自己」になるものに対する青写真であり、支えである、と考えるのは興味深い。

・もう少し内部環境に関して

たとえば、アミーバのようなたった一個の細胞からなる単純な有機体も、ただ生きているだけでなく、生きつづけようとしている。アミーバは脳も心もない生き物だから、われわれが認識しているような意味で、有機体の意図を認識しているわけではない。しかしそこには、ある形の意図がある。その意図は、それを取り巻く外部環境の中で大混乱が起きているとき、この小さな生き物がその内部環境の化学的特性をなんとかバランスさせようとするそのやり方に現れている。

私が言おうとしているのは、生きつづけようという衝動は新しくつくられたものではないということ。それは人間だけの特性ではない。単純なものから複雑なものまでいろいろだが、なにがしかの形で、ほとんどの生物がその衝動を示している。異なるのは、その衝動に対する有機体の「認識」の程度である。認識している生き物はほとんどいない。しかし、有機体が認識していようがいまいが、その衝動はそこにある。意識があるから、人間はそれを強く自覚している。

命は身体を定義する境界の内側で進行する。命と、命の衝動は、境界——すなわち、内部環境を外部環境と分けている選択的に透過可能な壁——の内側に存在する。また、有機体という概念は、そうした境界の存在を前提にしている。一個の細胞の場合、その境界は細胞膜と呼ばれる。われわれのような複雑な生き物の場合、その境界にはいろいろな形がある。たとえば、身体の大半をおおっている皮膚もそうだし、眼球の一部をおおい、光を通過させる角膜もそうだし、口をおおっている粘膜もそうである。もし境界がなければ身体もないし、身体がなければ有機体もない。命は境界を必要とする。進化の中で最終的に心と意識が現れたとき、それらは、何はさておき、境界の内側にある命と命の衝動についてのものだったと私は思う。そしてかなりの程度まで、いまでもそうである。

・顕微鏡をのぞくと

さて、一個の細胞の境界の内側をのぞいてみよう。まず細胞の核が、細胞質というこってりした液体に浸《つ》かっているのがわかる。またこの細胞質には、たとえばミトコンドリアや微小管のような小器官も浸かっている。この液体の化学的特性の変化がある範囲に入っているかぎり、命は進行する。一連の化学的パラメータの変化がある値を下まわったり、上まわったりすると、命は止まる。命は連続的な変化からなるが、ただし変化の範囲が制限内にあれば、のことである。

もし境界の内側をつぶさに見ることができれば、命が、つぎつぎに起こる大きな変化からなっていることがわかる。それは高波がうねりくる大海のようである。しかし遠くから眺めると、その変化も滑らかだ。ちょうど、空高く、飛行機から見ると、波打つ海が鏡のように見えるのと同じだ。そしてさらに離れて細胞全体とその環境を同時に眺めると、いまや細胞の内側の命は、大きな環境的変動に対して、安定し、同一状態を保っていることがわかる。

変化の幅を抑えること、外からの力に対して内部を抑制することは、大変な仕事だ。それを間断なく進行させているのは、細胞核、小器官、原形質にくまなく分布している明確にターゲットを定めた命令と機能である。一八六五年、フランスの生物学者クロード・ベルナールは、有機体内部の環境を「内部環境」[internal milieu]と名づけた。ベルナールは、生活細胞の液体の化学的特性は通常きわめて安定しており、有機体を取り囲んでいる環境の変化がどれほど大きくても、その特性は狭い範囲でしか変化しないことに気づいた。命が継続するためには内部環境が安定していなければならないというのが、彼の説得力ある洞察だった。そして二〇世紀初期にW・B・キャノン(1)は、ある生物機能について書く中で、こうした考えを前進させた。彼が「ホメオスタシス」と名づけたものがそれで、彼はそれを「身体の安定状態の大半を維持している……生物特有の、調整のとれた生理的反応」と説明した。

生きつづけようという無意識的衝動は、一個の細胞の複雑な作用の中に見て取れる。境界内の化学的特性を「感じ取り」、細胞内のある場所またはある時間において、特定の化学成分が多すぎたり少なすぎたりすることを感じ取れば、化学的に何をすべきかを「無意識に認識している」。

言い換えれば、その作用には、不均衡を感じ取るための知覚のようなものが必要だ。その作用には、技術的ノウハウを保持するために、傾性という形の暗黙の記憶のようなものが必要だ。その作用には、予防的あるいは修正的作用を行うための技能のようなものが必要だ。ここでもし読者がこの説明を、われわれの脳の重要な機能について述べたもののように感じるなら、まさにそういうことである。しかし実際には、私が述べているのは脳についてではない。小さな細胞の中に神経系など存在しない。さらに、脳ではないが脳であるかのようなこのメカニズムは、自然が脳の特性をコピーした結果であるはずはない。それどころか、環境状況を感じ取ったり、傾性にノウハウを保持したり、そうした傾性にもとづいて作用したり、といったことは、脳をもつ多細胞有機体はもちろん、どんな多細胞有機体がこの世に登場するよりも前に、すでに単細胞生物の中に存在していたのだ。

一個の有機体の境界の内側にある命と、命の衝動。それらの出現は、時間的に、脳という神経系より前のことである。しかし脳が登場しても、その脳もやはり命に関するものである。脳は、内部状態を感じ取り、ノウハウを傾性に保持し、その傾性を使って脳を取り巻く環境中の変化に反応していく能力を、維持、拡大している。脳の出現により、命の衝動を効果的に、しかも進化のある時点からは意図的に、調節できるようになった。

・命を管理する

命の管理と言っても、有機体によっても、環境によっても問題は異なってくる。好適な環境の中にいる単純な有機体であれば、適切に反応し命を維持していくのにほとんど知識を必要としないだろうし、計画もまったく不要だろう。必要なものと言えば、いくつかの感知装置、感知したものにしたがって反応するための傾性の蓄積、そして反応として選択された動作を実行するためのいくつかの手段、である。

対照的に、複雑な環境に置かれている複雑な有機体は、広範な知識、多くの可能な反応の中から適切なものを選択する能力、新しい反応の組み合わせをつくる能力、前もって不利な状況を避け好ましい状況を計画する能力、などが求められる。

こうしたむずかしい仕事をするために必要な機構は複雑で、神経系を必要とする。また多数の傾性の蓄積も必要になる。傾性には、学習によって修正しうる傾性もあるし、経験によって獲得される付加的傾性もあるが、その大半は、ゲノムによってもたらされる先天的なものでなければならない。前に述べた情動のコントロールは、部分的にこの傾性の蓄積による。また、いくつかのタイプのセンサーも必要となる。これらのセンサーは脳の外（身体）からの、あるいは身体の外（外界）からの、さまざまな信号を検出できなければならない。最後に、命の管理に必要なのは、筋肉動作に関わる反応手段ばかりではない。有機体の内部状態、実在物、動作、関係性を表現できるようなイメージと関わる反応手段も必要だ。

このように、かならずしも好ましくない環境に置かれている複雑な有機体の命の管理は、単純な有機体の場合より、多くの生得的ノウハウ、多くの感知能力、多様な反応能力を必要とする。しかし問題は量的なことに限らない。新しい方法が必要であり、それに対して自然は二つの構造的、機能的仕組みをつくることでそれを可能にしてきた。

第一は、有機体の命のさまざまな側面を管理するのに必要な脳の諸構造を相互に結びつけ、それらを複数の要素からなる一つの統合システムにすること。工学的な言い方をすれば、それは相互に結合された複数のコントロール・パネルの集まりである。生物学的に言っても、これらのパネルは作り事ではない。それらは脳幹のいくつかの核、視床下部《ししょうかぶ》、前脳基《ぜんのうき》底部《ていぶ》にある。第二は、これらの管理部位に、有機体のすべての部分から発せられる信号を刻々と提供すること。それらの信号により、管理部位――コントロール・パネル――は継続的に有機体の最新状態を手にする。

そのような信号には直接神経経路によって運ばれ、内臓（心臓、血管、皮膚など）の状態を伝えるものもあるし、血流によって運ばれ、ホルモン、グルコース、酸素や二酸化炭素などの濃度により、あるいは血漿《けっしょう》のペーハー（pH）により、伝達されるものもある。これらの信号はいくつかの神経感知装置によって「読み取られる」。これらの感知装置にはそれぞれ「読み取り」設定点というものがあり、それにしたがってそれぞれが独自に反応する。その作動の仕方を一つたとえるなら、室温をコントロールするサーモスタットだ。ある温度読み取り値には反応し（所望の設定値になるまで暖めるか冷やす）、別の値には何も反応しない。中枢神経系のいくつかの部分、たとえばそれぞれの活動状態が一つのマップを構成している脳幹や視床下部は、サーモスタット的検知器の広い領域とみなすことができる。

このサーモスタットのたとえには少々問題もある。というのは、生物における設定点は一生の間に変化することもあるし、感知装置が作動する背景により部分的に影響を受けることもあるからだ。つまるところ、このサーモスタット的検知器は金属やシリコンでできているのではなく、生きた組織でできているということ。そうした理由で、スティーヴン・ローズ［脳と行動についての著名な研究者。英オープン・ユニバーシティ教授］は、「ホメオスタシス」ではなく「ホメオダイナミクス」という言葉を使うべきだとこれまで熱心に説いてきた。とはいえ、この類推は本質的に理に適っている。

・身体表象はなぜ安定性を意味するものとして適しているか

身体の表象が安定性を示すのに適している理由は、身体の構造と作用の著しい不変性にある。発育期、成人期、そして老齢期でさえ、身体の「デザイン」はほとんど不変である。なるほど発育期に身体は大きくなるが、基本的なシステムと器官は一生同じであり、ほとんどの要素の働きはまったくと言っていいほど変わらない。このことは一般的に骨、関節、筋肉に関して正しいし、内臓や内部環境に関してはとくにそうである。

内部環境の状態、内臓の状態は、可能な変化の幅がしっかり制限されている。命と両立しうる状態の範囲は狭いから、この制限が有機体の仕様に組み込まれているのだ。許容範囲はきわめて狭く、またその制限を守ることが生存にとって絶対必要であるので、有機体は、命を脅かすような変化が起きないように、また起きてもただちに修正されるように、自動的な調節システムを備えて生まれる。

要するに、身体のかなりの部分に顕著に見られることはその最小変化——あるいは、同一性と言ってもいい——であり、また生物はその限定的な変化を、いや場合によっては同一性を維持するように工夫された装置を、生まれながらにもっている。そうした装置はどんな生物にも遺伝的に埋め込まれており、生物が望もうと望むまいと、その仕事をこなす。たいていの生物はいっさい「望んで」いないが、たとえ望んでもちがいはない。この基本的な調節装置は同じように機能する。

だから、もし変化の多いわれわれの脳の中に安定性の根拠を探すとしたら、生ける状態の描写である内部環境、内臓、筋骨格の統合的神経表象を使いながら命を維持しているこの調節装置を考えるのがいいのではないか。われわれを取り巻く世界が劇的に、大きく、それもしばしば予期せぬ形で変化するのに対して、内部環境、内臓、筋骨格は、動的ではあっても狭い範囲の連続的表象を生み出している。脳は、刻一刻、状態がある範囲に限定されている実在——身体——の動的な表象を手にしている。

一つの身体、一つの人格——自己の単一性のルーツ

さて、ここで一つの興味深い証拠を考えてみよう。人間一人ひとりに一つずつの身体がある。この単純な関係をこれまで考えたことがない人もいるかもしれないが、あるのは、一人の人間と一つの身体、そして、一つの心と一つの身体。これは第一原理である。

身体をもたない人間に出会った者はいない。二つ以上の身体をもつ一人の人間に出会った者もいない。シャム双生児もそうではない。そういうことは起こらない。二人以上の人間が宿る身体に出会ったとか、そういう話を耳にしたとかは、あるかもしれない。多重人格障害（最近では「解離性同一性障害」と呼ばれている）として知られる病状がそれだ。しかしそれでさえ、この第一原理に少しも反していない。なぜなら、それぞれの一瞬を考えれば、複数のアイデンティティのうちのたった一つが、一つの身体を使って思考し、行動しているからだ。一度にたった一つのアイデンティティが、一人の人間の存在と、そのアイデンティティ（もっと言えば、「そのときの」自己）の表出をコントロールしている。多重人格が正常でないとみなされている事実は、一つの身体は一つの自己とともにある、という一般的見解の反映にほかならない。

われわれが優れた役者を尊敬する理由の一つは、彼らが別人であるかのように、別の心や別の自己をもっているかのように、われわれを思わせることができることだ。しかしわれわれは、じつはそうでなく巧みな芝居を演じているにすぎないことを知っている。われわれが彼らの業《わざ》を賞賛するのは、彼らのしていることが自然でも簡単でもないからだ。

なぜ、一つの身体に二人とか三人の人間がいないのか。いれば生物組織が節約できるのに。なぜ、偉大な知的能力と想像力をもつ人間が、二つまたは三つの身体に宿らないのか。宿ればおもしろいのに。なぜ、身体のない人間や、幽霊や精霊のように重さもない色もない創造物がいないのか。いれば空間の節約になるのに。単純な事実は、こういった創造物はいまのところ存在しないし、過去に存在したことを示すものもない、ということであり、またその合理的な理由は、一人の人間を定義する一つの心は一つの身体を必要とし、一つの人間の身体は必然的に一つの心を生み出す、ということ。

身体指向の心は、身体を保持する上で役に立つ。身体と意識的な心をもったわれわれのような生物が出現したとき、それは――ニーチェが言ったように――「植物と霊の合成物」だった。つまり、境界をもち、範囲を限定され、容易に識別できる、生ける物体と、見たところ境界がなく、内的で、場所を特定しがたい、心的な生気との組み合わせ、ということである。ニーチェはそのような生物を「不調和」とも呼んだ。そのような生物には、明らかに物質的なものと、明らかに非物質的なものとの、奇妙な合体があったからだった。この合体が何千年の間、すべての人間を悩ましてきたが、もしかするといまは以前より少しは理解しやすくなっているかもしれない。たぶん。

有機体の不変性と持続性のはかなさ

一つの心と一つの自己の背後にある、一見岩のように堅固な安定性がじつは短命で、実際には細胞と分子のレベルで継続的に再構築されているのを知るのは驚きである。この奇妙な状況――これは本物のパラドックスではなく見かけのパラドックス――を簡単に説明すれば、有機体を構築している基本要素は定期的に置き換えられるが、有機体のさまざまな構造に対する構築のデザインは注意深く維持されているということ。つまり、命に対する「バウ・プラン」があり、われわれの身体は「バウハウス」[2]である。以下で考えてみよう。
われわれは単に一生の終わりにだけ滅びるわけではない。われわれの身体の大部分はそれまでの間に滅び、別の滅びやすい部品で置き換えられている。この死と生のサイクルは一生のうちに何度も繰り返される。たとえば、わずか一週間しか生存しない体細胞もあるし、大半は一年以下だ。例外は、脳の中の貴重なニューロン、心臓の筋肉細胞、水晶体の細胞である。置き換えられない部品――たとえばニューロン――のほとんどは、学習によって変化する。

どんな部品もそれほど長く同じではなく、いまのわれわれの身体を構成している細胞や組織の大半は、われわれが大学に入ったときのそれと同じではない。同じままのものは、主として、われわれの有機体構造に対する構築プランと、その部品の作動のための設定点である。

われわれは何でできているか、われわれはどのように組み立てられているか、それを調べていくと、そこに構築と破壊の絶え間ないプロセスがあることを、そして命がその間断なきプロセスにゆだねられていることを知る。子供のとき海辺でつくった砂の城のように、洗い流されてしまうことだってあるだろう。にもかかわらず、われわれが自己の感覚をもっていることは驚くべきことだ。われわれの大半が、アイデンティティを構成する構造と機能の連続性や、われわれが人格と呼ぶ安定した行動の特質をもっていることは、驚くべきことだ。じつにすばらしいこと、じつに驚くべきことに、あなたはあなたであり、私は私である。

しかし、問題は破壊と再生にとどまらない。ちょうど死と生のサイクルが、ある計画にしたがって有機体とその部品を再構築するように、脳は、刻一刻、自己の感覚を再構築しているのだ。われわれの自己の感覚は、風雪に耐える石のようなものに彫り込まれているわけではない。われわれの自己の感覚は、有機体の一つの状態だ。いくつかの構成部分が、いくつかのパラメータの範囲内で、なにがしかの形で作用し、なにがしかの方法で相互作用した結果である。それは、もう一つ別の構築物である。それは統合的作用の傷つきやすいパターンであって、そこから、一個の生ける存在の心的表象が生み出されるのだ。細胞、組織、有機体からシステムやイメージまで、生き物の全体系は構築プランの絶えざる実行によって維持されており、万一、再構築と更新のプロセスが機能しなくなったら、部分的に、あるいは完全に崩壊する危険につねにさらされている。

個人的な視点、所有性、作用

われわれの心の中で起こることはみな、時間的、空間的には、いまわれわれの身体が置かれている瞬間、いまわれわれの身体が占めている空間に関して起こる。たとえば、ものごとはわれわれの中にあるかもしれないし、外にあるかもしれない。外にある物体は静止しているかもしれないし、動いているかもしれない。静止物は近くにあるかもしれないし、遠くにあるかもしれないし、中間的なところにあるかもしれない。動いている物体はいまこちらに迫りつつあるかもしれないし、遠ざかりつつあるかもしれないし、こちらに直接当たらない軌道に沿って動いているかもしれないが、あなたの身体が基準である。

さらに、経験的視点は本物の物体の位置づけに役立つだけでなく、具体的な概念であれ抽象的な概念であれ、概念の位置づけにも役立つ。経験的視点は、コンベンショナル・メモリ、ワーキング・メモリ、言語といった認知能力と、知性という言葉によって包含される操作能力とを備えた有機体における、隠喩《メタファー》の源だ。たとえば、自己の概念は「私の心臓に近い」［原文はclose to my heart。「重要な」という意味の慣用表現だが、文脈の関係でここでは直訳した］が、ホムンクルスという概念は「私の好みからは遠い」。

同様に、所有と作用は、特定の瞬間、特定の空間における身体と、完全に関係している。あなたが所有しているものはあなたの身体に近いから、それらはあなたのものであり、このことはものごと、恋人、概念にもあてはまる。作用ももちろん、時間的、空間的に動作する身体を必要とし、それなしでは無意味である。

いまあなたが通りを横断していて、不意に車がこっちに猛スピードで向かってくるとしよう。あなたに向かってくる車に対する視点はあなたの視点であり、それ以外ではありえない。あなたの背後にあるビルの三階の窓からこの状況を眺めている人間は、別の視点をもっている。それはその人物の身体の視点である。

車が近づく。そしてあなたがその方向に向くと、あなたの頭と首の位置が変わる。それに連動してあなたの両眼が動き、網膜に形成される急速に変化するパターンに焦点を合わせる。前庭システムから、小丘《しょうきゅう》の機構、そして後頭・頭頂皮質にいたるまで、調節の世界がフル稼働している。内耳にはじまる前庭システムはバランスと関係し、身体の空間的位置を教えている。小丘の機構は脳幹内の核の助けを得て、目、頭、首の動きをガイドしている。また後頭皮質と頭頂皮質は、上部からこのプロセスを調節している。しかし、これですべてではない。あなたに向かってくる車は、あなたが望もうと望むまいと、恐れと呼ばれる情動を引き起こし、あなたの有機体の状態の中の多くのものを変化させる――とりわけ、腸、心臓、皮膚が即座に反応する。

私がいま列挙したような変化の信号化が、あなたの心の中に個人的な有機体の視点をもたらす手段ではないかと、私は考えている。ただし、それらの変化はあなたが有機体の視点を「経験する」手段だとは言っていない。「経験する」とは、それを認識することと同じである。何かの経験、何かの認識、一言で言えば「意識」は、あとで生じる。車が接近するときに起こるこうした変化の多くは、この事象が展開しはじめる直前にほんの少しの間存在した、身体についての脳の多次元的表象に起こる。すなわち、それらの変化は、あなたの有機体の中の原自己［proto-self. 本書における重要な概念の一つ。第一章参照］に起きる。三階の窓から眺めている人間は異なった視点をもっているが、その人間の原自己においても同様の変化が起こる。

視点は、さまざまな源からの信号を処理することで、継続的かつ取り消し不可能な形で構築される。第一は、特定の知覚器官からの信号。たとえば視覚的イメージなら、それは二つの網膜において形成される。第二は、身体のさまざまな筋肉部位と前庭システムによって同時に実行されるさまざまな調節からくる信号。たとえば、網膜上のイメージは接近してくる対象によって急激に変化するが、それらが焦点を保っているためには、水晶体や瞳孔《どうこう》を制御する筋肉、眼球の位置を制御する筋肉、頭、首、胴を制御する筋肉が、調節されねばならない。そして最後に、特定の対象に対する情動反応からの信号。とくに猛スピードで接近する車のような場合、その情動反応はきわだち、たとえば内臓平滑筋の変化が身体のさまざまな場所で生じる。

もちろん、筋骨格の調節と情動反応の割合がどの程度かは対象次第だが、どちらもがつねに存在する。こうしたすべての信号――ここでの話で言えば、網膜のイメージからの信号、筋肉による姿勢調節からの信号、筋肉と内臓とホルモンの調節からの信号――の存在が、「有機体に」ヌッと向かってくる対象と、「その対象に」対する有機体の反応の一部を描写している。

一つの感覚チャンネル――たとえば視覚――内に、対象の「純粋な」知覚のようなものが存在するわけではない。なぜなら、先に述べたような同時発生的変化は、時と場合の随伴物では「ない」からだ。視覚的な知覚であれ、それ以外の知覚であれ、有機体が一つの対象を知覚するには、特定の感覚信号と、身体調節からくる信号の「双方」を必要としているのだ。

純粋な知覚のようなものはないという考え方は、たとえばあなたがクラーレ［麻酔などに用いられる筋肉弛緩剤。もとは毒矢に用いられた樹皮から採った毒物］を注射され、動けなくなっているような状況においてさえあてはまる。クラーレの注射のあと、あなたの骨格筋はどれ一つとして動かない。クラーレが、神経伝達物質アセチルコリンに対するニコチン・レセプターをブロックしてしまうからだ。しかし、クラーレはアセチルコリンに対するムスカリン・レセプターには何も影響しないので、情動と関係する「内臓の」筋肉は自由に動く。

さらにこの見解は、あなたの有機体の外にある対象を実際に知覚するのではなく、その対象についてただ考えている場合にもあてはまる。以下がその理由である。かつて知覚した対象や事象に関してわれわれがもっている記録の中には、まず、その知覚を得るためになされた運動調節も、そのときの情動反応も含まれている。それらは、別々のシステムにではあるが、すべて同時に記録されている。したがって、ある対象について「ただ」考えるときも、いかにかすかであっても、われわれは色や形についての記憶だけでなく、その対象が要求した知覚に関することの記憶、そのとき伴われた情動反応についての記憶を再構築する。

たとえば、あなたがクラーレで動けなくなっていようと、あるいは暗闇の中で空想していようと、あなたが心の中に形成するイメージは、「つねに」、有機体そのものがイメージづくりに関わったことをその有機体に伝え、また情動反応を引き起こす。われわれは有機体の「作用」、とりわけ運動作用、情動作用から逃れることはできないのであり、それは心をもつことの重要な部分である。

あなたが耳にするメロディに対する視点、あなたが手で触れる物体に対する視点は、当然、あなたの有機体の視点だ。なぜなら、それは、聞く、触れる、という事象の間にあなたの有機体が受ける変化の上に引き出されるからだ。イメージを所有する感覚、そうしたイメージに対する作用の感覚について言えば、それらもまた、視点を生み出すそうした機構の直接的帰結である。それらは基本的な感覚的兆候として、そうした機構の中にある。

イメージ形成で使われる有機体の視点は、そのイメージの中で描かれている対象と関わる行動の準備にとって、必要不可欠である。たとえば、こちらに向かってくる車に対する正しい視点は、あなたがそれから逃れる動きをとるのに重要だ。あなたが手でキャッチしようとするボールに対する視点についても、同じことが言える。個人的作用という自動的感覚が、そのときその場で生まれる。注意すべきは、意識が起こるにはこうした変化だけでは十分ではないということ。意識はわれわれが認識するときに起きるのであり、われわれが認識できるのは、唯一、われわれが対象と有機体との関係をマッピングするときだ。たぶんそのときはじめて、われわれは、前述のようなすべての反応的変化がわれわれの有機体の中で起きていることを、そしてそれが一つの対象によって引き起こされていることを知る。

身体信号をマッピングする

ここで説明したような考え方を理解する上で大きな障害になっているものに、身体信号と体性感覚システムに関する不完全な、そしてしばしば取りちがえて理解されている概念がある。

体性感覚［somatosensory］とは「soma の感覚」ということであり、soma はギリシア語で「身体」を意味している。しかし、この「身体」という言葉が呼び起こす概念は、もとの意味より狭い意味である場合が多い。つまり、残念なことに「身体的」とか「体性感覚的」という言葉を耳にしたときわれわれの頭に浮かぶのは、触覚であったり、筋肉と関節の感覚作用であったりする。しかし、体性感覚システムはそれよりはるかに多くのものと関係しているし、実際それは単一のシステムではない。それはいくつかのサブ・システムの組み合わせであり、その一つひとつが、多様な身体的側面の状態について、脳に信号を伝達している。

明らかに、こうしたさまざまな信号伝達システムは、進化の異なった時点で別個に登場している。それらは、身体から中枢神経系に信号を伝達する神経線維に関して異なった仕組みを使っており、信号をマッピングする中枢神経系のリレーの数、タイプ、位置なども異なっている。たとえば、体性感覚信号の中には、血流内の化学物質だけを使い、ニューロンをまったく使わないものもある。こうしたちがいにもかかわらず、さまざまな体性感覚信号が緻密に協力しあい、脊髄《せきずい》や脳幹から大脳皮質にいたる中枢神経系のさまざまなレベルに、特定の瞬間のさまざまな身体状態についての無数のマップをつくり出す。

このサブ・システムがどんなことをし、どのように組織化されているかを理解してもらうために、信号化作業を三つの基本的な部署にグループ分けしてみよう。「内部環境と内臓」の部署、「前庭と筋骨格」の部署、そして「精密な触覚」の部署、である。

この三つの部署は緊密に協調してもいるし、それなりに独立してもいる。たとえば、何か肌触りのよい対象に触れると、この三つの部署すべてから信号が中枢神経系の中のマップにもたらされる。そのマップは多くの側面――たとえば、対象を調べるあなたの動き、触覚を活性化する特性、対象に対する心地よい反応を構成する体液と内臓の反応――に関する進行中の相互作用を表している。しかしこれらの部署は独立的に、たとえばほとんど二番目の助けなしに一番目が、あるいは、三番目の助けなしに一番目と二番目が、といったように機能することもある。

ここで重要なポイントは、第一の部署――有機体の内部に関するもの――は恒常的に活性化していて、身体のきわめて内的な側面の状態を絶え間なく脳に信号で伝達しているということ。正常な状態においてはかならず、脳は内部環境と内臓の状態に関する連続的な報告を受けている。またほとんどの状態において、たとえ活動的な動きがなされていないときでさえ、脳は筋骨格器官の状態を知らされている。前にも述べたように、脳は真に身体の「獄中の聴衆」である。

内部環境と内臓の部署は、体じゅうの細胞の化学的環境の変化を感じ取る仕事にあたっている。「内受容的」[interoceptive]という言葉は、そうした感覚作用を包括的に表している。この信号の特徴の一つは、神経線維や神経経路をまったく使わないことだ。血流中の化学的な流れは、脳幹や視床下部や終脳の核によって感知される。その結果、もし化学物質の濃度が許容範囲にあれば、何も起こらない。もしその濃度が高すぎたり低すぎたりすれば、ニューロンが反応し、そのアンバランスを修正するためのさまざまな作用が引き起こされる。たとえば、それによってわれわれは穏やかになったりいらいらしたり、空腹を感じたり、セックスをしたくなったりする。ここで重要なのは、信号が刻々と内部環境の多数のマップをつくり出すこと、そのマップの数は、この特異な方法で測定される内的側面の数だけあり、しかもそのような側面は「たくさん」あることだ。

血流中を巡る化学物質に脳がさらされることは注目に値する。脳は、いわゆる「血液―脳関門」によって、ある種の分子が入り込まないように保護されている。この生物学的フィルターは、脳組織に栄養分を運ぶ事実上すべての血管をおおっている。しかし、脳のいくつかの領域は血液―脳関門を欠いており、他の脳領域では神経組織に直接作用できないようになっている大きな分子を簡単に受け入れる。かくして、血液―脳関門を通過できる分子は視床下部のような部位で脳に直接作用し、また血液―脳関門を通過できない大きな分子は、関門がない特別な部位、いわゆる「脳室周囲器官」で、脳に作用することになる。そのような部位の例は、最後野《さいこうや》（脳幹の中にある）と脳弓下器官《のうきゆうか》（大脳半球レベルにある）だ。

これらの領野で化学的に興奮したニューロンは、他のニューロンにメッセージを送る。セックスや絆《きずな》の形成から分娩まで、いろいろな行動に欠かせないオキシトシンのような物質の作用は、こうした仕組みに頼っている。このように脳が化学的環境に置かれることはじつに重要なことだ。

この内部環境と内臓の部署は、われわれが最終的に痛みとして知覚するような信号を伝達するためには、神経経路を使う。痛みは、たとえば腹、関節、筋肉など、身体のほとんどどこにでも生じる可能性がある。またこの部署は、内部環境の状態と関係する神経信号も伝達しているので、有機体の化学的特性は、血流だけでなく神経経路も介してマッピングされることになる。たとえば、ペーハー（pH）のレベルや、酸素と二酸化炭素の濃度は、どちらも二重にマッピングされている。

最後に、この部署は平滑筋の状態も信号化している。平滑筋は内臓に広く存在し、自律的に制御されている。「自律的」とは、大脳皮質にではなく、脳幹、視床下部、辺縁核《へんえんかく》にある、われわれの意志から独立した装置により、特定のプロセスがほぼそっくりそのまま制御されている、という意味だ。平滑筋は血管にもある。それらの平滑筋は収縮したり拡張したりすることで、血液循環とそれに必要な機能を調節している。われわれがそうした収縮や拡張による結果をよく認識するのは、全身の血圧が上がったり下がったりするとき、あるいは、肌が青白くなったり赤くなったりするときだ。

ちなみに、身体における最大の内臓は皮膚である。ただし、私が言っているのは、触覚において重要な役割を担う皮膚の「表面」ではなく、体温調節に必要な皮膚の「深部」だ。大きなやけどで死ぬことがあるのは、表面の触覚機能がだめになったからではなく、ホメオスタシス調節がひどく乱されるからだ。この重要な調節機能は、皮膚の深部を縦横に走る多くの血管の直径を変化させる能力に由来する。

いま論じているような信号は、脊髄の特定の部位（後柱のI、II層）と三叉《さんさ》神経核《しんけいかく》の特定の部位（尾側部）を介して伝達される。しかし、これらすべての信号を便宜的に一つの大きなグループに分けてしまうと、それより下位のチャンネルが隠れてしまう。たとえばA・クレーグの研究から、どれもC線維とA－δ線維を利用してはいるが、侵害受容（痛み）と関係する信号を伝達するニューロンは、他の身体感覚を仲介するニューロンとはちがうことが知られている。また、多くの身体関連信号は神経系の高いレベルに別々に伝達されるだけでなく、それらは中枢神経系に入った直後に合体されプールされることもわかっている。これはたとえば、各脊髄分節のより深いところで起きていることだ。体性感覚システムのこの第一部署への付加的情報は内臓からきて、それらは、脊髄へ向かう求心神経と、迷走神経（脊髄を完全にバイパスし、直接脳幹に向かう）とにより伝達される。

第二の部署、つまり筋骨格の部署は、骨をつないでいる筋肉の状態を中枢神経系に伝達している。筋肉線維が収縮すると、筋肉の長さが減り、接合されている骨が引っ張られて動く。筋肉線維が弛緩すると、反対のことが起こる。骨を動かしているすべての筋肉はわれわれの意志でコントロールでき、横紋筋でできている（これには例外もあり、心臓の筋肉線維は平滑筋ではなく横紋筋だが、意志でコントロールできるようにはなっていないし、骨の部分を動かしているわけでもない）。

体性感覚システムのこの部署の機能は、一般的に、「自己受容」［proprioceptive］または「筋感覚」［kinesthetic］という言葉で知られている。内部環境や内臓からの内受容信号がそうであるように、自己受容または筋感覚の信号も、関係する身体側面についての多くのマップを形成している。これらのマップは、脊髄から大脳皮質まで、中枢神経系の複数のレベルに置かれている。空間的な身体の位置をマッピングしている前庭システムは、この部署のもとで体性感覚情報を完成させる。

体性感覚システムの第三の部署は、精密な触覚を伝達している。その信号は、われわれが物体に触れ、その表面の感じ、形、重さ、温度などを調べるときに皮膚の中の特別なセンサーに起こる変化を表している。内部環境と内臓の部署がおもに内部状態の記述に関心をもっているのに対して、この精密な感覚の部署は、主として、身体の表面に生み出される信号によって外部の対象を表現することに関心をもっている。いくぶん中間的な筋骨格の部署は、内部状態を表現するためだけでなく、外界の記述を手助けするためにも使われる。

ニューラルセルフ

中核的なものであれ、自伝的なものであれ、自己の感覚が最初からそういう現象だったようには思えない。自己の感覚にはまず「原自己《プロトセルフ》」という前意識的な生物学的先駆けがあり、もっとも初期の、もっとも単純な形の自己は、中核意識を生み出す機構がそうした非意識的な前駆体の上で作用するときに現れる、というのが私の考えだ。

原自己とは、有機体の物質構造の状態を刻一刻マッピングしている統一のとれた一連のニューラル・パターンである。間断なく維持されているこの一連の一次ニューラル・パターンは、脳のどこか一つの場所にあるのではなく、多くの場所に、脳幹から大脳皮質までの複数のレベルに、神経経路によって相互に結ばれたいくつもの構造の中にある。これらの構造は、有機体の状態を調節するプロセスに深く関与している。そこでは、有機体に働きかけたり有機体の状態を感じ取ったりする作用が緊密に関係している。原自己を、いまこの瞬間われわれの認識が集中している豊かな自己の感覚と混同してはならない。われわれは原自己を意識していない。言語は原自己の構造の一部ではない。原自己には知覚の能力もないし、認識もない。

また原自己を、旧式の神経学の硬直したホムンクルスと混同してはならない。原自己はどこか一ヵ所で起こるのではなく、さまざまな階層の神経システムにまたがる多種多様の信号から、動的に、そして継続的に生み出されている。さらに、原自己は何かを解釈するものではない。それは、そのときどきの基準点である。

この仮説は、「脳部位」と、たとえば原自己のような「機能」との関係についての、ある重要な観点から考察される必要がある。そのような機能は、脳の一つまたは複数の領域に「位置している」のではなく、複数の領域にまたがる神経信号や化学的信号の相互作用の「産物」なのだ。これは、以下で概観する複数の脳領域と関係する非意識的な原自己についても言えるし、また、あとで取り上げる中核自己や自伝的自己のような機能についても言える。骨相学的な思考はなんとしても阻止されねばならない。

原自己を生み出す上で必要な構造を以下に列挙する。それと併せて、原自己を生み出す上で「必要ではない」構造も列挙する。この二つのリストを使えば、さまざまな方法でこの仮説を吟味することが可能である。そのうちもっとも直接的な方法は、この二つのリストにある重要な構造のいくつかが損傷を受けたとき、どういう影響が出るかを予測することだ。原自己をだめにし、その結果かなり深刻に意識もだめにしてしまうような障害もあるはずだし、意識は影響を受けないような障害もあるはずだ。こうした予測の正当性に対する予備的評価は、神経病理学や神経生理学の証拠にもとづいて行うことが可能だが、結論を確固たるものにするにはさらなる研究が必要である。

・原自己を生み出すのに必要な脳構造

(1) 身体状態を調節し身体信号をマッピングするいくつかの「脳幹核」。身体にはじまり、脳の中のもっとも高位の、そしてもっとも末端の構造で終わる一連の信号との関係で言えば、この部位は、脊髄路、三叉神経、迷走神経、最後野を介して、核の集合体が現在の身体全体の状態を信号化する最初の領域だ。この部位には古典的な網状核やモノアミン核、アセチルコリン核が含まれる。

(2)「視床下部」と「前脳基底部」。視床下部は、(1) で述べた構造の近くにあって、それらと緊密につながっている。また前脳基底部は、視床下部の近傍に位置し、視床下部および脳幹と相互につながり、それら下位の構造を前脳へ橋渡ししている。視床下部は、グルコースのような栄養の循環のレベル、さまざまなイオンの濃度、水の相対濃度、ペーハー(pH)、循環するさまざまなホルモンの濃度等々、いくつもの特性に関していまの内部環境状態の記録を維持することで、現在の身体表象に貢献している。視床下部は、そのようなマップをもとに作用することで、内部環境の調節を手助けしている。

（3）「島《とう》皮質」、「S_2として知られる皮質」、そして、脳梁膨大《のうりょうぼうだい》の背後に位置する「内側頭頂《ないそくとうちょう》皮質」。これらすべては体性感覚皮質の一部である。人間の場合、これらの皮質の機能は左右の半球で非対称である。私は、私自身が行った患者の研究をもとに、右半球のこれら一連の皮質は、筋骨格構造という不変のデザインに対する表象だけでなく、有機体の現在の内部状態に対するもっとも統一のとれた表象を大脳半球のレベルで維持している、と提唱してきた。最近出た論文でジャーク・パンクセップ(3)も、脳幹にある生得的身体表象を使って、身体と自己を結びつけている。彼のアイディアはいくつかの点で私の原自己という概念に近い。ただし、そのような表象がどのように意識に寄与するかという点に関して、彼の見解は私のとはまったくちがう。

・原自己を生み出すのに必要ではない脳構造

以下に列挙する構造は、原自己を生み出す上で「必要ではない」ものだ。この非網羅的リストに中枢神経系の大半が入る。具体的には、外的な感覚様相に対するすべての初期皮質——つまり、視覚皮質、聴覚皮質、精密な触覚と関係する体性感覚皮質部——が含まれる。また、すべての側頭皮質と、前頭の高次皮質の大半（高次皮質とは、特定の感覚様相に向けられたものではなく、初期感覚皮質と関係する信号の上位統合に向けられたもの）、そして海馬《かいば》とそれに結合する皮質、たとえば嗅内《きゅうない》皮質（28野）や嗅《きゅう》周囲《しゅうい》皮質（35野）が含まれる。

（1）いくつかの初期感覚皮質。具体的には、視覚に向けられた17、18、19野。聴覚に向けられた41、42、22野。部分的には視覚に向けられているが高次皮質でもある37野。そして、精密な触覚と関係するS_1の一部。これらの皮質は、特定の様相の感覚パターンの生成に関わっていて、それらのパターンが、われわれの心の中にあるさまざまな感覚様相の心的イメージを支えている。認識される対象はこれらの部位から組み立てられるから、これらの皮質は中核意識と拡張意識の双方に関わっているが、原自己には関わっていない。

［巻末の「用語解説」図A－5参照］

（2）すべての下側頭《かそくとう》皮質。具体的には、20、21野、37野の一部、36、38野。これらの皮質は傾性的（内在的）記憶に対する基盤で、その傾性的記憶は、想起の際、明白な感覚パターンと心的イメージの形で呼び起こされる。これらの皮質は多くの自伝的記録を支えていて、その記録をもとに自伝的自己が組み立てられ、拡張意識ができる。

（3）海馬。同時発生の多数の刺激を「オンラインで」マッピングする重要な構造。海馬はすべての感覚皮質の活動に関する信号を受けている。信号は、多数のシナプスを有するいくつかの投射の鎖の終端に、間接的に届く。また海馬は、同じ鎖に沿い、逆向きの投射で、信号を返す。海馬は、事実の新しい記憶をつくるために必要だが、知覚運動技術の新しい記憶をつくるためには必要ではない。海馬は一時的にその中に記憶を保持しているようだが、恒久的にではない。もっとも重要なのは、海馬は、海馬につながってい

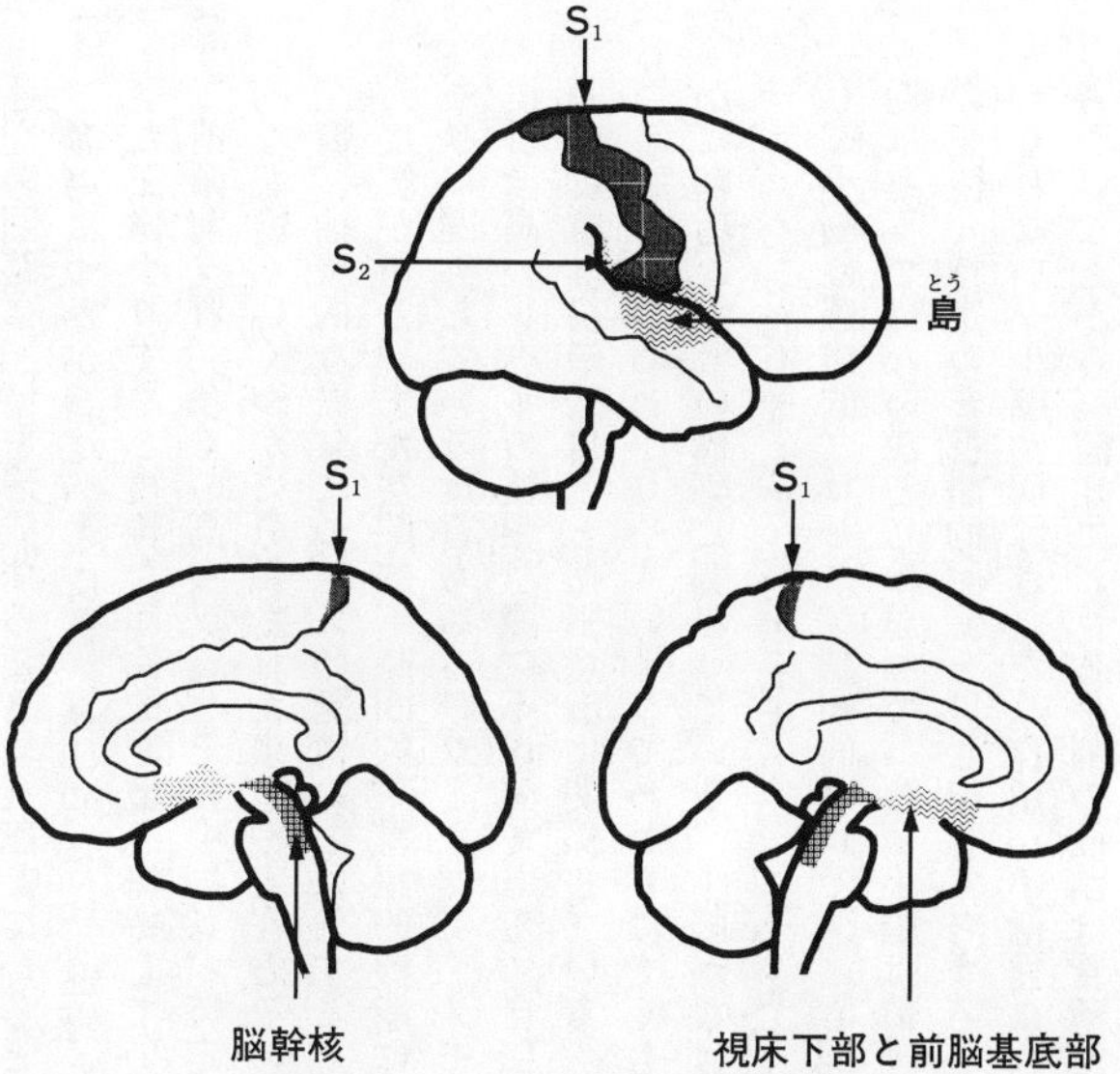

図5-1　原自己に関係するいくつかの構造の位置──島として知られる部位は外側溝の中に埋まっていて、皮質の表面には見えていない

る別の回路に記憶を形成することに貢献しているということ。
（4）海馬につながっている皮質。具体的には、28野と35野。これらの皮質は、（2）で述べた記憶よりずっと複雑な傾性的記憶を保持しているかもしれない。
（5）前頭前皮質《ぜんとうぜん》。多くの高次皮質。その中には、特定の時間的、空間的文脈と関わる個人的な記憶、いくつかに分類された事象や実在とそのときの身体状態との関係についての記憶、抽象的な概念についての記憶などに対する、ひじょうに複雑な傾性を維持している皮質がある。また空間的、時間的、言語的機能に対する高いレベルのワーキング・メモリに関与している皮質もある。ワーキング・メモリにおけるその役割ゆえに、前頭前皮質は高いレベルの拡張意識に不可欠である。自伝的記憶におけるその役割ゆえに、前頭前皮質は自伝的自己と拡張意識に関係している。
（6）小脳。じつにわかりやすいようでわかりにくくもあるのが、この小脳だ。小脳は明らかに精巧な動きの構築に関わっている。小脳がなければ、歌ったり、楽器を弾いたり、テニスをしたりすることはもちろんのこと、まっすぐ前へ進むこともできない。しかし、小脳は感情的プロセス、認知的プロセスにも関わっており、また、とくに成長の時期はそうではないかと私は思っている。小脳は情動のプロセスや、たとえば特定の言葉の記憶、特定の非言語的記憶を探し出そうとする心的探索のプロセスに関与しているかもしれない。小脳が切除されたり作用が不活発になったりしてもひどい機能障害が起こらないことから、認知における小脳の役割は希薄であるようにも見える。しかし最近の研究は、それが不適切な観察による誤り、小脳の明白な構造的、機能的重複によっていっそうそれらしく思えた誤りである可能性を示唆している。

認識されるべきもの

ここまでは、私が「原自己」と呼んでいる現在の身体状態の一次表象を特定の神経構造群がどのように支え、どのように「自己」――すなわち「認識をもたらすもの」――のルーツになるかを見てきた。そこで今度は、認識のプロセスのもう一つの重要な要素、「認識されるべきもの」について述べることにする。

脳は認識されるべきものをどのように表象するのか。これを理解するための背景は広範囲に及ぶ。主要な感覚様相（たとえば視覚、聴覚、触覚）における感覚的表象が、目や内耳のような末梢感覚器官の中に生じる信号とどのように関係しているかについて、またそうした信号が皮質下核、たとえば視床の中のそれにより、どのように大脳皮質のそれぞれの一次感覚部位に伝えられるかについて、不完全ではあるが、かなりのことがわかっている。

一次感覚皮質以外に関しても、明瞭な心的表象――明白な構造を有するそれ――がさまざまなニューラル・マップとどう関係しているか、そしてそれらの表象に対する記憶が内在的にどう記録されうるかについて、少しわかってきている。たとえば、ある物体のさまざまな特徴――形、色、動き、音など――は、一次視覚皮質や一次聴覚皮質から下流にある皮質部位により、それぞれかなり分離した形で取り扱われていることがわかっている。ある種の統合的な神経的プロセスが、各様相と関係する包括的領域――いわゆる初期感覚皮質――の中に、われわれが経験する統合されたイメージを支える、合成された神経活動を生み出していると思われる。

しかし、ニューラル・パターンと心的パターンの中間段階について、すべてがわかっているわけではない。確かにわかっていることは、その同じ包括的領域が、知覚（脳の外にある現実の情景から――外から内に向かって――構築するもの）に対しても、また想起（心の中で内的に――いわば、あべこべに――構築するもの）に対しても、イメージ生成を支えているということ。さまざまな様相（たとえば、視覚と聴覚、あるいは視覚と触覚）に対する感覚的表象の統合は、おそらく脳の広い領域にわたり活発に調整をとっているタイミング機構に依存し、たぶん統合のための別の空間――単一のデカルト劇場――を必要としていないだろう。もう一つ確かにわかっていることは、基本的な感覚統合は、前側頭皮質と前頭前皮質にある高次皮質を必要としないということ（これらの問題についてのさらなる議論に関しては、巻末「用語解説」を参照のこと）。

さて、まず認識されるべきものが本物である場合、つまり本物の対象を認識する場合について考えてみよう。そのような対象は初期感覚皮質で処理される。初期感覚皮質とは、視覚、聴覚、触覚のようなさまざまな感覚チャンネルからくる信号を、色、形、動き、音の周波数など、対象の多くの特徴に沿って処理する皮質群である。

本物の対象からくるそのような信号の存在によって、この章の前半で述べたような反応、すなわち、その対象に関する情報を収集しつづけるために必要な一連の運動調節と、その対象のいくつかの側面に対する情動的反応が、有機体の中に呼び起こされる。言い換えれば、認識されるべきものの処理遂行には、必然的に原自己への、つまり「認識をもたらすもの」の神経的基盤そのものへの、複雑な影響が伴う。ここで繰り返せば、この処理は「存在」にとって十分だが、「認識」、すなわち意識的であるためには、十分ではない。あとでわかるように、意識は、対象、有機体、そして両者の関係が再表象されたときのみ生じるものだ。

さて今度は、対象が実際には存在せず、記憶にとどめられているような場合について考えてみよう。私の理論にしたがえば、その対象の記憶は傾性的な形で蓄えられている。傾性は、イメージのように活発で明瞭なものではなく、いわば休眠状態で内在的な記録である。かつて実際に知覚されたことのある対象に対するそうした傾性的記憶には、その対象の色、形、音といった感覚的側面の記録だけでなく、その感覚的信号を得るために必然的に伴われた運動調節の記録も含まれているし、さらに、その対象に対する必然的な情動反応の記録も含まれている。その結果、われわれがある対象を想起し、それにより、傾性に内在する情報を明示的なものにすると、われわれは感覚的なデータばかりでなく、それに伴う運動や情動のデータも回復する。ある対象を思い起こすと、われわれは本物の対象の感覚的な特徴だけでなく、その対象に対する有機体の過去の反応も呼び起こすのだ。

本物の対象と記憶されている対象とのちがいがどういうものかは次章で明らかになるが、ざっと述べておけば、記憶されている対象は、実際に知覚される対象と同じようにして、中核意識を生み出すということ。だからわれわれは、実際に見たり聞いたり触れたりするものを意識するのと同程度に、思い起こすものを意識することができるのだ。もしこのすばらしい仕組みがなかったら、われわれは自伝的自己というものを発達させてはいなかったろう。

「認識されるべきもの」への障害について

認識されるべきものの障害はざっと二つに分けられる。知覚障害［perceptual disorder］と失認［agnosia　認知不能（症）とも言う］である。知覚障害においては、たとえば視覚、聴覚、あるいは体性感覚部の触覚など、一つの感覚様相からの信号の欠如によって、対象に対する表象の形成が妨げられる。後天的な視覚障害や聴覚障害はそうした例だ。そのような状況のもとでは、特定の感覚チャンネルによって表象されるべき対象Xはもはや表象されず、通常の形で有機体を関わらせることはできず、原自己を変化させることもない。したがってそれに対する中核意識は生じない。

さて今度は、二つ目の失認。「失認」という言葉はわかりにくいが的確な言葉で、ある対象が知覚されているのに、その対象に関係する知識を記憶から呼び起こすことができない、つまり知覚対象がその意味をはぎ取られている、ということである。失認症の典型的なものは「連合型失認」［associative agnosia］として知られる症状だ。連合型失認は、主たる感覚様相に関して起こる。たとえば、視覚失認、聴覚失認、触覚失認がある。きわだった特殊性ゆえに、それは神経学において遭遇するもっとも興味深い病の一つだ。つぎに記す例でわかるように、完全に正気で知的な人間が、よく知っている人物を、声で聞き分けられても目で見て認識する（あるいはその逆の）能力を剝奪《はくだつ》されてしまう可能性がある。

・ここにいるんだから、私にちがいない

これは、目の前の鏡の中の顔をしげしげと眺めながら、エミリーが慎重に口にした言葉である。そう、エミリーはみずからの自由意志で鏡の前に立ったのだから、鏡の中にいる人物は彼女自身でなければならなかった。ほかのだれかであるはずはなかった。にもかかわらず彼女は、鏡の中の自分自身の顔を認識することができなかった。なるほどそれは女性の顔だが、いったいだれの？　エミリーはそれが自分の顔だとは思わなかったし、「心の目」に自分の顔を呼び起こすことができなかったから、鏡の中の顔が自分のものであることを確かめることはできなかった。彼女が眺めている顔は、彼女の心の中にいっさい何も呼び起こさなかった。エミリーが、それは自分の顔だと考えることができたのは、そのときの状況からだった。私がその部屋まで彼女を連れていき、鏡のところにいってそこにだれがいるかを見てほしい、と頼んだのだ。彼女は状況から、それがほかのだれかであるはずがないことをはっきりと知り、もちろんあなたですよ、という私の言葉を受け入れたのだ。

しかし、私がテープ・デッキの「プレイ」のボタンを押し、録音された彼女の声を聞いてもらうと、すぐにそれが自分の声だとわかった。エミリーはいまや自分自身の顔がわからないというのに、自分の声はなんなく聞き分けた。これは、どんな人間の顔と声についても言えた。エミリーは夫の顔、子供たちの顔、親戚、友人、知人の顔がわからなかったが、声は簡単に聞き分けられた。

ある特定のものが提示されたとき「何も思い浮かばない」という意味では、エミリーはデイヴィッドにそっくりだった。しかし、問題がもっぱら視覚の世界に関係しているという意味で、エミリーはデイヴィッドと大きくちがっていた。何も心に浮かばないのは、彼女が完全に慣れ親しんでいる特別な刺激——人の顔、特定の家、特定の車——の視覚的側面が提示されるとき「だけ」だった。同じ刺激の非視覚的側面——たとえば声や手触り——が提示されるときは、しかるべきものが心に浮かんだ。

それほどユニークでないものに関しては、そう悪くはなかった。注目すべきは、もはやだれと言えなくなった顔に情動が表れているのをエミリーが簡単に見て取ったことだ。ある種の顔つきの人間の年齢や性別についても、同じことが言えた。彼女の問題は視覚媒体における特定のものに限られていた。

ではこのエミリーの問題は、私の中核意識のチェックリストに照らすと、はたしてどういうことになるだろうか。完全に合致する、というのがその答えだ。

どこから見てもエミリーが覚醒し、注意が働いていることは言うまでもない。彼女の注意は容易に集中し、どんな作業に対しても維持される。彼女が語る彼女自身の情動と感情も、完全に正常である。彼女の行動は、目前の状況に対しても長期的な状況に対しても、つねに意図的かつ適切で、ただ視覚的な障害によって制約を受けているだけだ。事実、そのような障害にもかかわらず、エミリーは驚くほど知的なことをすることができる。たとえば何時間も椅子に座って人の往来を観察し、それがだれかを推測しようとする。当たることもよくある。また見た目には見知らぬ人物でも、主人が耳元でその名をささやいてくれさえすれば、彼女のパーティの主賓たちと完全な会話をもつことができる。あるいは、スーパーマーケットの駐車場内の目で見て判別できない彼女の車も、ナンバープレートを几帳面にチェックして見つけることができる。

しかし、ここで読者にはきわめて意味深いことに注意を向けてもらいたい。彼女は、彼女が完全に知っていることを意識しているだけでなく、知らないことも意識している。彼女は身に降りかかる一つひとつの刺激に対して中核意識を生み出していて、それは、その刺激に関して彼女が呼び起こせる知識の量とは関係がなかった。エミリーも、そして私が何年も研究してきたエミリーのような他の多くの患者たちも、自分が知らないものごとを完全に意識しており、知っているものごとを吟味するのと同じやり方で、知らないことを吟味している。われわれがエミリー用に工夫した実験について考えてみよう。

われわれがそれに気づいたのは偶然からだったが、さまざまな人物を見分ける能力をテストするためにわれわれが何枚もの写真を使っているとき、上の歯が一枚だけ少し黄ばんでいる見知らぬ女性の写真を見るや、エミリーが、それは自分の娘だと言った。

「どうして娘さんだと思ったの？」、そう私は尋ねた。

「ジュリーは上の歯が一枚黄ばんでいるから。まちがいなくジュリーよ」

もちろんジュリーではなかったが、このまちがいによって、知的なエミリーがいまや頼らざるをえなくなっている方策が明らかになりつつあった。エミリーは、顔の全体的特徴といくつもの部分的特徴から人物を特定することができなかったので、いまや彼女は、見分けることを求められる可能性がある人物については、その人物に結びつきそうな単純な特徴に目をつけていた。黄ばんだ歯が彼女に娘を呼び起こさせ、それをもとに彼女はそれが娘であると推測したのだ。

この解釈が正しいかどうかをチェックするために、われわれは単純な実験を考え出した。ほほえんでいる男女数枚の写真を、上の門歯が少し黄ばんで見えるように修整し、それらの写真を別の何枚もの写真の束にばらばらにはさんで入れた。エミリーは、修整のほどこされた若い女性の顔写真が出るたびに——けっして男の顔写真や老人の顔写真ではなかった——それは娘だと主張した。彼女は見せられた写真の全体に対しても部分に対しても、鋭く気を配っていた。でなければ、彼女がしたように、つぎつぎと知的に推論することはできなかっただろうし、標的刺激を見分けることはできなかったはずだ。少なくとも、エミリーやエミリーのような患者たちが証明してくれていることは、あるものについての中核意識をもつために、そのものについての特定なレベルの具体的知識は必要ではない、ということである。

顔失認［英語では face agnosia だが、「相貌《そうぼう》失認」（prosopagnosia）とも言われる］の患者が、目の前の見慣れた顔を見分けられず、そのような人物には会ったことはない、そのような人物に関することはいっさい記憶にない、と断言するのは、関係する知識が意識的な吟味のために展開されていないということだが、中核意識は完全だ。たとえば、目の前にある顔は親友の顔だという事実を教えられるとき、患者は全体的に意識しているだけでなく、その友人を見分けるための有用な知識を何一つ呼び起こせないということを意識している。患者の問題は意識の問題ではなく、記憶の問題だ。認識されるべき具体的なものがないのだ。つまり患者は、いま目にしているのはだれかということについての知識を表象することができない。しかし中核意識は、別の層の認識されるべきもの――たとえば、特定の人物の顔ではなく、顔としての顔――によって生み出され、存在している。正常な中核意識が存在するからこそ、認識の欠如が認識されるのである。

エミリーの問題の原因は初期視覚皮質の両側性的損傷、具体的には、脳の下側の、後頭葉から側頭葉への移行部にある視覚連合皮質の損傷だった。ブロードマンの地図［巻末の「用語解説」参照］で言えば、紡錘状回《ぼうすいじょうかい》として知られる部位にある19野と37野が損傷をこうむっている。

ほぼ二〇年前になるが、われわれが行った顔失認に関するニューロイメージング［神経画像分析］の相関をもとに、通常これらの皮質は顔の処理や、脳に同じようなことを要求する視覚的にあいまいな刺激の処理に関わっているのではないかと、われわれは考えた。今日の機能的なニューロイメージングの実験は、この考え方を支持している。顔の処理を意識しているとき、健常者は、エミリーの脳の損傷部位にあたる部分をたえず活性化している。重要なので記しておけば、機能的ニューロイメージング実験におけるこの領野の活性化を、「顔に対する意識」はいわゆる「フェース・エリア」（顔認識領域）で起きる、という意味に解釈してはならない。被験者が意識している顔のイメージは、顔認識領域にニューラル・パターンが形成されずには生じないが、その顔を認識しているという感覚を生み、注意をそのパターンに向けさせるプロセスは、同じシステムの別の領域で起きている。

このことは、つぎのような事実を考えればもっとはっきりする。植物状態で意識のない患者に見慣れた顔を見せると、「顔認識領域」（紡錘状回内の頭頂―側頭接合部にある）が、正常な感覚をもつ人間の場合と同じように、機能的画像化スキャンにおいて明るくなる。この話の教訓は単純だ。認識されるべきものに対するニューラル・パターン生成能力は、もはや意識がつくられていないときでさえ保持されているということである。

聴覚皮質への両側性的損傷も、中核意識に関するかぎり、視覚皮質の損傷の場合と同じ結果をもたらす。つまりエミリーが、たとえば以前よく知っていた人や物など、特定の事柄と関係する具体的な知識を呼び起こせないのと同じように、大脳皮質の聴覚部位という特定領域に損傷のある患者は、たとえば以前よく知っていたメロディや特定の人間の声に関する具体的な知識を呼び起こすことができない。私の研究室の患者Xの例が、それがどういうものかを教えてくれる。

彼は著名なオペラ歌手だが、脳卒中により、世界中をともに公演してきた歌手仲間の声を聞き分けることができなくなった。自分自身の歌声も、もはや聞き分けられなかった。彼はまた、その長い歌手生活の中で何百回と歌ってきたものも含め、耳慣れたメロディを聞き分

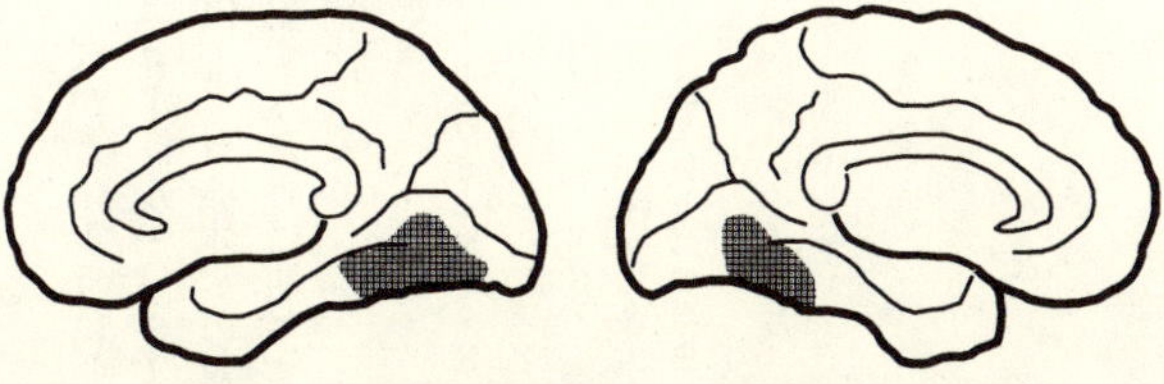

図5-2　患者エミリーの脳の損傷部位──「顔失認」（相貌失認）をもたらした損傷は、両半球の後頭葉と側頭葉の接合部にあった。連合型失認の患者に典型的に見られる位置である

ける能力も失った。しかし、エミリーの場合と同じように、音の世界以外では何も問題がなかったし、またエミリーがそうであったように、もはや認識できない刺激に対する中核意識も、適切に生み出していた。彼は意識を研ぎ澄ましながら、認識できない曲を吟味し、一つひとつの音や音色に、それを生み出している歌手のヒントを探し求めた。彼がかならず認識できたたった一つの声は、マリア・カラスのそれだった。たぶん、カラスが特別な人間であるというさらなる証拠だろう。

エミリーは視覚連合皮質に、Xは聴覚連合皮質に、ともに大脳の連合皮質に損傷を負っている。この二人に似た多くの患者の研究からも明らかなことは、そうした感覚皮質内の広範な損傷によっても中核意識は損なわれないということ。初期感覚皮質の広範な損傷ということになると、唯一、体性感覚部位の損傷が意識障害をもたらす。その理由は前に述べた。体性感覚部位は原自己の基盤の一部であり、その部位の損傷は中核意識の基本的なメカニズムを容易に変えてしまう。

脳がどのようにして、対象を表象するニューラル・パターンと、一個の有機体を表象するニューラル・パターンを結びつけるかがわかったので、今度は脳が、その対象と有機体の関係——有機体への対象の因果的作用と、それがもたらす、有機体による対象の所有——を表象するために使っている可能性のある機構について考えてみよう。

訳注

(1)ウォルター・B・キャノン。ハーバード大学生理学教授。本文にあるように、「ホメオスタシス」機能の提唱者として著名。

(2)一九一九年、「芸術と技術の統一」の理念のもとにドイツにつくられた国立の美術工芸学校。のちの建築、デザインに多大な影響を与えた。

(3)エストニア生まれの著名な神経心理学者。現在は米オハイオ州立ボーリング・グリーン大学教授。

第六章　中核意識の生成

意識の誕生

われわれはどのようにして意識的になりはじめるのか。とくにわれわれは「認識のさなかの自己の感覚」をどのようにしてもつのか。

それはまず、ある巧妙な仕組みからはじまる。その仕組みは、有機体がある対象と相互作用するとき、有機体の内部で起こることについての「説明」の構築からなっている。その場合「ある対象」は実際に知覚されたものでもいいし、想起されたものでもいい。あるいは、身体の境界の内にあってもいいし（たとえば痛み）、外にあってもいい（たとえば景色）。この説明は、言葉のない単純なお話である。その話には登場人物がいる（有機体と対象）。その話は時間的に展開される。そしてその話には、はじまり、中間、終わりがある。はじまりは有機体の初期の状態に対応し、中間は対象の登場である。また終わりは、修正された有機体の状態をもたらす反応からなっている。

ついで、われわれの有機体が特別な種類の無言の知識――ある対象によってわれわれの有機体が変化したという知識――を内的に構築し内的に提示すると、そしてそうした知識が対象の顕著な内的提示とともに生じると、われわれは意識的になる。

この知識が現れるもっとも単純な形は「認識の感情」であり、われわれの前にある謎は以下の問いに要約される。いったいどういう業《わざ》でそのような知識が得られるのか？　なぜその知識はまず感情という形で生じるのか？

私が引き出した具体的な答えは、以下の仮説の中にある。

〈対象を処理する有機体のプロセスによって有機体自身の状態がどう影響されるかについて、脳の表象装置がイメージ的、非言語的説明を生成し、かつ、このプロセスによって原因的対象（有機体の状態に影響を及ぼす対象）のイメージが強化され、時間的、空間的に顕著になると、中核意識が生じる〉

この仮説は、二つの要素の機構について述べている。一つは、対象と有機体の関係についてのイメージ的、非言語的説明の生成——これが「認識のさなかの自己の感覚」の源である——で、もう一つは、対象のイメージの強化である。このうち自己の感覚の要素に関して言えば、この仮説は以下の前提をよりどころにしている。

（1）意識は、有機体とある対象との相互作用に関する新しい知識の内的な構築と提示に依存している。

（2）一個のユニットとしての有機体は、その有機体の脳の中に、つまり有機体の命を調節し有機体の内的状態を継続的に信号化している構造の中にマッピングされる。また対象も脳の中に、つまり有機体と対象との相互作用によって活性化した感覚構造と運動構造の中、にマッピングされる。結局、有機体も対象も、ニューラル・パターンとして一次のマップにマッピングされる。これらのニューラル・パターンはすべてイメージになりうる。

（3）対象に関する感覚運動マップが、有機体に関するマップに変化を引き起こす。

（4）（3）で述べた変化は別のマップ（二次のマップ）に再表象される。それは対象と有機体の関係性を表象している。

（5）二次のマップに一時的に形成されるニューラル・パターンは、一次のマップのニューラル・パターン同様、心的イメージになりうる。

（6）有機体のマップも二次のマップも本質的に身体に関係しているから、その関係性を記述する心的イメージは感情である。

繰り返せば、ここでの問題の焦点はマップ中のニューラル・パターンがどのようにして心的パターンやイメージになるか、ではない。第一章で概要を述べたように、それは意識の「第一の」問題であって、われわれがいま問題にしているのは意識の「第二の」問題、つまり自己の問題である。

脳に関して言えば、この仮説における有機体は原自己により表象されている。そして、「説明」の中で注意が向けられる有機体の重要な側面は、前に私が原自己の中にあると指摘したもの、すなわち、内部環境、内臓、前庭システム、筋骨格の各状態である。その説明は、いま変化しつつある原自己と、そうした変化を引き起こす対象の感覚運動マップとの関係性を描写している。

要するに、脳が、ある対象——たとえば、顔、メロディ、歯痛、ある出来事の記憶——のイメージを形成し、その対象のイメージが有機体の状態に「影響を及ぼす」と、別のレベルの脳構造が、対象と有機体の相互作用によって活性化したさまざまな脳領域でいま起きている事象について、素早く、非言語的な説明をする。対象と関連する結果のマッピングは、原自己と対象を表象する一次のニューラル・マップに生じ、対象と有機体の「因果的関係」に対する説明は、唯一、二次のニューラル・マップに取り込まれる。これを比喩を使って言うと、その早い第二次の非言語的説明が語るストーリーとは、〈さかんに別のものを表象しているときに、みずからの変化の状態を表象しているさなかに捕まった有機体の話〉ということになるかもしれない。しかしここで驚くべきは、捕まえるほうの認識可能な実在が、その捕り物のプロセスの話の中で生み出されているという事実である。

この企ては、脳が表象する対象一つひとつに対して、間断なく繰り返される。その場合、対象が実際に存在し有機体と相互作用しようが、いま過去の記憶から甦《よみがえ》りつつあろうが、どちらでもよい。また、その対象は何でもよい。健康な人間なら、脳が覚醒していて、イメージ生成機構と意識の機構が「オン」であるかぎり、そして瞑想のようなもので自分の心の状態を操作していないかぎり、「本物の」対象も「思考上の」対象も尽きることはなく、したがって中核意識と呼ばれる産物も潤沢で尽きることはない。本物であれ、想起されたものであれ、対象はあまりにも多く、しばしば、ほとんど同時に複数の対象が存在する。同じイメージ化の企ては、われわれが思考と呼ぶ流れのプロセスにおいて大いに見て取れる。

私が提唱するこの無言の話の基盤はイメージになるニューラル・パターンにある。イメージは同一の基本通貨であり、その中で、意識をもたらす対象の描写もなされている。きわめて重要なことは、この話を構成するイメージが、思考の流れの中に統合されていることだ。この意識の話におけるイメージが対象のイメージとともに影のように流れ、対象に対する問われざるコメントになっている。脳の中の映画というメタファーに戻れば、それは映画の「中に」ある。外の観客はいない。

さて、中核意識がどのように起こるかに関する私見はこのへんにして、つぎにこの仮説における第二の要素に目を向けよう。第一の要素――対象と有機体との関係についてのイメージ化された非言語的説明――を生み出すプロセスには、明確な二つの帰結がある。前に述べたように、一つは認識の希薄なイメージ、つまり自己の感覚という感情的本質である。そしてもう一つは原因的対象の強化されたイメージであり、それが中核意識を支配する。注意が対象に向けられ、その結果、その対象のイメージが心の中できわだつ。その対象は、運のない他の対象から「分離される」。ジェームズ的意味においてもホワイトヘッド的意味においても、その対象は特別な「契機」として選択される。それは一つの「事実」となり、その生成をもたらしている先行事象につづく。それは、こうしたことが起きている有機体との関係

・その音楽がつづく間、あなたはその音楽だ——つかの間の中核自己の一部である。

あなたは、いまあなたに意識があることを認識しているし、あなたが認識中であることを感じている。なぜなら、あなたの有機体の思考の流れに合流する例のイメージ化された精妙な説明が、〈あなたの原自己が、あなたの心の中でたったいま顕著になった対象によって変えられた〉という知識を提示するからだ。

あなたは、あなたが存在することを認識している。なぜなら、その話があなたを認識中の主人公として提示するからだ。あなたは「感じとられた」中核自己として、一時的ではあるが間断なく、認識の海面上に顔を出している。その中核自己は、脳の外から感覚装置へと入ってくるものにより、あるいは、脳の記憶倉庫から感覚的、運動的、または自発的想起へ向かうものにより、繰り返し更新される。

あなたは、あなたが「見ている」ことを認識している。なぜなら、その説明が、その「見る」ということをしている人物——「あなた」——を描写しているからだ。

意識ある「あなた」の第一の基盤は「いま修正を受けつつある非意識的な原自己」の再表象の中に生じる感情であり、それは、その修正の原因を明らかにする説明の中にある。意識の背後にある第一の巧妙な仕組みはこの説明の創造であり、その第一の結果が認識の感情である。

認識はその話の中で生み出される。認識は、その非言語的説明を構成する新たに構築されたニューラル・パターンの中にある。しかし、あなたがその語りに気づくことはほとんどない。なぜなら、心のディスプレーを支配しているイメージは、いまあなたが意識しているものごと——あなたが見たり聞いたりしている対象——のイメージであって、「認識中のあなた」という感情を素早く構成するイメージではないからだ。ときおり、その説明と関連する推理が言語的に翻訳され、あなたがそのささやきに気づくことがある。そうだ、私が見ているんだ、聞いているんだ、触れているんだ、と。しかし、その話はたとえ弱々しくても、もしそれが神経疾患により停止すれば、あなたの意識も停止する。そのちがいはとてつもなく大きい。

T・S・エリオットは『四つの四重奏曲』の中で、「音楽はあまりに深いところで聞こえるから、まったく聞こえない」、「その音楽がつづく間、あなたはその音楽である」と書いているが、そのとき彼は、いま私が述べたようなことを考えていたのかもしれない。

・つかの間の中核自己を超えて——自伝的自己

その音楽が過ぎ去ったあとも何かがつづく。数多くの短命の中核自己の出現のあと、確かに何かが残っている。

莫大な記憶容量をもつわれわれのような複雑な有機体においては、われわれが自分の存在を見いだす一瞬の認識が、記憶に書きとどめられ、適切に分類され、過去や予期される未来と関係する他の記憶と関連づけられる。その複雑な学習操作の結果が自伝的記憶——つまり、われわれは身体的にはどういう人間で、行動的には通常どういう人間で、将来どのような人間になろうとしているか、という一連の傾性的記録——である。われわれは生涯にわたって、この一連の記憶を拡大したりつくり変えたりすることができる。量的には多い場合も少ない場合もあるだろうが、必要があって、そのうちのなにがしかの個人的記録が、再構築されたイメージの中で明示的にされると、それらは「自伝的自己」になる。

私が見るところ、真に驚くべきことは、神経学的、認知的に言って、自伝的記憶が、非意識的な原自己と、そして各瞬間の創発的［emergent］で意識的な中核自己と、構造的につながっていることだ。このつながりは、はかなさを運命づけられている現下の中核意識のプロセスと、次第に大きさを増していく一連の揺るぎない記憶——個人に特有な歴史的事実や一貫した特徴と関係する記憶——の架け橋を形成している。

言い換えると、身体に基盤をもち動的に安定している原自己は一瞬一瞬再構築され、意識的な中核自己は対象が原自己を修正するとき二次的な非言語的説明の中に生まれるが、両者は、記憶されている不変の事実——あなたはどこで生まれたか、だれのもとに生まれたか、あなたの自伝における重要な出来事、あなたの好きなもの嫌いなもの、あなたの名前、等々——がいっしょに提示されることで、豊かなものになる。自伝的自己の基盤は安定していて不変だが、経験の所産として、その範囲は連続的に変化する。したがって、一生をとおして基本的に同じ形で再生される中核自己にくらべ、自伝的自己はつくり変えられることが多い。

自伝的自己　AUTOBIOGRAPHICAL SELF
自伝的自己の基盤は自伝的記憶である。その自伝的記憶は、過去と予期される未来の個人的経験についての多数の内在的記憶からなる。個人的伝記の不変的特徴が自伝的記憶の基盤を構成する。自伝的記憶は生活経験とともに連続的に増大するが、新しい経験を反映するために部分的に改変することができる。アイデンティティや人格を記述している一連の記憶は、必要があるときはいつでもニューラル・パターンとして再活性化して、イメージとして明示的なものにすることができる。再活性化された各記憶は「認識されるべきもの」として機能し、それ自身の中核意識のパルスを生み出す。その結果、われわれは自伝的自己を意識している

中核自己　CORE SELF
中核自己は、ある対象が原自己を修正すると生じる、二次の非言語的説明の中にある。中核自己はいかなる対象によっても引き起こされる。中核自己を生み出す機構は一生涯ほとんど変化しない。われわれは中核自己を意識している

意識

原自己　PROTO-SELF
原自己は、脳の複数のレベルで有機体の状態を刻々と表象している、相互に関連しあった、そして一時的に一貫性のある、一連のニューラル・パターン。われわれは原自己を意識して「いない」

表6-1　「自己」の種類

根源的説明の主役としての中核自己とはちがって、また有機体の状態の現在の表象である原自己ともちがい、自伝的自己は、まさに認知的、神経学的な意味での「概念」にもとづいている。その概念は、相互に結合したいくつかの脳のネットワークの中に傾性的、内在的記憶という形で存在し、その内在的記憶の多くはいつでも同時に明示的なものになりうる。そのイメージの形での活性化は、健全な精神生活の一コマ一コマの背景幕になっている。通常は注意を向けられておらず、中核自己や認識がそうであるように、気配からある程度推測されるぐらいだが、それは確かにそこにあって、ここにいるのが自分であることを確かめる必要が生じれば、いつでも中心的なものになる。それは自分の人格や他人の存在様式の特徴を描写するときにわれわれが使う素材である。

これについては次章で拡張意識について論じるとき、そしてアイデンティティや個人的特質の背後にある機構について論じるとき、さらに詳しく取り上げる。

発達の視点で言えば、われわれの存在の初期の段階では、あるのはほとんど、繰り返される中核自己の状態だけではないかと思う。しかし、経験が積み重なるにつれ自伝的記憶が増大し、自伝的自己を展開できるようになる。

自伝的記憶がどれほどうまく増大しようと、また自伝的自己がどれほど堅固であろうと、中核意識の連続的供給がなければ、それらを所有する有機体にとってそれらが意義あるものにならないことは明らかだ。

自伝的自己のコンテンツが認識されるのは、新しい中核自己の構築と、認識されるべきそ

中核自己	自伝的自己
意識の束の間の主役。中核意識の機構を刺激するいかなる対象に対しても、生み出される。そのような対象は永久にいくらでもあるから、中核自己は連続的に生み出され、それゆえ時間的に連続しているように見える	中核自己の経験の、永久的ではあるが傾性的な記録に基盤がある。そうした記録は、ニューラル・パターンとして活性化し、明示的なイメージに変えることができる。その記録はさらなる経験により、部分的に修正される
中核自己の機構は原自己の存在を必要とする。中核自己の生物学的本質は、いま修正されつつある原自己の二次のマップにある表象だ	自伝的自己は、それが徐々に発達しはじめるために、中核自己の存在が必要だ
	自伝的自己はまた、その記憶の活性化が中核意識をもたらすよう中核意識の機構を必要としている

表6-2　中核自己と自伝的自己のちがい

うしたコンテンツの一つひとつに対する認識が存在するときだけだ。たとえば、癲癇性《てんかんせい》自動症の発作を起こしている患者は、自伝的記憶を破壊してはいないが、そのコンテンツにアクセスすることはできない。発作が終わり、中核意識が回復すると、ふたたび橋がかかり、必要に応じて自伝的自己を呼び起こすことができるのである。

　言い換えれば、自伝的自己のコンテンツはきわめてユニークな形でその個人と関係していながら、認識されるべきほかのものと同様、それが息づくには中核意識が頼りである。ちょっと不公平だが、そうでなければならない。

中核意識を組み立てる

私は、中核意識はパルスの形で生み出されると見ている。各パルスは、われわれが相互作用する対象により、あるいは想起する対象により、引き起こされる。一つの意識パルスは、ある対象が原自己を変化させるプロセスを誘発する直前にはじまり、別の新しい対象が一連の変化を誘発しはじめると終わる。はじめの対象によって修正された原自己は、あとの対象に対する「はじまりの」原自己になっている。こうしてまた新しい中核意識のパルスがはじまる。

意識の連続性は安定した意識パルスの生成によっている。それは、無数の対象に対する終わりのない処理からくる。本物の対象であれ、想起された対象であれ、それら無数の対象との相互作用が、つねに原自己を修正する。意識の連続性は、流れの尽きない中核意識の非言語的説明から生まれている。

複数の説明が同時に生み出されることは可能性としてはある。なぜなら、同時に関われる対象はそう多くはないが、ほぼ同じ時間に複数の対象が関わることはあるからで、したがって複数の対象が原自己の状態の修正を誘発することがあるだろう。となると、一つの道筋、一つの連続的思考を暗示する比喩が「意識の流れ」だが、意識の流れの一部が一つの対象の中で生じているのではなく、複数の対象の中で生じている可能性がある。

さらに、対象と相互作用するごとに複数の話が生み出される可能性もある。なぜなら、複数の脳のレベルが関わっているかもしれないからだ。この場合も、そうした状況は有益であると思われる。それによって十分すぎる量の中核意識が生み出され、「認識」の状態の連続性が保証されるからだ。この、中核意識が複数生み出される問題については、またあとで論じることにする。

二次のニューラル・パターンの必要性

有機体が対象と相互作用することで生じる原自己の変化。その変化のストーリーを語るには、そのためのプロセス、そのための神経基盤が必要だ。ごく単純に言えば、原因的対象と原自己の変化を別々に表象する多くの神経構造のほかに、原自己と対象の双方を時間的関係で「再表象」し、そうすることでいまその有機体に実際に起きていること——「はじまりの瞬間における原自己」、「感覚的表象になる対象」、「はじまりの原自己から対象によって修正された原自己への変化」——を表象できるような別の構造が、少なくとも一つは必要だ。

私は、人間の脳には、一次の事象を二次のニューラル・パターンとして再表象できる構造がいくつかあると思う。有機体と対象の関係についての非言語的、イメージ的説明に対する二次のニューラル・パターンは、たぶん、いくつかの「二次の」構造の間の複雑な信号のやりとりをもとにしている。どこか一つの脳部位に絶対的な二次のニューラル・パターンがある可能性は低い。

相互作用によって二次のマップを生むそうした二次の構造の主たる特徴は、以下のごとく

である。どの二次の構造も、

(1) 原自己の表象に関わっている部位からの信号、そして対象を表象しうる部位からの信号、その「双方を」軸索《じくさく》を介して受け取ることができなければならない。

(2) 一次のマップで生じている事象を、時間順に「記述」していくニューラル・パターンを生み出すことができなければならない。

(3) そのニューラル・パターンから生じるイメージを、直接的ないしは間接的に、われわれが思考と呼ぶイメージの流れの中にもち込むことができなければならない。

(4) 対象のイメージが強化されるよう対象を処理している構造に、直接的ないしは間接的に、信号を戻すことができなければならない。

以上の概念図を図6-1に示す。二次の構造は、脳のさまざまな部位で生じている事象――対象Xのイメージ形成、Xのイメージが形成されはじめるときの原自己の状態、Xの処理によって引き起こされる原自己の変化――と関連する一連の信号を受け取る。この一連の再表象が、直接的あるいは間接的に、あるイメージ――すなわち、対象Xと、Xによって変化した原自己との関係のイメージ――の基盤たるニューラル・パターンを構成する。

再度強調しておけば、これは概念を単純化したものだ。しかし二次の構造がいくつかあることから見て、関係性のニューラル・パターンとイメージは、それら二次の構造どうしの信

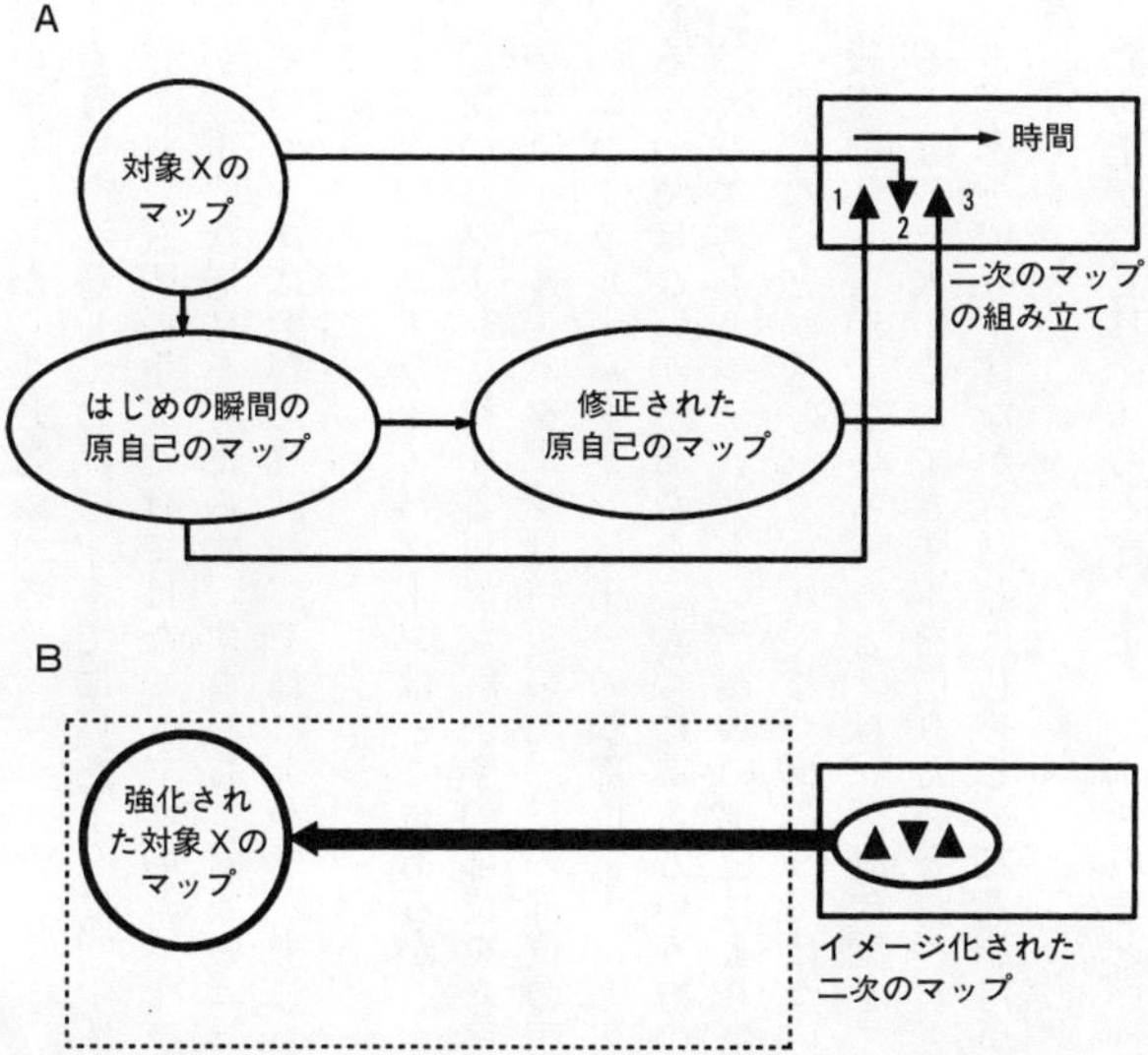

図6-1　原自己と対象Xのマップの関係 —— A：二次の構造において時間順で組み立てられる、二次のニューラル・パターンの要素。B：二次のマップのイメージが生じ、対象のマップが強化される

号のやりとりから生じるのだろう。

もう一つ注意しておけば、すでに見たように、中核意識のプロセスは、このようなイメージ化された説明の生成だけではない。二次のニューラル・パターンの中にある説明のパターンが、重要な帰結をもたらす。すなわち、対象のニューラル・マップの活動を修飾することでそのマップに影響を及ぼし、それによって、少しの間、そのパターンを強化し、きわだたせている。

・二次のニューラル・パターンはどこにあるか

二次のパターンに対する可能な解剖学的部位を考察することは重要だ。私の考えでは、二次のニューラル・パターンは特定の二、三の部位の相互作用から一時的に生まれている。二次のニューラル・パターンは単一の脳部位——たとえば骨相学的な意識中枢——に見いだされるものではないが、あちらこちらにあるというものでもない。

二次のニューラル・パターンが複数の部位により生み出されているという事実は、最初は驚くようなことかもしれないが、じつはそうではない。それは例外的なものではなく、脳の一般規則にしたがっている。たとえば、運動に関して何が起こるだろうか。あなたが部屋にいるとき、友人がやってきて本を借りたいと言ったとしよう。あなたは立ち上がって歩いていき、本を取り上げながら話しはじめる。友人が何かおもしろいことを言う。あなたは笑いだす。

立ち上がって移動するとき、そして本を取るという目的のためにある姿勢をとるとき、あなたは全身で動きを生み出している。あなたの足が動いている。右手が動いている。言語器官の一部もそうだ。そしてあなたが笑っているときの、顔、胸郭、横隔膜の筋肉もそうだ。

前に、行動をオーケストラの演奏にたとえたが、その行動がそうであるように、運動を生み出すものがいくつか「別々に」存在し、それぞれがその役割をこなしている。意志のコントロールのもとでそうしているものもあるし（本を取り上げるのに役立っているもの）、そうでないものもある（身体の姿勢や笑いをコントロールしているもの）。しかし、それらすべては時間的、空間的に見事に調整されていて、その結果、あなたの動きは滑らかになされ、まるでその動きが一つの部位と一つの意志によって生み出されているかのようである。この驚くべき滑らかな融合がいったいどこでどのように起きているのか、われわれはほとんどわかっていない。だがまちがいなくすべては、脳幹《のうかん》、小脳、大脳基底核のおびただしい数の回路の助けを得て、相互に信号をやりとりしながら起きている。もちろん、厳密にどのようにかは明らかではないが。

このような状況を私の考えている中核意識にあてはめてみよう。つまり、私が言わんとしていることは、この場合も、意識を生み出すものがいくつかの脳レベルに複数存在していながら、認識者と対象に関するプロセスは滑らかであるように見えるということ。正常な状況では、対象の処理のさまざまな側面と関係するいくつかの二次のマップが、ほぼ同じ時間間隔で並行的に生み出されると仮定するのは理にかなっている。その対象に対する中核意識は、複数の二次のマップの合成――先に私が提示したイメージ化された説明をもたらし、なおかつ対象の強化をもたらす統合的なニューラル・パターン——から生まれる。その融合、混合、平滑化がどのようになされるのかはわからないが、その種の謎が意識に特有なものではないことを指摘しておくことは重要だ。運動のような他の機能にもそれはある。たぶん後者が解決できれば、前者も解決できるだろう。

さまざまな部位から集まってくる信号を受け取り、それにより二次のマップをつくることのできる脳構造がいくつかある。この仮説において、私の考えている二次の構造は、「有機体全体のマップ」からの信号と「対象のマップ」からの信号とを結びつける仕事をしなければならない。そのような要求を念頭に置くと、頭頂部位と側頭部位の高次皮質、海馬、小脳など、いくつかの候補が消えていく。それらの役割は一次のマッピングにある。

さらに、この仮説に必要な二次の構造は、一次のマップに影響を及ぼし、その結果、対象のイメージの強化と一貫性がもたらされるようなものでなければならない。この要求も考慮に入れると、二次の構造の真の候補は、上丘《じょうきゅう》（蓋《がい》として知られる中脳後部の丘のような対《つい》構造）、帯状回《たいじょうかい》皮質の全領域、視床、そして一部の前頭前《ぜんとうぜん》皮質、である。これらの候補はどれも意識においてある役割をはたしているが、そのどれもが単独では機能しないし、その寄与の範囲はいろいろではないかと私は考えている。たとえば、私は上丘が人間の意識においてとくに重要だとは思っていない。また前頭前皮質は、たぶん拡張意識にだけ関わっているのではないかと思う。図6-2は、これらの構造がどこにあるかをざっと示している。

これらの構造間での相互作用という考え方が、この仮説の重要なポイントである。たとえ

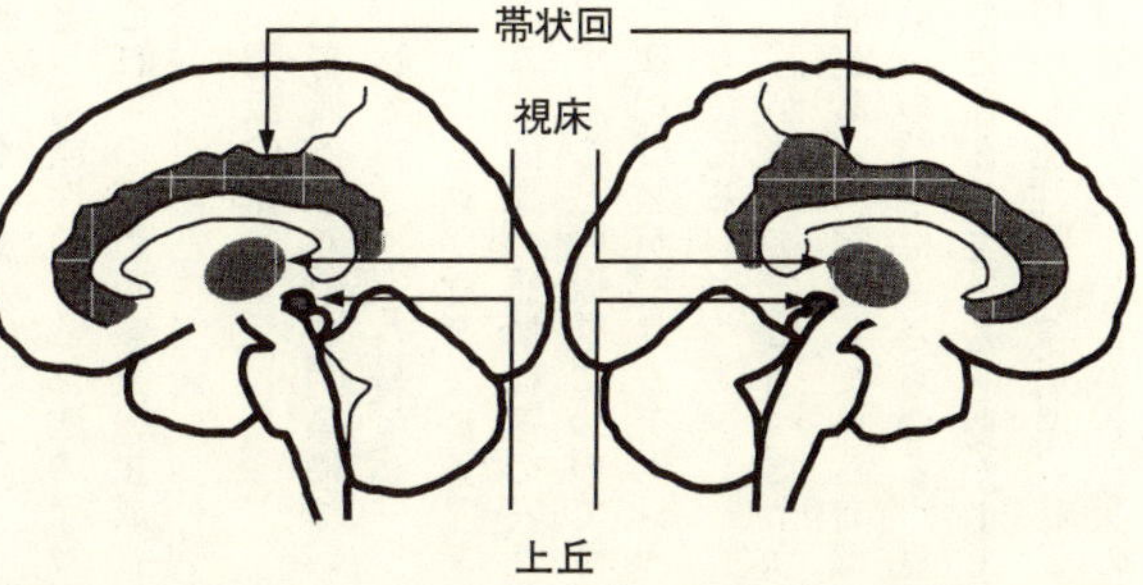

図6-2　仮説の中で述べた二次のマップのための主な構造の位置

ば中核意識に関して言えば、私は上丘も帯状回皮質も独自に二次のマップを組み立てていると思っている。ただ、認識の感情に対する基盤として私が仮説の中で考えている二次のニューラル・パターンは、超領野的である。それは視床の調整下でなされる上丘と帯状回の合奏から生まれるものではないだろうか。そして帯状回と視床がその合奏でもっとも大きい要素であると考えるのは理にかなっている。

二次のニューラル・パターンはその後、対象のイメージに作用してそれを強化するが、それはたとえば、視床皮質修飾、あるいは前脳基底部《ぜんのうきていぶ》や脳幹のアセチルコリン核やモノアミン核の活性化など、皮質処理に作用するいくつかの手段によってなされる。私が提唱している二次の構造が実際にそのような影響を及ぼす手段を有していることは興味深い。

意識をもたらすのに必要な神経解剖学的装置のリストはふくらみつつあるが、幸い限られてはいる。そのリストに含まれているのは、原自己をもたらすのに必要ないくつかの構造（いくつかの脳幹核、視床下部《ししようかぶ》と前脳基底部、体性感覚皮質の一部）と、可能性のある二次のマッピング部位としてここで列挙した構造である。後の第八章で、これらの構造が意識の生成にどのように関わっているかを考察する。

認識のイメージ

有機体と対象の関係についてのイメージ化された説明の第一の用途は、有機体にいまそれがしていることを教えること、表現を変えれば、有機体がけっして問うたことのない問題――いま何が起きている？　ものごとのイメージとこの身体の関係は？――に答えることである。認識の感情はその答えのはじまりである。すでに私は、そういった求めざる認識を獲得することの帰結についてざっと述べた。それは状況を理解する自由のはじまりである。それは、自然が授けるデュシャン的「レディーメイド」(1)とはちがう反応を計画する機会のはじまりである。

しかし、すでに述べたように、イメージ化された説明を生むプロセスには第二の直接的用途がある。覚醒している有機体の、しかるべき装置を備えた脳が中核意識を生むとき、その第一の結果は「さらなる」覚醒である（ボールを転がしはじめるには、ある程度の覚醒がすでに存在している必要があったことに注意）。そして第二の結果は、原因的対象への「より集中した注意」（やはり、すでにある程度の注意が存在していた）。これら二つの結果は、その対象を表象している一次のマップを強化することによってなされる。

ある程度まで、「意識的状態」に含意されるメッセージは「集中的な注意が対象Xに払われねばならない」である。意識は「強化された」覚醒と「集中した」注意をもたらし、そのどちらもが、いくつかのコンテンツに対するイメージ処理を改善し、それゆえ、即座の反応、計画された反応を最適化するのに役立つ。有機体とある対象との関わりが、その対象を知覚的に処理する有機体の能力を増強し、また他の対象と関わる機会を増す（有機体はさらなる遭遇、より込み入った相互作用に備える）。全体的な結果は、より大きな注意、より研ぎ澄まされた焦点、より高い質のイメージ処理である。

認識のイメージは、認識の感情と対象の強化をもたらす以外に、記憶と推論に助けられながら、中核意識のプロセスを強化する単純な非言語的推理の基盤を形成している。これらの推理は、たとえば、命の調節と、個人的視点という感覚の中に内在するイメージの処理との、密接な関係を明らかにしている。まただれが所有者かは、いわば視点という感覚の中に隠れているが、以下の推理がなされるなら、すぐに明らかになる。もしこれらのイメージが、私がいま感じているこの身体の視点を有していれば、これらのイメージは私の身体の中にある（つまり、それらは私のものである）。動作の感覚に関して言えば、それは、いくつかのイメージは運動反応に対するいくつかのオプションと緊密に関係しているという事実の中にある。そこに、これらのイメージは私のもので、そのイメージを生み出した対象に私は作用することができる、というわれわれの作用の感覚がある。

知覚された対象や想起された過去の知覚からの意識

対象が直接われわれの周囲にあるのではなく、記憶から呼び起こされる場合も、それらのイメージが中核意識を生む。その理由はつぎの事実と関係している。すなわち、われわれは対象の物理的側面——たとえば、形、色、音、典型的な動き、匂い——だけを記憶に蓄えているだけでなく、そういった側面を感知するプロセスと関わる有機体の運動的側面、対象に対する情動反応、その対象を感知するときのより広範な身体的、心的状態も記憶に蓄えているという事実である。その結果、心の中である対象を想起しそのイメージを展開すると、そういった関連側面を表象するイメージのうちの少なくともいくつかのイメージが再構築される。あなたが想起する対象に対する有機体のそのような一連の調整が、外的な対象を直接知覚するときに生じる状況に類似した状況を生み出す。

要するに、あなたがある対象について考えると、過去にその対象を知覚するために求められた調整の一部と、その対象に対する過去の情動反応が再構築されるが、それだけで十分に、あなたの目の前に直接外的対象がある場合と同様に、原自己が変化する。実際の知覚と想起とではあなたが意識的になる対象の直接の源は異なっているが、何かを感知するという意識は、実際の知覚においてであれ想起においてであれ、同じである。だから、クラーレで麻痺した患者は、ある対象を知覚するために感覚運動の実際の姿勢調節を生み出せないが、その静止した感覚装置にもたらされる対象を心的に自覚している。

おそらく、将来の感覚運動調整に対する計画でさえ、原自己を効果的に変化させ、二次の説明を生み出すだろう。もし動作だけでなく動作の計画までもが二次のマップの原因になりうるなら、中核意識はずっと早く生じるかもしれない。なぜなら、動きの計画は必然的に動きの前に起こるからで、それはちょうど、最終的に情動を引き起こす反応が、その情動が現れる前に起こるのと同じである。

われわれの脳は、体性感覚マップの中に、行動の計画と行動そのものを表象している可能性があり、またそのような計画は二次のマップに利用されうるので、脳には意識の根源的説明を構築するための二重の機構があるかもしれない。

中核意識の非言語的特性

私は「話」とか「ストーリーを語る」と言ってきたが、ここでその意味を明確にしよう。そうした表現は言語とあまりにも深く結びついているので、読者にはそれらを言葉で考えないようにしてもらいたい。私が言っているのは、言葉をつなぎ合わせるという意味での「話」とか「ストーリー」ではない。私は、論理的に関係している複数の事象の非言語的マップをつくるという意味で、話とか、ストーリーを語る、と言っている。

人間の場合、二次の非言語的な意識の話はただちに言語に変換されるだろう。それを「三次」と呼んでもいいかもしれない。認識作用は新しく生み出された中核自己によるという話に加え、人間の脳は自動的にその話の言語版も生み出す。だれもその言語的翻訳を止めることはできない。われわれの心の非言語的トラックでなされているものが、即座に言葉と文に翻訳される。それが言語をもつ生き物である人間の本質だ。この抑制不可能な翻訳、つまり、認識と中核自己が心の中で言語的「にも」存在するようになるという事実こそ、意識を言語だけで説明できるとする考え方の大本ではないだろうか。言語がわれわれのために心的状況についてコメントするとはじめて意識が生まれる、とずっと考えられてきた。前に述べたように、意識に対するこのような見解は、言語という道具を使いこなす人間だけが意識状態を有するとしている。だとすると、非言語的な動物や人間の赤子は、不幸にも、永久に無意識である。

意識を言語で説明することはできそうにない。われわれは言語に惑わされることなく、もっと説得力のある考え方を見いだす必要がある。興味深いことに、言語の本質それ自体が、言語が意識において基本的役割を担うことと相容れない。言葉や文は、実在、動作、事象、関係性を指示している。言葉や文は概念を翻訳し、概念は、実在、動作、事象、関係性に対する非言語的理解からなっている。必然的に、概念は、種《しゅ》の進化においてであれ、われわれの日常的経験においてであれ、言葉や文に先行する。健康で正気の人間の言葉や文は無から生まれないし、無の翻訳であるはずもない。だから、私の心が「私は」とか「私に」と言うとき、私の心は、私という有機体の、私という自己の、非言語的概念を、さらりと翻訳しているのだ。もしそこに中核自己という間断なく活性化される構成概念がなかったら、心はたぶんそれを「私は」とか「私に」とか翻訳することはできないだろう。適切な言葉への翻訳が生み出されるには、中核自己が存在しなければならない。

さて、私の見解が異議申し立てを受けるとすれば、それはつぎのようなものだろう。もし中核意識の無言劇——つまり、非言語的認識の話——が意識のレベルより下で起き、言語的翻訳だけがその無言劇が生じた証拠であるとしたらどうなるか。その場合、中核意識は言語的翻訳のときにだけ生じ、それより前、つまり非言語的な語りのときには生まれないだろう。私がありそうにないと見ている見解が復活するわけだが、ちょっとおかしい。なぜなら、認識作用における役者と出来事を説明するために私が概要を述べた機構はそのままで、非言語的な話だけでわれわれは認識するようになるという可能性を否定しているからだ。

この見解は興味深いものの、私はそれを進んで認めるつもりはない。進んで認めないのは、主として、その見解が意識をもつためには言語と言語能力に依存する必要があるとしているからだ。言語的翻訳は抑制されえないが、付随しないこともままあって、かなり気ままになされる（創造的な心は、判で押したような仕方ではなく、かなり変化に富んだ仕方で心的事象を翻訳する）。さらに、「言語的」創造心はフィクションに耽《ふけ》りやすい。たぶん、人間の分離脳研究におけるもっとも重要な知見はまさにつぎの点にある。人間の左大脳半球は、かならずしも事実と一致しない言語的な話をつくりやすい。

私は意識が突飛な言語的翻訳に、そしてそれに払われる予測不可能なレベルの注意に依存しているようには思えない。もし意識がその存在を言語的翻訳に頼っているなら、たぶん人間には事実に即したものから即さないものまで、さまざまな種類の意識があるだろうし、効率的なものからそうでないものまで、さまざまなレベルや強さの意識があるだろう。また最悪なものとして、意識の消滅というのもあるだろう。だが、こうしたことは健康で正気の人間に起きていることではない。自己と認識についての根源的な話は、一貫性をもって語られる。一つの対象に向けられるあなたの「注意」の程度は変化するが、あなたがある対象から別の対象へと気をそらされても、あなたの全体的な意識のレベルが識閾《しきいき》より下に落ちることはない。つまり、あなたが無感覚状態になることはないし、発作を起こしているように見えることもない。あなたは別のことを意識していて、何も意識していないのではない。識閾はあなたが目覚めると満たされ、その後はそれが「オフ」になるまで、意識は「オン」である。言葉や文がなくなると、あなたは眠るのではない。ただ耳を澄まし、じっと見ているのだ。

意識を言語の存在に依存させるなら、私がこれまで概要を述べてきた中核意識はまったく必要ない。言語依存仮説にしたがえば、意識は言語習得のあとに生じるから、その習得を欠いている有機体には生じえない。ジュリアン・ジェインズが意識の進化に関する彼の魅力的な論文を提示するとき、彼は私のように中核意識にではなくポスト言語の意識に言及している。またダニエル・デネット(2)、ウンベルト・マツラナ、フランシスコ・ヴァレラといった思想家が意識について語るとき、彼らはたいてい意識をポスト言語現象として論じている。私が見るところ、彼らが語っているのは、生物進化のこの時点で生じるより高いレベルの拡張意識のことだ。彼らの見解にまったく異存はないが、私が明確にしておきたいのは、私の見解においては、拡張意識は、人間やほかの種がこれまで長い間もちつづけてきた——そしてこれからももちつづける——基礎的な中核意識の上にあるということ。

ホムンクルスについてもう一言

「自己」の問題に対するホムンクルスという評判の悪い解決法に関して、そしてなぜそれがうまくいかなかったかに関して、ここでコメントしておくのがよいかと思う。ホムンクルスという不的確な解決法は、脳の一部——「認識者の部分《パート》」——が、その脳の中で形成されるイメージを解釈するのに必要な全知識をもっていると仮定することからなっていた。イメージはその認識者に提示され、その認識者はそれらをどう扱うべきかを知っていた。この解決法で、その認識者は、いわゆるホムンクルスという、空間的に境界を定められた一個の入れ物だった。その言葉から、脳のサイズにスケールダウンした小さな人間を思い浮かべる者も多くいた。大脳皮質の運動体性・感覚部位についての教科書の図に登場する例の絵——舌を突き出し、両脚が上下さかさまの絵——を思い浮かべる者もいた。

ホムンクルスによる解決法の問題は、もしすべてを認識しているその小さな人間がわれわれ一人ひとりのために認識をつかさどるとしたら、その小さな人間は、われわれが最初に取り上げた困難に直面するということ。だれが「その小さな人間の」認識をつかさどるのか。もちろん別の小さな人間、ほんの少し小さい別のである。そして今度は、その第二の小さな人間が、その認識者になるべき第三の小さな人間を、内に必要とする。この連鎖に終わりはない。そして無限後退としてこのように問題を先送りしてしまうから、ホムンクルスの解決法は事実上不合格だった。もちろん、この不合格は結構なことだった。認識のような複雑なものを、例の伝統的な脳「中枢」で説明することは不適切であることが、それで浮き彫りになったのだから。しかし、それは別の解決法の発展に寒々とした影響を及ぼした。それは飛行機恐怖症よりたちの悪いホムンクルス恐怖症を生み出し、認識する自己について具体的に述べることが恐れられるようになった。そしてすぐに、認識作用と自己は脳の小さな人間の内側から消えただけでなく、どこにも存在しなくなった。

われわれはどのように認識するかという問題を解決するために考え出されたホムンクルスがうまくいかなかったことで、自己という概念そのものに疑いが向けられた。これは不幸なことだった。たくさんの知識を授けられ、脳のひとところに居座るホムンクルスのごとき認識者を疑うべきである。そんなものは生理学的に意味がない。すべての証拠が、そのようなものが存在しないことを示している。しかし、このホムンクルスの失敗は、自己の概念がホムンクルスの概念とともに破棄されるべきである、あるいは破棄しうるものである、ということを意味してはいない。われわれがその概念を気に入ろうが入るまいが、われわれがものごとを認識しているとき、正常な人間の心には自己の感覚のようなものがまちがいなく存在する。気に入ろうが入るまいが、人間の心は、いつも認識されるものと認識するものとの、二つに分かれている。

中核意識のイメージの中にあるストーリーは、賢いホムンクルスのようなものによって語られるのではない。また、そのストーリーは自己としての「あなた」によって語られるのでもない。なぜなら、中核たる「あなた」はストーリーが語られるときはじめて、その「ストーリーそのものの中に」生まれるからだ。根源的なストーリーが語られているとき、そしてそのときだけ、あなたは心的存在として存在する。その音楽がつづく間、あなたはその音楽である。

よく知られた感覚装置や運動装置以外の適切な装置を備えた脳であれば、対象のイメージを形成しそれらのイメージに反応している有機体のイメージを形成することができる。そのような特別な装置は、安定した原自己を表象する能力と身体の内外に起こりうる多くのものごとを表象する能力とをすでに備えている有機体の認識作用を可能にする。そこにホムンクルスはいないし、また無限であれ何であれ、いかなる種類の後退もない。

ホムンクルス説の意識では、特殊な認識機関がいま起きていることを説明するように求められる。つまり、神経系と心の認識者であるホムンクルスは、それが仕えている脳と心以上によく知っていなければならない。しかしそうなるともちろん、つぎのホムンクルスは前のホムンクルス以上に知っていなければならず、無限と不条理へと進む。

私の見解においては、いかなる機関、いかなる認識者をも、問いただす必要はない。その答えは刻々と原自己によって表象される有機体に提示され、後に言語に翻訳しうる非言語的な話という形で有機体の前に置かれていく。何かがそれを求めるから説明が提示されるわけではない。

原自己は基準であって知識の倉庫ではないし、知的な知覚体でもない。原自己は認識のプロセスに参加しながら、きわめて寛大な脳が、「だれがするのか」、「だれが認識するのか」などと問われたことのない問題に答えることで、いま起きていることを説明するのをじっと待った。そして最初にその答えが届いたとき、自己の感覚が生まれた。しかし、最初の原初的な「語り」があってから数百万年後、豊かな認識と自伝的自己を授かったいまのわれわれには、まるでその問いが提起されたかのように、まるで自己が認識者であるかのように見える。

一つとして問われた問いはない。状況について中核自己に尋ねる必要はないし、中核自己も何も翻訳しない。認識は、寛大にも、ただで提示される。

確認

私はここまで、中核意識は休みなく生み出される認識作用のイメージに依存し、そのイメージはまず、認識されるべき対象の心的イメージに対応する認識の感情として表現される、と提唱してきた。また私は、認識の感情は対象のイメージの強化をもたらすという考えを述べた。

中核意識に対する可能な生物学に関して、私は、自己の感覚と認識の出現を支えていると思われる一連の構造や作用を提唱した。私は、仮説の形で提示したこの見解が、意識の生物学的役割に対する必要条件と、その心的現象の説明に対する必要条件を満たすように工夫した。また、神経解剖学と神経生理学の既知の事実に合致するようにした。

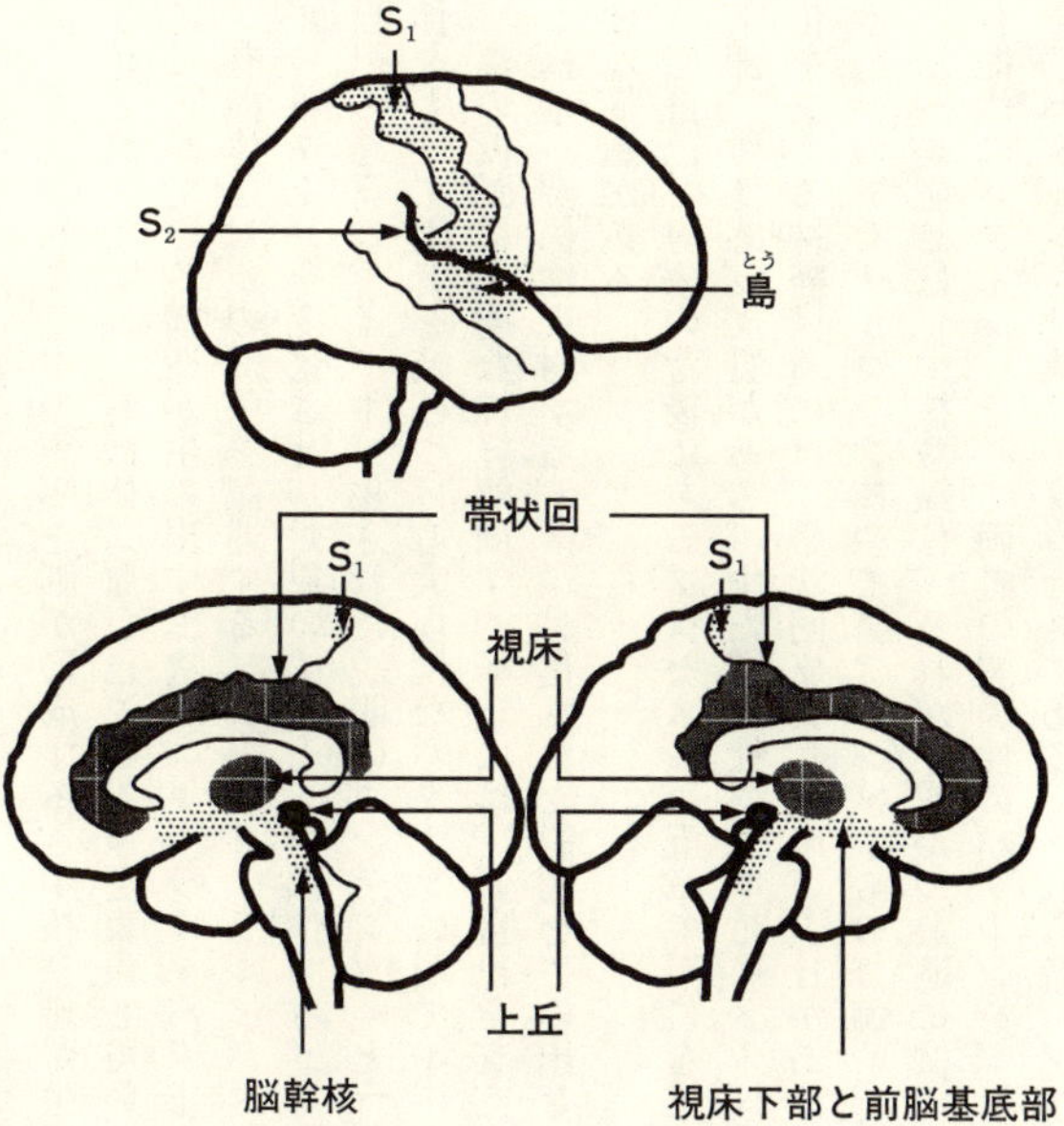

図6-3　原自己ならびに二次マップのための主な構造 —— これらの構造のほとんどは脳の正中線の付近に位置している

この仮説では、対象を処理すると有機体がどのように影響されるかについて、イメージ的、非言語的な二次の説明を脳が形成すると中核意識が生まれる、としている。そのイメージ化された説明は、有機体（原自己）と対象を表象している別のマップからの信号を受け取ることができる構造が生み出す二次のニューラル・パターンにもとづいている。

有機体と対象の関係を記述する二次のニューラル・パターンは、対象を記述するニューラル・パターンを変化させ、対象のイメージを強化する。対象を認識しているときの包括的な自己の感覚は、イメージ化された説明のコンテンツ「と」対象の強化から——たぶん、一貫性をもって両者を結びつける大規模なパターンの形で——生まれる。

この仮説に必要な神経解剖学的構造には、原自己を支える構造、対象を処理するのに必要な構造、関係性に対するイメージ化された説明を生み出し、かつその帰結をもたらすのに必要な構造がある。

原自己と対象の背後にあるプロセス（第五章参照）を支える神経構造には、脳幹核、視床下部、体性感覚皮質がある。また関係性に対するイメージ化された説明と対象イメージの強化を支える神経構造には、帯状回皮質、視床、上丘がある。イメージの強化は、前脳基底部や脳幹のアセチルコリン核やモノアミン核からの修飾や、視床皮質修飾を介してなされる。

結論を記せば、中核意識は、それが正常かつ最適に機能している場合、対象のパターン、有機体のパターン、そして両者の関係性のパターンを、ほとんど同時に結びつける神経的、心的パターンを達成するプロセスである。それら各パターンの出現とそれらの時間的な連合は、緊密に協力しながら作用している個々の脳部位の寄与にかかっている。本章で概略を述べた見解において私が目を向けているのは、有機体と対象の関係性に対するパターン構築に関する全プロセスのうちの、一つの側面だ。

中核意識の印象的なパターンが出現するころには、いくつかの脳領域がすでにかなりの量の脳組織を動作させている。しかし、たとえその動作の規模が見事だとしても、次章で述べる拡張意識のさらにずっと印象的なパターンと比較すると、中核意識のパターンは質素なものだ。ウィリアム・ジェームズが望んだように、ほとんど脳全体が意識的状態にあるのだ。

訳注

(1)マルセル・デュシャン（一八八七―一九六八）。伝統的芸術を過激に批判したフランスの著名なアーティスト。たとえば、男性用便器などの日常量産品（レディーメイド）にサインするだけでそれらを芸術作品に移行させようとした。

(2)米マサチューセッツ州タフツ大学の著名な哲学教授。『ダーウィンの危険な思想』（青土社）など、邦訳著作も多い。

第七章　拡張意識

拡張意識とは

中核意識を意識の不可欠な基盤とするなら、拡張意識は意識の極致である。われわれが意識のすばらしさを思うとき、われわれの頭にあるのはこの拡張意識である。われわれが、意識はひときわ人間的な特質、などと言うとき、われわれが考えているのは意識の最上層にある拡張意識であって中核意識などではないが、その傲慢さもいたしかたあるまい。拡張意識の働きはじつに並外れており、その頂きにおいて比類なく人間的である。

拡張意識は、後方にも前方にも、中核意識の「いま・ここ」を超えている。依然としていま・ここもあるが、それは現在を効果的に照らすのに必要なだけの過去に縁取られ、そしてさらに重要なことだが、それは未来にも縁取られている。拡張意識の範囲は、最大、最長、ゆりかごから未来まで一人の人間の全生涯にわたり、拡張意識は世界そのものということにもなる。そしていつでも、それを解き放ちさえすれば、拡張意識があなたを叙事詩的小説の主役にしてくれるし、うまく利用しさえすれば、拡張意識が創造への扉を大きく開いてくれる。

拡張意識は中核意識より規模が大きいこと、優れていることだけが中核意識とちがう。拡張意識は進化をとおして、個人の生活であれば生涯の経験をとおして発達する。中核意識があるから、いま空を飛んでいる鳥を見ているのは自分である、いま痛みの感覚をもっているのは自分である、といったことを、ほんのつかの間、認識できるとすれば、拡張意識があるから、こうした同じ経験がより広いカンバスに、より長い時間、置かれるのである。

拡張意識も同じ中核的な「あなた」に依存しているが、その「あなた」は、いまや、生きてきた過去と予期される未来という、あなたの自伝的記録の一部と結びついている。その結果、単に痛みがあるという事実にアクセスするのではなく、その痛みが肘の部分か、原因はテニスか、この前痛かったのは三年前だったか四年前だったか、マギー伯母さんも最近同じように痛がっていた、伯母が診《み》てもらった医者はメイ医師だったかそれともニコルス医師だったか、明日はジャックとテニスをすることはできない、といったように、事実をあれこれ吟味することもできる。いまや拡張意識によってアクセスできるようになった知識の範囲は、大パノラマを包含している。その大きなランドスケープを眺める自己は真に強靭で、それが自伝的自己である。

自伝的自己は、選択された一連の自伝的記憶の安定した再活性化と表示に依存している。中核意識においては、自己の感覚はパルスごとに新たに構築される、かすかな、そしてつかの間の認識の感情の中に生じる。しかし拡張意識においては、自己の感覚はわれわれ自身の個人的記憶の一部、すなわち「個人的な過去の対象」――刻々とわれわれのアイデンティティや個性を容易に具現化しうるもの――が、安定的に繰り返し表示される中に生じる。

拡張意識の秘密はこの仕組みの中に現れている。すなわち、自伝的記憶が「対象」であり、脳はそれをそのように扱い、したがって、その一つひとつが、中核意識に対して述べた仕方で、有機体に語りかけることができ、その結果、その一つひとつが中核意識のパルスを、つまり自己認識の感覚を、生み出せるようになっている。言い換えれば、拡張意識は、つぎの二つの能力のかけがえのない帰結である。第一は、中核意識の作用によって以前に認識されている無数の経験を、学習し記録にとどめる能力。第二は、それらの記録を再活性化する能力、すなわち、それらの記録がやはり対象として「自己認識の感覚」を生み出し認識されるように再活性化する能力である。

生物学的に言えば、一般的な自己の感覚を有する中核意識という単純なレベルから拡張意識という複雑なレベルへ移るときの生理学的にもっとも重要な斬新さは、事実に対する記憶である。その基本的な仕組みは同じことの繰り返しからなっている。すなわち、単純な「自己認識の感覚」を多数生み出す方法が、認識されるべき何かに対しても、また自伝的自己という認識をもたらす、恒久的に回復した複雑な何かに対しても、使われるのだ。そして最後の効率的な要素はワーキング・メモリ、つまりかなり長い時間その瞬間の多くの対象——認識される対象と、表示されているものが自伝的自己を構成している対象——をアクティブに保っておく能力である。その時間は、中核意識を特徴づけている一秒の何分の一というスケールではなく、何秒、何分のスケールだ。それは、われわれの個人的生活の大半を処理し、何時間、何年と時間幅を容易に拡張できるような時間スケールである。

要するに、拡張意識は二つの巧妙な仕組みから生まれている。第一の仕組みは、ある特別な種類の対象――有機体の自伝という「対象」、すなわち、過去に中核意識によって照らされたことのあるわれわれ自身の生活経験という「対象」――を、徐々に蓄積することだ。ひとたび自伝的記憶が形成されると、どんな対象が処理されているときでも、それらを想起することができる。そうした自伝的記憶の一つひとつは脳により一個の対象として扱われ、それぞれは、いま処理されている特定の非自己的対象とともに、中核意識の誘発因になる。拡張意識は、中核意識の基本的機構――有機体と対象との現在の関係についてのマップ化された説明の創造――と同じものに依存しているが、拡張意識はその機構を一個の非自己的対象Xに対してだけ使うのではなく、有機体の歴史との関係ですでに記憶化されている一連の対象に対しても使う。そして、その歴史の容赦ない想起が一貫して中核意識に照らされ、自伝的自己を構成する。

第二の巧妙な仕組みは、自伝的自己を定義する多くのイメージの集合体と、対象を定義するイメージとを、同時に、しかもかなり長い間、アクティブな状態に保っておくことだ。自伝的自己の繰り返される要素と対象とは、中核意識に生じる認識の感情の中に浸《つ》かっている。

結局、拡張意識は大きな範囲の実在物と事象を知る能力、つまり、中核意識におけるものより大きな範囲の知識に対する個人的視点の感覚、所有の感覚、作用の感覚を生み出す能力である。この、より大きな範囲の知識を生み出している自伝的自己には、ユニークな伝記的情報が包含されている。

自伝的自己は、十分な記憶能力と推論能力を授かった有機体においてのみ生じる。ジェローム・ケーガンのような発達心理学者たちは、人間はたぶん遅くとも生後一八ヵ月までには「自己」をつくっていると言った。私は、彼らが言及している自己は自伝的自己であると考えている。私はまた、ボノボ・チンパンジーのような類人猿は自伝的自己をもっていると考えており、さらに言えば、私の知るイヌの中にも自伝的自己をもっているものがいる。これらの動物は自伝的自己をもっているが人格はない。もちろん、われわれ人間はさらにずっと高い記憶能力、推論能力、そして言語という重要な能力により、自伝的自己と人格の双方をもっている。進化的時間に対しても、個人的な時間に対しても、われわれは自伝的自己によって、有機体の物質的環境と社会的環境の複雑な側面について、そしてこの複雑な世界における有機体の位置と潜在的活動範囲について認識することができているのだ。

拡張意識は知性と同一ではない。拡張意識は有機体に最大可能な範囲の知識を知らしめることと関係しているのに対して、知性は、新奇な反応が計画され達成されるように知識をうまく操作する能力と関係している。拡張意識は、知的な処理が起こるように、知識を明確かつ効率的に提示することに関わっている。拡張意識は知性の必要条件である。われわれが莫大な範囲の知識を背景に知的に振る舞えるのも、拡張意識の中でそのような知識を吟味できるからである。

拡張意識はまた、ワーキング・メモリと同じではない。ただし、ワーキング・メモリは拡

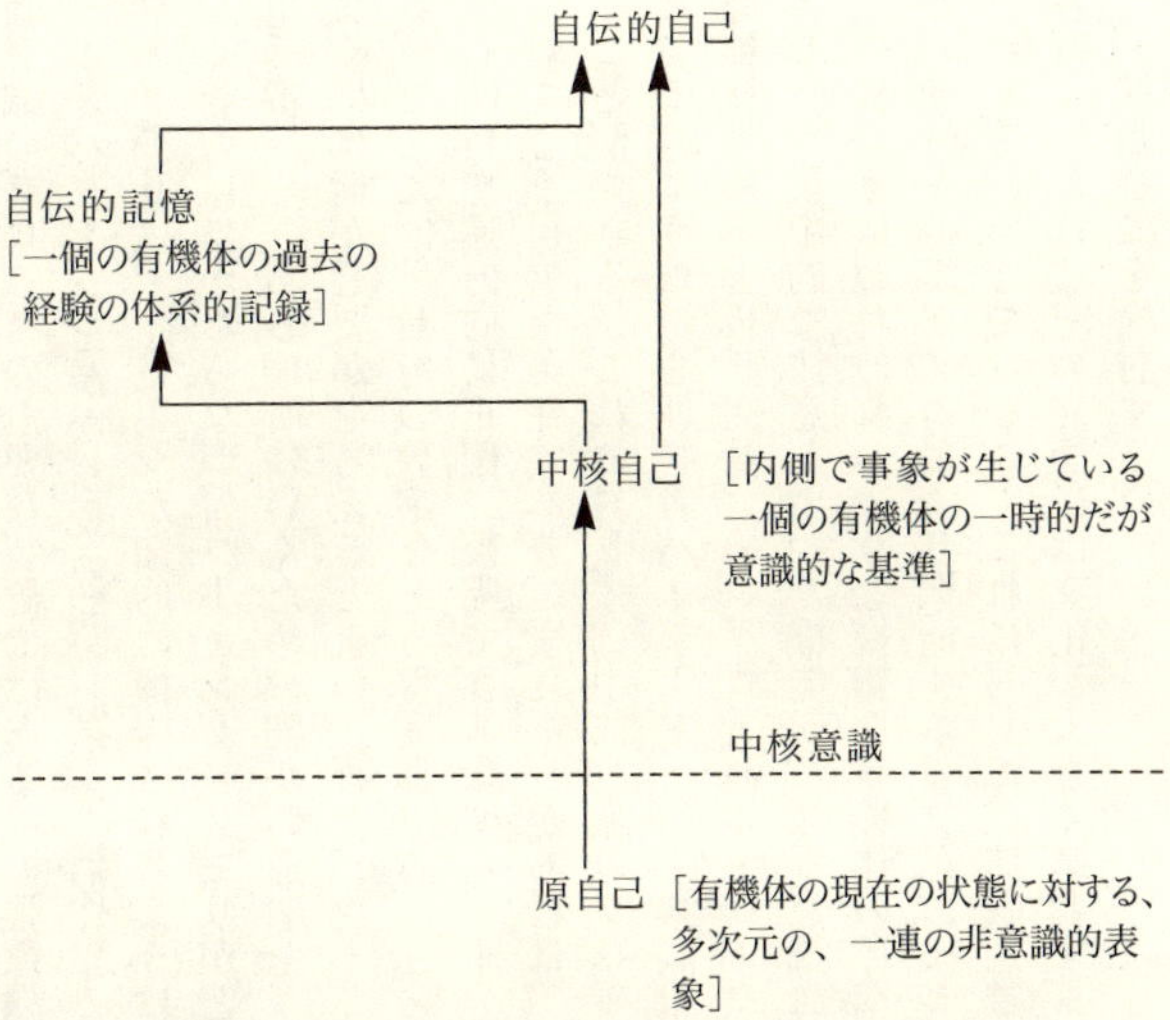

表7-1　自己の種類——非意識的な原自己と意識的な中核自己との間の矢印は、中核意識の機構の結果として生じる変化を表している。自伝的記憶への矢印は、繰り返される中核自己の経験の記憶を指している。自伝的自己に向かう二つの矢印は、自伝的自己が中核意識の連続的パルスと自伝的記憶の連続的再活性化とに、二重に依存していることを意味している

張意識のプロセスの重要な装置ではある。拡張意識は、自伝的自己を記述する多数のニューラル・パターンをかなり長い間、心の中に保持することに依存している。一方、ワーキング・メモリは、イメージが知的に操作されるように、それを十分長い時間心の中にとどめておく能力にほかならない。ワーキング・メモリがどういうものかを理解するには、一〇桁の電話番号や、ある場所にいくための細かい道順を、鉛筆と紙の助けを借りずに心にとどめておくには何が必要かを考えるとよい。また、ワーキング・メモリのテストをすることもできる。たとえば、七桁の数字をある程度長く心にとどめることができれば、そのうちの三桁ないし四桁を逆方向に正確に復唱できるはずだ。十分な容量のワーキング・メモリは拡張意識に対する不可欠な条件であり、またそれがあれば、複数の表象を長い間心の中にとどめておくことができる。これに対して、中核意識のレベルでは、ワーヤング・メモリの役割は無視してよいようだ。心理学者バーナード・バーズ［米カリフォルニア州・神経科学研究所の理論神経生物学上級研究員］の「グローバル・ワークスペース」という概念は、ワーキング・メモリや集中的な注意といった機能が、拡張意識に貢献する条件を記述するうまい方法だ。

中核意識はわれわれのような複雑な有機体の標準装備の一部であり、初期の環境からの少しの助けを得てゲノムにより機能する。文化によってもある程度まで変化するだろうが、おそらくそれほどではない。これに対して、拡張意識もゲノムによって定められてはいるが、各個人におけるその発達には文化が大きく影響するはずだ。

・拡張意識を検討する

拡張意識のよりどころは、長期的にも瞬間的にも、中核意識にある。神経疾患の患者の研究から、中核意識が失われると拡張意識もなくなることがわかっている。すでに見てきたように、欠神《けっしん》発作、癲癇性《てんかんせい》自動症、無動無言症、持続性植物状態の患者には、中核意識も拡張意識もない。その逆は真ではない。このあと見るように、拡張意識障害は、中核意識が保持されている状態だ。

拡張意識は中核意識より大きいテーマだが、科学的に検討するのは拡張意識のほうが容易だ。それが何でできているか認知的にかなりよく理解できるし、対応する行動的特徴も理解できる。拡張意識を有する有機体は、明らかに、外的環境に存在する情報だけでなく、内的に、つまり心の環境に存在する情報にも広く注意を向けている。たとえば、拡張意識を有する者として、おそらくいまあなたは異なったいくつかの心のコンテンツに同時に注意を払っている。印刷文、それが呼び起こす概念、それが生み出す疑問、そしてたぶん音楽や家の中の騒音、そして認識者としてのあなた自身に。そうしたコンテンツのすべてが同じように顕著で同じように明瞭というわけではないが、それらはみな舞台上にあって、ときどき、何十秒、いやときには何分も、そのうちのいくつかのコンテンツに光が当たる。

拡張意識をもつ有機体は、明らかに、いまという瞬間に関してだけでなく、より幅の広い時間——何時間、何日、何週間、何ヵ月——に対して複雑な行動を計画する。観察者は、そうした複雑かつ適切な行動が、個人の歴史とそのときの状況を考慮に入れて計画されていたことを、あとで推測することができる。言い換えると、一人の人間がなすことは単に現下の状況に対してではなく、より大きな文脈で意味をもたねばならない。

ハンス・クンメルのヒヒとマーク・ハウザーのチンパンジーの研究[1]は、私が拡張意識として説明しているものが人間以外の種《しゅ》にも存在することを示している。クンメルの入念なフィールドワークとハウザーの研究室での独創的な実験により、前述の認知作用を要する行動が明らかになっている。一つの例は、その日の水飲み場の選択に関する、ヒヒの群れの入念な、そして多くの時間を要する意思決定行動である。その決定には多数の要素が影響している。たとえば、水飲み場にある水の推定量、捕食者に遭遇するリスク、距離等々である。さまざまな証拠から、そうした要素が各個体のホメオスタシス的必要性と結びつけて考えられることがわかっている。

拡張意識は、さまざまな感覚システム、感覚様相に十分な量の想起された知識を展開するためにも、そのあとその知識を操作して問題解決を図ったりその知識について報告したりする能力のためにも、欠くことができない。こうした能力が正常に遂行されることは、拡張意識が存在する証拠である。拡張意識の評価は、中核意識が完全無欠の個体における、大きい時間幅での、識別、想起、ワーキング・メモリ、情動と感情、推論と意思決定を評価することでなしうる。

神経学的に正常な状態にあるとき、われわれから拡張意識が完全に消えてなくなることはない。しかし、中核意識「だけ」の人間がたぶん経験しているであろうことを想像するのはむずかしくない。生後一年の幼児の心の中でそれがどういうものかを考えてみよう。対象が心の舞台に入ってくる、中核自己に認識される、そして入ってくるのと同じ速さで出ていく。対象一つひとつは単純な自己によって認識され、それ自体に関しては明晰だが、空間的、時間的には対象間にいっさい大規模な関係性はないし、過去の経験であれ予測される未来の経験であれ、それらの経験と対象の間に心に感じられる結びつきはいっさいない。この先、神経疾患の患者に起きていることを分析することで、この推測を裏付けられるかどうかを見ていく。心の問題ではたいていそうだが、神経学がこの問題へのユニークな見通しを授けてくれる。

拡張意識障害

中核意識の喪失は必然的に拡張意識の喪失をもたらすが、その逆は真ではない。何らかの形で拡張意識が損なわれている患者も、中核意識はとどめている。したがって中核意識の優先性は十分に立証されている。

・一過性全健忘

拡張意識障害のもっとも驚くべき例は、一過性全健忘《いっかせいぜんけんぼう》として知られる疾患で急性的、劇的に起こる。この疾患は患者が正常な状態に回復するという意味では良性である。一過性全健忘は偏頭痛を背景に、ときには偏頭痛の前駆症状として、ときには偏頭痛の代わりとして生じる。一過性全健忘は急性的にはじまり、数時間――通常は一日以内――継続し、完全に正常な人間が、突然、自伝的記憶に最近付け加えられたばかりの記録を奪われてしまう。つまり、それが起こる直前、あるいは数分前、数時間前に起きたことが、心の中に何も残っていない。場合によって、それがはじまる前数日間のことが何も残っていないこともある。「いま・ここ」の記憶には、われわれが絶えず予期している出来事の記憶――私が未来の記憶と呼ぶもの――も含まれていることを考えれば、一過性全健忘に見舞われた人間には、それより数分先、数時間先の意図された計画に関する記憶も残っていない。だから、未来がどうなりそうかに関して、一過性全健忘の患者がまったくわかっていないことがごく普通にある。一過性全健忘に見舞われた者は個人史的由来と個人的未来の双方を奪われているが、「いま・ここ」における事象と対象に対する中核意識は残っている。基本的に、患者は特定の対象や人間を認識できないが、なにがしかの知識がもはや存在しないという事実に対する中核意識は存在している。しかし、現下の対象と行動に対するしかるべき意識が存在しても、更新された自伝なしには「いま・ここ」がまったく意味をなさないので、患者は状況を理解できない。一過性全健忘患者のこの苦境に、中核意識の重要な制約がよく現れている。現下の対象の由来と現下の行動の動機なしには、現在は謎でしかないのだ。たぶん、だからだろう。一過性全健忘の患者はほとんど例外なく、つぎのような、同じ不安げな問いを繰り返す。「ここはどこ?」、「私はここで何をしてるの?」、「私はどうやってここにきたの?」、「私はいま何をしてることになってるの?」。

患者が、自分はだれか、を問うことはまずない。たとえ低下していても基本的な人格感覚を患者が有していることが多い。癲癇性自動症を、中核意識とそれに依存するすべてのもの

――中核自己、自伝的自己、拡張意識――が停止する代表例とするなら、一過性全健忘は、中核意識と中核自己が保持されたまま、拡張意識と自伝的自己が停止する典型的な例である。

数年前、われわれがこれまで会った中ではもっとも症状の軽い一過性全健忘の患者を研究する機会があったので、その患者について話してみたい。

患者は高い知性と教養のある女性で、編集者として成功をおさめていた。彼女は昔からの偏頭痛もちだったが、それをのぞけば健康状態はすばらしかった。われわれのところに入院する約九ヵ月前に古典的偏頭痛がはじまり、ときに半視野の一つの視覚障害を伴い、また言語障害を伴うこともあった。入院二週間前、彼女はいつものようにファミリー・ドクターを訪ね、頭痛についてこぼし、紹介状つきでわれわれの頭痛外来にまわされてきた。紹介状によれば、彼女は自分の頭痛の開始、進展、考えうるきっかけについて、詳細な記録をとっているということだった。以下に記した出来事より前に、彼女は別の四つの頭痛症状について、それらが起きているときその詳細を記録していた。そして最終的に彼女は「奇妙な出来事」を経験し、それが起きている間、明瞭な手書きでこう記した。以下はその未編集のレポートである。

八月六日（木）一一時〇五分――机で仕事。突然妙な症状。気絶しそうな、気分が悪くなりそうな感じ。視力ははっきりしているが、全身が奇妙な症状に集中。机から離れ、椅子にもたれる。目を閉じる。気分は悪くないと考えることに（手洗いにいくことを考える——しかし考えとは逆に——そのまま座っていたい）。周囲に対する認識は失っていないが、自己と奇妙な感覚にひどく集中している（自分がどこにいるかという感覚、音の認識は失われていない）。そのため暖かく感じ、同僚に仕事場の温度について尋ね（すでに五分経っており、何を言ったか思い出せない）、彼女はオーケーだと言っている（と思う）。いまは気分がいい。

一一時一八分——が、自分がしていることにまったく集中していない。

机に目をやる。いま編集してる原稿のページがわからない！　前、後ろとページをめくるが、正確に何をしてたか判断できない（主たる目的は、はっきりわかっている。いまどのページを見てるのか、そのページに何をしてたかがはっきりしない）。

この「出来事」のメモをとるためにカレンダーを見る。過去一〇日間に私が関わった人の名前があるが、それで頭を悩ます。だれかよくわからない。カレンダーに書いてある名前のほとんどは、はっきりわかるが。

一一時二三分——読み返す。これを書きはじめたのを思い起こしたが、冒頭部分に覚えがない！　いま頭はいたって明晰だが、もしかすると、たったいま経験したことについてまだ少し意味を取りちがえているのか？　この時点では頭はクリアな感じでオーケーだが、ちょっと重いかもしれない（いま頭痛を探しているが、頭痛はない）。一〇分前よりわかるようになったかどうかを知るために、仕事に目を向ける勇気がない。

一一時二五分——最初のページの冒頭に書いたことを読み返す。なんと、自分が使った言葉遣いの意味がとれない！　これを書きはじめたことは覚えているが、その出だしが変に見えておもしろい。

一一時三〇分——頭は依然として明晰。頭痛もない。視力もよし。いま、記すべき関連状況をあれこれ思い起こそうとしているところ。いつもと同じ朝。一〇時にコーヒーを一杯飲んだ。午前中ずっと原稿を読み、編集している。コーヒーを飲んでからずっと机から離れていない。

書いてきたことを一部読み返すたびに、頭を悩ます文がある。それを書いた覚えがないのだ。平凡な表現だが、覚えがないから頭を悩ます（注——ずっと、私は自分の職業が何で、だれで、いまどこにいて、いま何をしているかわかっている）。

一一時三五分——ラジオのスイッチを入れてクラッシック音楽に合わせる。

一一時四五分——この症状についてメモをとるべく最初にカレンダーを見たとき、目に入った二、三の名前に当惑した。いや、だからこうやってあれこれ説明を書きはじめた。で、それから約三〇分、その名前にまだ悩んでいる（!）。名前を部署別電話帳で調べたので、それがだれで、彼らと何をしたかはわかるが、名前が妙で、まだ悩んでいる。八月三日のところの「感染防止に関する両方のレポートが届く」というメモがまだはっきりしない（何でそんなことを書いたのか思い出せないが、今日はまだ八月六日）。

一一時五〇分——そのレポートを見ていたと思うが、私の頭はまだその中身「感染防止」に焦点を結ぶことができない。
一一時五五分——それらの名前がだれかを確かめるにはどこを調べればいいか、いま思い出した（が、彼らのために調べたレポートにまだ焦点が合わない）。昼食を食べにいく。
一二時〇五分——出かける途中で手洗いにいき、そこで足を止めてこれを読み返し、その意味をあれこれ考える。ずっとある種の一過性の形で現れている。
昼食へ向かう。頭が全体的にちょっと重い。
一時〇〇分——無事食堂に。入り口で会った古い友人たちがだれかわからない感じがした。が、話はうまくできた。列に並んだ。署名のしかたでちょっとパニックになったが、思い出した。が、念のため、私の前の人がカードに何を書いているかをちらっと見た。最初は社会保障番号。書き終わる前にちょっとパニックになったが、正しく書いたと思う。ヘルシーランチ、ツナサラダ、ミルクをとり、ひとりで座った。ちょっと長居をして、この症状の意味を考えた。すぐだれかに報告すべき？　帰宅して休む？　それとも無視？
一時二〇分——自分でコーヒーを一杯注いだ。仕事に戻るところ。いまは何もしないことに決めた。とても安定していて、具合は悪くない感じだし、自分がしていることがはっきりわかっている（ほんの少し怖いが）。コーヒーを注いだ。ラジオをつけて楽しい音楽をかけた。まだ不安な感じで、脈拍を意識している（脈をとる。八〇）。
二時〇五分——ここまでしっかり仕事をやってきた。ほとんどは午前中の仕事の見直し。いたって正常な気分。

四時一五分――いたって正常な気分。午後四時ごろ図書館まで散歩に出て、ぱらぱら拾い読み。一時二〇分からこれを読んでいないし、午前中はっきりしなかったことの記憶テストも試みていない。

五時四五分――帰宅する前にもう一度カレンダーに目をやり、なんと、以前の日の記入事項をまちがって読んでいたことを知る！　これで意味がとおる。私がとりかかっていたレポートと関係者を思い出す。それから、午後これらのメモに目をとおしているとき、読むたびにそれらがちがって見えた（！）のを思い出す。身体的不調和はない。

八月七日午前一〇時〇五分――目覚めよし。晩もオーケー――いくぶん頭が重かった――不安を感じる――Xさんと話す……Xさん、砂糖の問題をほのめかす。

朝食はバナナナッツパン二切れ、大きな厚切りチーズ、少量のオレンジジュース、カフェインなしのコーヒー、スプーン二分の一杯の砂糖。仕事へ。午前九時〇〇分、目の後ろのところで頭痛がはじまったのを感じた（そして汗が出る）。九時三〇分、確かに頭痛。本物のコーヒーをスプーン二杯の砂糖で飲む。スプーン一杯分、スプーンからこぼす。いま一〇時〇〇分、頭痛はほぼ消えるが、まだ重い。

電話で仕事の打ち合わせのアポをとった。何人かと仕事の打ち合わせをした。オーケーだが、たぶん私の話し方はいつもよりゆっくりしている。言葉を探してる？　もううんざりだ。

一時二五分――その後、頭痛が戻ってきた。一二時〇〇分に昼食をとった。頭痛、おさまらず。やはり基本的に目の後ろだが、今回は左目と左こめかみのところで、そこから後部左下のほうに広がっている。

八月一〇日午後四時三〇分——週末はよかった。今日もよかった。

このようなユニークなレポートが可能だったのは、いくつか適切な条件があったからだ。第一に、症状が軽く、ふつうの場合より患者の不安が少なかったこと。第二に、担当医から頭痛が起きたときの状況を正確に書くように言われていて、どんなことでも関係することを細かく記録していたこと。そしてもう一つ、彼女は知性的で教養のある女性で、人格的にも職業上も、自身の経験に対して的を射た説明ができたことだ。

中核意識のプロセスは症状が現れている間維持されていたから、彼女は思考と行動をきわめて統一的にやりくりすることができた。もしわれわれが出来事の目撃者で、しかも彼女と話をしていたら、彼女の態度に何かいつもとちがうところがあることに、たぶん放心とかあいまいさが、いや、たぶんその両方があることに、気づいていたはずだ。しかし同時に、覚醒状態や維持的で集中的な注意、維持的で的確な行動、そして明確な動機をもつ情動を目にしたはずだ。自動症の症状が現れているときの癲癇患者の行動とはまったく似ていない。これは記憶しておくべき重要なことだ。というのも、症状の出現が急性的かつ一過性なために、両症状をいっしょくたにしてしまうことがよくあるからだ。一過性全健忘と癲癇性自動症は、昼と夜ほどの差がある。幸い彼女がかかっているのは軽い種類のものだが、それでもこの患者の自伝的自己が一過的に弱まることは、その症状に明確に現れていた。時間的に遠い伝記は確かに存在したが、障害が起こる直前の時間は失われていたし、その何日か前の出来事も、ある種のあいまいさの中で想起されていた。利用できる伝記的情報の減少は最新の個人的経験に対してきわめて劇的で、それは、アイデンティティ情報を想起する能力の低下に顕著に現れていた。一瞬、自分自身の名前を想起できずに、彼女はほとんどパニックになった。

一過性全健忘の一日分のドラマが、外傷後健忘［Post-traumatic Amnesia］という疾患では一時間以下に圧縮されていることがしばしばだ。外傷後健忘は、激しい脳損傷によってもたらされることが多い。最近、ある患者から意義深い報告が得られた。

ウマから投げ出され背中から地面に落ちたとき、D・Tは即座に意識を失った。彼を助けようと駆け寄った人たちの話では、彼はほぼ一〇分間意識不明のままだった。しかし、パラメディカル（医療補助者）が到着するころには、D・Tはすでに覚醒していた。彼は困惑し、いくぶん興奮し、さかんに何が起きているのかを尋ねていた。そして、その出来事に対する彼の記憶はおよそそのころにはじまり、以後の事態の進展を彼ははっきり覚えている。まず彼は、自分の顔をのぞき込む複数の顔を目にしたが、彼らがだれなのか、彼らがなぜ自分の顔を見ているのか、わからなかった。彼は自分がだれなのかもはっきりわからなかったし、地べたに座って何をしているのかは、もっとわからなかった。ついで、状況は依然不可解だったが、自分がだれかについては、なにがしかの感覚が心に浮かんだ。そしてすぐ、たぶん自分がジョギングの服を着ていることに気づいて、ランニングにいきたいと言った。混乱を起こした行儀の悪いウマに気づくまで、それが彼の本心だった。救急車に乗り病院へ向かう途中、ようやくアイデンティティの感覚が戻りはじめた。

一時間に満たない中で、D・Tはさまざまな神経疾患の症状を経験した。まず、昏睡《こんすい》や夢なし睡眠や全身麻酔に似た症状。あらゆる形態の意識、注意、覚醒が停止していた。第二は、覚醒と最低限の注意は回復したがまだ中核意識がない症状。無動無言症や癲癇性自動症のある段階に似ている。第三は、一過性全健忘に似た症状。中核意識は戻っていたが拡張意識はまだなかった。そして最後に、全能力がふたたび利用できるようになった状態である。

拡張意識障害はアルツハイマー病の進行中に起こる。過去の出来事に対する記憶喪失が自伝的記録を弱めるほど著しくなると、自伝的自己は徐々に消え、拡張意識が崩壊する。第三章で述べたように、それは中核意識の崩壊に先だって起こる。第三章に書いたアルツハイマー病に冒された私の友人の話は、その問題を浮き彫りにしている。

彼は向こうから歩いてくる彼の妻の姿を静かに座って見ていた。彼には妻を認識している様子は少しもなかったが、妻の温かい笑みに、彼も温かい笑みで返した。夫が自分を認識していないことを知っていたので、彼女は優しい声で「おはよう」、そして「あなたの奥さんよ」と言った。これに応えて彼は、この病の過程ではじめて、「で、私はだれかね？」と言った。その問いかけは真剣で淡々としていた。ユーモアとか不安とかいったものはなかった。病気になる前の彼の探求的な自伝的自己が、いわば頑強な遺物としてまだそこにあって、それがひたすら知りたがっていた。

病はすでに、新しい事実の学習や一般的な記憶の想起が不可能である段階から、個人的伝記がもはや確実には提示されない段階へと進んでいた。自伝的自己と、それに依存する拡張意識は、いまや永久に消えていた。そして数ヵ月後、中核意識とその単純な自己の感覚も、また消え去ることになる。

・病態失認

病態失認《びょうたいしつにん》［anosognosia. 病徴不覚症とも言う］は、中核意識障害なしに拡張意識に障害が起こる別の典型的な例である。この言葉は、ギリシア語で病を意味する nosos と、知識を意味する gnosis からきていて、自分自身の有機体の病の状態を認識できないことを意味している。anosognosia ではなく、学術用語の伝統に合うように、たとえば prosopagnosia（相貌《そうぼう》失認）や simultanagnosia（同時失認）と同じように“nosoagnosia”とすべきだったろうが、まあここは気にしないことにしよう。

神経学は不可解な病にこと欠かないが、病態失認はもっとも奇妙なものの一つだ。病態失認の古典的な例は、脳卒中患者のそれだ。左半身が完全に麻痺していて手も腕も脚も足も動かせず、顔が半分不動で、立ったり歩いたりができないのに、患者は問題全体を気にとめず、たぶん何も問題はないと言う。だから、気分はどうか、と問われると、病態失認の患者は、誠実に「いいですよ」と答える。この驚くべき病を最初に取り上げたのはフランスの医者J・バビンスキで、二〇世紀はじめのことだった。

「心理学的な」説明が好きな者は、長い間、こうした病の否定は精神力学的動機によると考えてきた。つまり、それは患者が直面している深刻な問題に対する適応的反応で、類似状況と関係するその個人の過去に影響されている、としてきた。しかし、それは誤りだ。この場合はそうではないことは、その鏡像的状況、すなわち左半身ではなく右半身が麻痺している患者の例を考えれば簡単に証明できる。彼らは病態失認にはならない。彼らはひどい麻痺にかかったりひどい失語症になったりはするが、自分たちの悲劇を完全に自覚している。

病態失認は右半球損傷で起こる。興味深いのは、病態失認を引き起こす脳損傷パターンとはちがうパターンで左半身麻痺を起こしている患者は、自分自身の欠陥を認識できることだ。要するに、病態失認は、脳のある特定部位の——それもその部位だけの——損傷により系統だって生じる。病の否定は特定の認知機能の喪失によって引き起こされ、その認知機能は特定の脳システムに依存し、そのシステムが神経疾患によって損傷するのだ。

病態失認の表出はきわめて標準的だ。私の患者D・Jは完全に左半身が麻痺していたが、私が彼女に左腕について尋ねると、彼女はいつも、上々よ、たぶんいっとき具合が悪かったが、いまはもう悪くない、と答えた。そこで私が彼女に左腕を動かしてほしいと頼むと、彼女は左腕を探す。そして活力のない腕を前にして、彼女は、私が「本当に」、「それ」に動いてもらいたいと思っているか、と尋ねる。どうしても、と頼むと、そのときはじめて彼女は「どうもそれだけでは大したことはしないみたい」と認める。そしてかならず、それからよいほうの腕で悪いほうの腕を動かし、自明のことを言う。「私の右手を使えばそれを動かすことができる」

　このように、身体の感覚システムをとおして自動的に、迅速に、そして内的に欠陥を感じ取れないというのはまさに驚きだが、繰り返し直視してもその欠陥について学習できないというのは、はるかに驚きだ。徐々にではあるが、患者によってはその欠陥を繰り返し直視したことを想起し、そのように「外的に」得られた情報に頼りながら、かつてそういう問題をかかえて「いた」ことがある、と言う。もちろん、彼らはいまもその問題をかかえているのだが。

　病態失認の患者は右半球に、具体的には、島《とう》皮質、頭頂領域におけるブロードマン地図の3野、1野、2野、それに外側溝の奥にある、やはり頭頂領域のS_2野を包含する領域に損傷がある。その損傷が、これらの領域下の白質に影響し、それらの領域と視床、大脳基底核、運動皮質、前頭前《ぜんとうぜん》皮質との相互結合を妨げる。複数の構成要素からなるこのシステムの一部だけが損傷しても、病態失認には「ならない」(巻末の「用語解説」図A-3参照)。

　おそらく、病態失認において損傷の見られる右半球内で相互に信号をやりとりしているそれらの領域が、その協力的な相互作用によって、脳が利用可能な現在の身体状態のもっとも包括的で統合的なマップを生み出しているのだろう。

　病態失認は基本的に、体性感覚システムのしかるべき信号チャンネルをとおして自動的に身体状態を表象できないために起こると、私は提唱してきた。また実際に、そのように説明されることが多い。しかし、この伝統的な解釈はたぶん障害の主原因を明らかにしてはいるものの、患者に麻痺しているとはっきり告げても数分後には患者がその重要な話を忘れてしまう理由も説明する必要がある。また、患者自身が麻痺していることを自分の目で見、右の手足を動かすように左の手足を動かすことはできないことを認めても、少しあとで質問されると、視覚的に示されたそうした事実を忘れてしまうのはなぜなのか。

正しい情報を得ていながら、それとは正反対の誤った信念を抱かせてしまうこの病態失認を説明するには、単なる体性感覚情報の更新の欠如より、もっと複雑な何かを考える必要がある。私は、右大脳半球の体性感覚マップの損傷により、もっとも高いレベルの有機体表象の中心部が打撃を受け、それにより、原自己の生物学的基盤の一部がだめになるのではないかと考える。有機体の現在の状態の最高レベルの表象がもはや包括的ではなく、それゆえ、意識が依存している有機体と対象の関係についての二次的な説明の中で、もはや利用できないのではないか。二次的な説明は、より低いレベルの——たとえば脳幹《のうかん》における——原自己の表象の変化から依然として生み出されている可能性がある。その結果、中核意識は損なわれない。しかし、そこから生じる中核自己はもはや自伝的記憶に貢献することはできない。なぜなら、自伝的記憶へ貢献するには、原自己の一部が右半球体性感覚皮質のレベルに表示される必要があるからだ。

この解釈がなりたつのは、唯一、身体の表象が脳幹から大脳皮質までさまざまなレベルで起こりその貢献内容はレベルによって変わる、とするときだ。低レベル（脳幹）の貢献は中核意識の維持にとって必須である（脳幹が貢献できなければ、他も貢献できなくなる）。そしておそらく、最新の身体変化の記憶を形成し自伝的記憶の身体要素を更新するには、主として高レベルの（皮質レベルの）貢献が必要である。

病態失認をもたらす障害は有機体の全表象を破壊するわけではない。それにより破壊されるのは、筋骨格の状態を、内部環境と内臓の状態と細かく結びつけている一群の表象だけだ。この統合が起きる最高レベルは、右大脳半球の島ならびにS_2とS_1にある一連の体性感覚マップである。病態失認においては、いくつかの重要な有機体表象は完全なままである。たとえば、右半球の島、S_2、S_1に対する左半球の相同部位における有機体表象、橋《きょう》や中脳の脳幹核における有機体表象、視床下部における有機体表象などがそうだ。それらの表象は、有機体の状態の包括的概観ではなく部分的概観を提供している。また必然的に、それらは自伝的記憶に部分的情報のみ授け、十分な情報を授けているわけではない。

病態失認は意識の混成障害である。患者は自伝的自己の障害にかかり、拡張意識は異常なものになる。さらに、その障害は身体表象の最高位の要素も損なうので、原自己も部分的にだめになっている。

・身体失認

すでに見たように、原自己は、内部環境、内臓、前庭刺激、筋骨格に関する有機体状態のさまざまな表象に依存している。私は、これらの表象が原自己の創出においてすべて同じ価値を有しているのではなく、内部環境の表象と内臓の表象が根本的に重要ではないかと思っている。数年前、同僚のスティーヴン・アンダースンと共同で研究した患者L・Bは、こうした考え方を裏付けている。

この患者には「身体失認（Asomatognosia）」として知られる症状があった。身体失認は、文字どおり「身体の認識の欠如」である。患者L・Bは、以前に、右半球の体性感覚皮質の特定の一部が関係する軽い脳卒中を起こしていた。具体的に言えば、二次体性感覚野（S2）がダメージを受けた。これだけで恒久的な感覚障害や運動障害が起こるほどではなかったし、そのことで言えば、情緒的な異常が起きるほどでもなかった。だが、こうした比較的小さな脳損傷に起こりうることだが、その患者は、傷を負った組織に由来する発作を患った。そして何度かの発作において、ある注目すべき症状が起きた。その女性患者が、身体を感じることができないと報告したのだ。彼女が言わんとしたことは、まちがいなく、四肢や胴の筋肉の重みを自覚していないということだった。

はじめてそれが起きたとき、その感覚は恐れを引き起こした。彼女の心は機能していて、彼女は自分が生きていること、考えていることを認識していたが、いつものように自分の身体を感じることができなかった。しかし、心臓が脈を打つのは感じられたから、体のさまざまな部分の皮膚や筋肉をつねるなど、自分自身にいくつかの「検査」をほどこしてみることにした。はじめは何も感じなかったが、数分後、徐々になにがしか感覚が戻ってきた。そしておよそ一〇分後、すべてが正常になった。その症状を説明するために彼女が使った正確な表現は、「おかしな感じ」、「自分の体を感じられないような」だった。それは奇妙だったが、自分が混乱していないという事実を彼女はよくわかっていた。彼女は自分がだれかを完全に認識していた。彼女は自分がどこにいるかを完全に認識していた。

入院後、われわれは彼女の脳波の異常を評価しようと思い、もし症状が起きたら即刻呼ぶようにと彼女に頼んでおいた。そして実際に症状が起きた。看護師が病室に駆け込んだときはまさに症状が出はじめているときで、そのあとすぐに、われわれは彼女に話を聞くことができた。症状が起きている間、彼女は人や場所をよくわかっていたと看護師は判断した。L・Bは、自分が「気を配っていた」事実を熱心に説き、驚くべき正確さで状況を説明した。「存在の感覚は少しもなくなっていなかったが、ただ体だけなかった」

この症状は発作によって右半球の体性感覚皮質のかなりの部分が一時的に不活発になった結果だと、私は解釈した。発作の中心はおそらくS_2の損傷の境界にあって、発作はすぐ上のS_1へと広がった。そのため、有機体の現在の状態に対するもっとも高いレベルの統合が一時的に停止した。にもかかわらず、脳幹と視床下部《ししょうかぶ》、右半球の島の一部、そして左の体性感覚皮質には、彼女の身体に関する信号が継続的に存在した。それらの信号は帯状回《たいじょうかい》皮質へ伝達された。統合的な形でしかるべく表象することができなかったのはほとんどが身体の筋骨格に関する信号で、内部環境、内臓、前庭の信号は残っていた。そしてこの内部環境、内臓、前庭の信号こそ、彼女自身が言った「存在の感覚」に対する基盤を授けていたものだと思う。それらの信号が原自己の一部をもたらし、その上に中核意識が継続的に生み出されたのだろう。

右半球体性感覚皮質の優位性ゆえに——それらの皮質が全身体に対する、そしてそれゆえ左右に対する、身体情報を統合している——たとえ傷が非対称に右半球にだけあっても、障害は身体の両側と関係するという事実に留意することが重要だ。先に論じた病態失認の患者は、右半球体性感覚皮質だけでなく、それらの皮質の基本的な結合、そしてそれらの皮質と帯状回皮質、視床、前頭領域の間の結合にも、きわめて広範なダメージを負っている。患者L・Bと同様、病態失認患者も中核意識をもち、自分の「存在」を自覚している。しかし、有機体からくる現在の信号をうまく統合できないから、自伝的記憶の更新の継続的障害が生じ、必然的に意識的な心のスムーズな流れが阻害されている。

拡張意識はワーキング・メモリに重い障害をもつ患者においても弱められていて、そのもっとも劇的な例は、両半球の外側面を巻き込む広範な前頭葉損傷のあとに起こる。そういった患者が心に抱くイメージの範囲は、どんなときも、きわめて限られている。したがって、拡張意識のより高い部分にはもはや到達することはできない。

拡張意識障害の例は、いくつかの精神病的症状にも見いだすことができる。ただし、それらの症状の複雑さを考えると、この枠組みでの解釈はいかなるものも仮のものと考えるべきだ。しかしそれでもなお、激しく重い段階の躁と鬱は変性した拡張意識を表していると言うのは理にかなっている。躁状態の自伝的自己はかなり拡張しているのに対して、重い鬱状態の自伝的自己はしぼんでいると言えるかもしれない。また、たとえば思考挿入や幻聴など、統合失調症のいくつかの兆候は、拡張意識の障害として部分的に解釈できるかもしれない。おそらくそのような患者は、異常な自伝的記憶をもち、異常な自伝的自己を展開させている。しかし、そのような兆候が現れている間、患者が知覚している「対象」が異常であるかもしれないし、また患者の原自己と中核意識も異常であるかもしれない。この点に留意すべきである。

たぶん拡張意識障害は、非人格化状態や神秘的な無私［selflessness］の状態と結びつく「自己解体」の一因になっているだろうし、同じことは論争の的である多重人格疾患についても言える。

先に、中核意識について論じたとき、目に見える行動とその行動の背後にある意識的な心を、いろいろな楽器群のためのいくつかのパートを有するオーケストラの楽譜との類推で考えてはどうかと書いた。そして、中核意識障害をもつ人や完全な中核意識をもつ人の、「行動の楽譜」と「認知の楽譜」を論じた。それと同じことを、ここでは拡張意識に対して行ってみよう。

変性した拡張意識を有する患者の観察者は、中核意識障害の患者によって生み出されるものとはまったくちがう「行動の楽譜」を目にする。覚醒、低レベルの注意、背景的情動は完全であり、また習慣的行動やいくつかの特定の情動もそうだ。目標をもった単純な行動も正常に生み出される。問題は唯一、過去と未来のかなりの量の知識に依存するきわめて特殊なレベルの行動で起こる。そうした行動は明らかに不可能であり、それらと関連する情動もまたそうだ。

拡張意識障害をもつ患者の「認知の楽譜」は、外観と好一対である。覚醒の感覚は存在している。いまイメージが形成されつつあってそれに注意が向けられている、という感覚も存在している。だが、より高度な意味は、その心には通じない。自伝的自己の心的表象がひじょうに衰えているので、その心はこの自己がどこからきてどこに向かうのかを知らない。命は感じられているが、真に吟味されてはいない。

つかの間と永続性

私が提唱している意識の構成は、ウィリアム・ジェームズが指摘した明白なパラドックス——われわれは存在が継続する間、自己は同一であるという感覚をとどめているのに、われわれの意識の流れの中の自己は時の前進とともに継続的に変化する——を解決してくれる。解決をもたらしてくれるのは、一見変化する自己と一見永続的な自己は、緊密に関係してはいるが、一つではなく二つの実在であるという事実だ。ジェームズの言うつねに変化する自己は中核自己の感覚である。重要なのはそれが変化することではなく、それがつかの間ではかないこと、それは継続的な再製と再生を必要とすることだ。一方、同一のままであるように思える自己は自伝的自己である。なぜなら、自伝的自己は、個人の生活史における基本的事実に対する記憶の宝庫をもとにしており、その宝庫は部分的に再活性化でき、したがってそれがわれわれの命の連続性と見かけの永続性をもたらしているからだ。

この二重構造には、中核意識の機構と記憶の可用性が必要である。中核意識はわれわれに中核自己を授けるが、自伝的自己を構築するにはコンベンショナル・メモリも必要だし、また自伝的自己を明白なものにするには、つまり、自伝的自己のコンテンツを拡張意識の中に表示するには、中核意識とワーキング・メモリの双方が必要だ。限られた記憶しかもたない生物はジェームズのパラドックスに直面することはない。そういった生物は、無知と隣り合わせの世界に住んでいる。もしかするとそれらは、意識的個体という瞬間瞬間を一見連続的に経験しているかもしれないが、予期される未来の記憶はもちろん個人史の記憶によっても悩まされることはないし、豊かになることもない。

私の見解においては、中核意識はある限定的な心的、神経的システムによって生み出される中心的源泉である。中核意識が中心的であるという事実は、それが一つの構造に依存していることを意味しない。すでに見てきたように、中核意識が生じるには多数の神経構造が必要である。しかし、システムの複雑さ、要素の多様さ、必要な協調性ゆえに、以下の事実を見逃してはならない。脳全体の解剖組織的スケールで考えると、中核意識の根底にある基本的システム（原自己を支える諸部位と二次の説明を支える諸部位とを組み合わせたもの）は脳全体に均等に広がっているのではなく、一群の解剖組織的部位に限定されている。つまり、中核意識の生成に関わっていない多くの脳部位があるということだ。

中核意識の強さはこの解剖組織的、機能的集中性によるものであり、また、真の相互作用でいま積極的に処理されているものであれ、記憶から想起されたものであれ、心のコンテンツは「いかなるものも」中核意識システムを活動させ、いわば挑発し、そしてそうやって一時的な中核意識のパルスを生み出している。中核意識は感覚様相によって、たとえば「視覚的」中核意識や「聴覚的」中核意識によって構成されることはない。そうではなく、中核意識はあらゆる感覚様相や運動システムによって「利用され」、対象や運動に関する認識を生み出している。

自伝的自己のコンテンツ——個人的な生活史の基本的事実についての、整理され活性化された記憶——は、中核意識のいわば第一の受益者だ。対象Xが中核意識のパルスを引き起こし対象Xに対する中核自己が現れると、内在的な自伝的自己から選択された一連の事実が明示的記憶として一貫性をもって活性化され、今度はそれらが中核意識のパルスを引き起こす。

したがって、われわれの感覚的な生活の一瞬一瞬において、われわれは一つまたは二、三の目的対象に対し、そして「それに伴って再活性化された一連の記憶に対し」、中核意識を生み出している。そういった自伝的記憶がなければ、われわれに過去、未来の感覚はないだろうし、個人にとっての歴史的連続性もないだろう。しかし、中核意識の「話」とその話の中で生まれる一時的な中核自己がなければ、その瞬間を、記憶された過去を、あるいは、やはりわれわれが記憶に書きとどめている予期される未来を、われわれはいっさい認識しないだろう。中核意識は根本的に必要なものだ。それは、進化的にも個的にも、われわれが現在もっている拡張意識に先行する。でありながら、拡張意識がなければ、中核意識が過去や未来と共振することはない。中核意識と拡張意識の、そして中核自己と自伝的自己の連動で、完結である。

自伝的自己に対する神経解剖学的基盤

自伝的自己の神経解剖学的基盤について論じるために、心的イメージと脳との関係を考えるとき私が使っている理論的枠組みを取り上げてみたい。この枠組みは二つの空間を仮定している。一つは「イメージ空間」。それは、あらゆる種類の感覚のイメージが明示的に生じる空間、中核意識によってわれわれが認識する明白な心のコンテンツを含む空間、である。もう一つは「傾性空間」。それは、傾性的記憶が内在的知識の記録を含んでいる空間で、その記録をもとに想起の中でイメージが構築され、動きが生み出され、イメージ処理が促進される。傾性は以前に知覚したイメージの記憶を保持し、その記憶から類似のイメージを構築するのを手助けする。傾性はまた、現在知覚されているイメージの処理を――たとえば、そのイメージに向けられる注意の程度やそれに伴う強調の程度に関して――手助けする。

イメージ空間に対しても、傾性空間に対しても、それに対応する神経構造がある。たとえばさまざまな様相の初期感覚皮質の構造は、心的イメージの基盤と思われるニューラル・パターンを支えている。一方、高次皮質とさまざまな皮質下核は、イメージや動作に現れる明示的なパターンを維持したり提示したりするのではなく、イメージと動作の双方が生み出される傾性を保持している（初期感覚皮質ならびに高次皮質の位置については、巻末の「用語解説」図A‐6を参照）。私はこれまで傾性が「集合域」［convergence zones. 巻末の「用語解説」を参照］として知られる神経集合体にあると提唱してきた。したがって、イメージ空間と傾性空間の認知の区分は、脳を以下の二つに分割することと対応している（この問題に関するさらなる議論に関しても、巻末「用語解説」を参照のこと）。

（1）初期感覚皮質といわゆる辺縁皮質といくつかの皮質下核において活性化される「ニューラル・パターンのマップ」。

（2）高次皮質といくつかの皮質下核に位置する「集合域」。

脳はきわめて分散的な手法で記憶を形成する。たとえばハンマー（金槌）の記憶。脳には、「ハンマー」という見出し語があって、そのあとハンマーとは何かの丁寧な辞書的定義が記されているような単一の場所はない。そのかわり、今日証明されているように、われわれの脳には、われわれとハンマーとの過去の相互作用のさまざまな側面──たとえば、その形、われわれがハンマーを使うときの典型的な動き、ハンマーを操作するのに必要な手の形と手の動き、動作の結果、ハンマーを意味するわれわれが知るさまざまな国の言葉など──と対応するいくつもの記録がある。これらの記録は不活発で、傾性的、内在的であり、異なる高次皮質の異なる部位にばらばらにある。

この分離は、脳のデザインとわれわれの環境の物質特性とからきている。たとえば、ハンマーの形を視覚的に識別することは、触覚で識別することとはちがう。あるいは、ハンマーを動かすためにわれわれが使うパターンは、目から入ってくるハンマーの動きを蓄えておく皮質とは異なる皮質に蓄えられる。またハンマーという言葉を構成している音素も、同じ場所に蓄えられるのではない。このように記録が空間的に分離していても、いっさい問題は生じない。なぜなら、すべての記録がイメージという形で明示的になるとき、それらはほんの二、三の部位に提示され、しかも、記録されたすべての要素がシームレスに統合されて見えるような形に、時間的に調整されているからだ。

もし私が読者に「ハンマー」という単語を言い、「ハンマー」がどういう意味か教えてほしいと頼んだら、読者は何の問題もなくすぐにその実際的な定義を考え出す。その定義に対する一つの基盤は、こうしたさまざまな側面に関するいくつかの明示的な心的パターンを即刻展開させることだ。われわれとハンマーとの相互作用についてのさまざまな側面が不活発な形で脳のさまざまな部位に蓄えられているが、それらの部位は回路的に調整されていて、その不活発で内在的な記録が、スケッチ的イメージとはいえ、素早くかつ時間的に近接して、明示的なものにされる。ついで、それらすべてのイメージの可用性により、その実在に対する言語的描写を生み出すことが可能になり、それがその定義に対する基盤になる。

われわれの現在の自伝を構成している実在と事象に対する記憶は、たぶん、あらゆる実在や事象の記憶形成のためにわれわれが使っている枠組みと同じ枠組みを使っていることを指摘しておきたい。そうした記憶を特徴づけているのは、それらがわれわれの個人史の不変の事実に注意を向けていることだ。

私は、われわれの個人的な経験の記録も、さまざまな高次皮質に、同じように分散的な仕方で保存されているのではないかと思う。それらの記録は神経結合により緊密に調整されているので、記録のコンテンツは迅速かつ効果的に想起され、明示的なものになる。

ほぼ永続的な仕方で確実に活性化される必要のある自伝の重要な要素は、アイデンティティ、最近の経験、そして予期される経験、それもとくに近い将来の経験、に対応する要素だ。そうした重要な要素は、側頭葉と前頭葉の高次皮質にある集合域と、扁桃体の核のような皮質下核にある集合域とを基盤にした、継続的に再活性化されるネットワークから生まれているのではないかと、私は考えている。このマルチ部位からなるネットワークの調整のとれた活性化は、視床核によってタイミングがとられているが、繰り返される要素を一定時間保持するには、ワーキング・メモリに関わっている前頭前皮質の支援が必要だ。要するに自伝的自己は、マルチ部位のネットワークに基盤を置く、個人的記憶の調整のとれた活性化と表示のプロセスである。そうした記憶を明示的に表象するイメージは、複数の初期皮質に表示される。最後に、それらはワーキング・メモリによって長い時間保持される。それらは他の対象と同じように扱われ、またそれ自身の中核意識のパルスを生み出すことで、単純な中核自己に認識されるようになる。

自伝的自己の持続的表示が拡張意識の鍵である。拡張意識は、ワーキング・メモリが特定の対象と自伝的自己の「双方」を同時に保持するときに、言い換えれば、ある特定の対象と自伝における対象の「双方」が同時に中核意識を生み出すときに生じる。

自伝的自己・アイデンティティ・個性

私は、これまで「自己」という言葉について考えるとき最初に心に浮かぶアイデンティティと個性（personhood）という二つの概念には自伝的記憶と自伝的自己が必要であることをほのめかしてきた。自伝的記憶という記録の宝庫には、われわれの個性を定義する記憶とともに、アイデンティティを構成する記憶が含まれている。

われわれが通常「人格（personality）」と表現しているものは、複数の要素に依存している。一つの重要な要素は、誕生時にすでに見いだすことが可能な「特質（traits）」に由来しており、その特質が集合したものはしばしば「気性《きしょう》（temperament）」と呼ばれている。そうした特質には遺伝的に伝えられるものもあるし、初期の発達上の因子によって形成されるものもある。別の重要な要素は、成長中の有機体が特定の環境の中で行うユニークな相互作用に由来している。後者の要素——これは前者の継続的な影響のもとでなされる——は自伝的記憶に記録され、自伝的自己と個性に対する基盤になっている。自伝的記憶が存在するから、単純なものから複雑なものまで、快適なものから危険なものまで、ささいな好みから倫理的原理にいたるまで、さまざまな状況の中で、有機体は全体として一貫性のある知的な反応、情動的な反応を喚起することができるのだ。

教育と文化による人間形成について語るとき、われわれは、

（1）遺伝的に伝えられた特質と傾性。

（2）遺伝子と環境の二つの作用のもとで発達段階の初期に獲得される傾性。

（3）先の二つの影響を受けつつ、自伝的記憶に蓄積され継続的に再分類されるユニークな個人的出来事。

という複合的要素について話をしていることになる。

この複雑なプロセスを神経学的に言えば、それは傾性的記録の創造からなっていると考えられる。創造されたその傾性的記録をもとに、脳はしかるべき刺激が与えられると、情動的事実から知的な事実まで、ほとんど同時に一連の反応を呼び起こす。集合域という枠組みを使えば、これらの反応はさまざまな構造——いろいろな種類の感覚的イメージを描写するための初期感覚皮質、あるいは、情動を構成する動きも含め、範囲の大きい動作を実行するための運動と四肢の皮質と皮質下核——における反応を取り仕切っている特定の脳部位における記録によってコントロールされていると考えることができるだろう。

そのような集合域／傾性部位は多数存在しているが、近接して存在しているわけではない。たぶん皮質に存在しているものもあるし、皮質下核に存在しているものもあるだろう。皮質にあるものは側頭領域と前頭領域に分布している。その標準的反応から見てきわめて調和がとれ、きわめて成熟しているように思える人格においては、反応がうまく構成されるように、複数のコントロール部位が相互連結していると考えられる。構成の複雑さの程度はいろいろで、二、三の脳部位を活発化するだけのものもあるし、調和のとれた大規模な作用を必要とするものもあるが、多くは皮質部位と皮質下部位が関係している。

アイデンティティという単純な概念は、まさにこのアレンジから引き出される。側頭、前頭、双方の領域のいくつかの部位では、集合域が、われわれの個人的、社会的アイデンティティを定める基本的なデータ——姓名、血族の関係、友人のネットワーク、これまで生活してきた場所名の一覧等々——を、初期感覚皮質内で繰り返し活性化しているのだ。つまり、われわれのアイデンティティはいわば感覚皮質に表示されている。われわれの覚醒した、意識的生活のいかなる瞬間においても、矛盾のない一連のアイデンティティの記録が明示されつつあり、それがわれわれの心の背景幕を形成し、必要が生じれば瞬時に前面に移動するようになっている。状況によっては、活性化される記録の範囲が拡張され、より大きな範囲の個人史、より大きな範囲の予期される未来が含まれることがある。しかし、そうした記憶の範囲をわれわれが拡張してもしなくても、一瞬一瞬それらは活動している。それらが不活発になれば、かならずそれがわかる——不活発の結果は、ある種の一過性全健忘である。

アイデンティティという感覚の背後にあるプロセスに対してこのような説明を思いついたとき、私は、同じ情報を表示するために同じ感覚パターンを何度も繰り返し再現することの負担について考えた。これは神経にとって耐えられない負担ではないか？　しかし、生体組織に一見過度な負担をかけている他の例を考えたとき、自信を取り戻した。たとえば心臓の筋肉細胞は、終身収縮を繰り返すよう宣告されている。

われわれ一人ひとりが自分自身について構築する概念、つまり、われわれは身体的、精神的にどういう人間で、社会的には何に適しているのかなどについてわれわれが徐々に構築するイメージの基盤は、何年もの経験による自伝的記憶の上にある。私は、その構築の多くが非意識的に起こり、その再構成もまたそうであると思っている（次項「自伝的自己と無意識」を参照)。割合はともかく、そういった意識的プロセスと無意識的プロセスは、生得的あるいは後天的な人格的特質、知性、知識、社会的・文化的環境など、ありとあらゆる種類の要素に影響を受ける。いまこの瞬間、われわれが心に表示している自伝的自己は、単にわれわれの生得的傾向と実生活経験の最終的産物というのではなく、そうした要素の影響下での、実生活経験の記憶の再加工の産物である。

生涯をとおして自伝的自己に起こる変化は、単に、意識的、無意識的に起こる過去の再構成によるだけでなく、予期される未来を定めたり再構成したりすることにもよっている。自己の進化の一つの重要な側面は、生きてきた過去と予期される未来、この二つの影響のバランスであると思う。個人的成熟とは、予期される未来の記憶が、瞬間瞬間の自伝的自己において大きなウエイトを占めていることを意味する。われわれが欲望、願望、目標、義務と考えているシナリオの記憶が、各瞬間の自己をぐいぐい引っ張っていく。まちがいなくそれらは過去の再構成においても、またわれわれが自分自身と見ている人格の創造においても、刻々と、意識的、無意識的に役割をはたしている。

われわれの態度、そしてわれわれの選択は、そのかなりの部分が、瞬間瞬間に有機体がつくりあげる「個性という契機」の帰結である。だとすれば、われわれが変化したり揺らいだり、虚栄と裏切りに屈したり、従順だったり多弁だったりしても不思議ではない。われわれ自身のハムレット、イアーゴ、フォルスタッフを創造する可能性は、われわれ一人ひとりの内にある。しかるべき状況でそうした人物の特徴が一時的に現れてくれればと、人は願っている。「一個」であることに対する合理的な理由はあるものの、われわれのほとんどが「一個の」人格しかもたないことは、ある点では、ほとんど驚くべきことだ。

統一的コントロールに向かおうとする傾向がわれわれの発達の歴史において支配的であるのは、たぶん、もし命の維持という仕事をうまく成し遂げようというなら自己は一つであるべきだ、つまり、一つの有機体につき複数の自己は生存にとって好ましい方法ではない、というのが、一個の有機体が要求するところだからだろう。一方、ダニエル・デネットが提唱した枠組みでは、われわれの豊かな想像力は、われわれの有機体の命に対して「多元の草稿」を用意する、となる。しかし、きわめて生物的な中核自己とその作用下で成長する自伝的自己は、たえず、一個の統一された自己と調和する「草稿」を選択しようとしている。さらに、想像力という、デリケートに形成されている選択装置は、歴史的に連続的な同じ自己に向けて選択させる可能性が高い。われわれは一週間ハムレットだったり、一晩フォルスタッフだったりすることはあるが、ホームベースに戻る傾向がある。シェークスピアのような天賦の才の持ち主なら、自己の内的な闘いを使って西洋の戯曲の全登場人物を創造することもできるだろうし、フェルナンド・ペソア[2]の場合なら、同じペンで四人の傑出した詩人を創造することもできるだろう。しかし最終的には、ストラドフォードへ静かに引きこもるのは同じシェークスピアであり、飲み過ぎてリスボンの病院で忘れられるのは同じペソアである。

要するに、A・N・ホワイトヘッドが『過程と実在』の自己意識に関する評釈で指摘しているように、統一的、連続的、単一的自己には限界がある。人間的欠陥や多重人格という奇妙な症状は、そうした限界の存在を証明するものだ。しかしそれでも、一個の自己へ向かおうとする傾向、そしてそれが健康な心にとって有利であることは否定できない。

自伝的自己と無意識

ベートーベンのオペラ『フィデリオ』のヒーロー、フロレスタンは、暗い地下牢に不当に投獄される。「神よ、ここはなんと暗いことか！」とフロレスタンは叫ぶ。まるで彼は人間の記憶の底にある暗闇を指してこう言っているかのようだ。われわれはどの記憶を蓄えどの記憶を蓄えないのか、あるいは、どのようにして記憶を蓄えそれをどのように分類、整理するのかを自覚していない。あるいは、さまざまな感覚の記憶、さまざまな話題の記憶、さまざまな情動的意味の記憶を自覚していない。われわれはふつう、記憶の「強さ」を直接コントロールすることはほとんどしないし、想起のしやすさやしにくさに対してもそうである。もちろん、われわれは記憶の情動的価値、強さ、深さについてのさまざまな種類の興味深い直観的知識を有しているが、記憶の仕組みについての直接的知識はない。われわれには学習と記憶の想起を支配している要素や、記憶を支えたり想起したりするのに必要な神経システムに関して、信頼できる研究の蓄積がある。しかし直接的、意識的認識を、われわれは有していない。

われわれの自伝的記録を構成している記憶は、まさにこれと同じ状況にある。いや、たぶん、なおのことそうだろう。なぜなら、そうした記憶のほとんどは情動的影響が強いので、脳はそれらを別に扱っているからだ。われわれは自伝的記録に加えられるコンテンツを経験しているから、その意味ではわれわれはそれらのコンテンツを意識しているが、それらがどのように蓄えられるのか、あるいは、それぞれがどの程度まで、どのぐらいしっかり、どのぐらい深く、あるいはどのぐらい浅く蓄えられるのか、われわれにはわからない。あるいは、それらのコンテンツが記憶としてどのように相互に関係づけられ、分類され、記憶倉庫の中で再編されるのかもわからないし、記憶間の結びつきがどのように確立され、それがどのようにして休眠的、内在的、傾性的なモードで長い間維持され、われわれの内部に知識が存在しているのかもわからない。

こうしたことをわれわれは少しも直接的に経験しないが、そうした記憶を保持している回路について、われわれは少し知っている。それらは高次皮質、それもとくに側頭領域と前頭領域の皮質に多く存在し、皮質領域ならびに皮質下辺縁領域との、あるいは視床との、緊密なネットワーク関係を維持している。神経生物学的には、フロレスタンの暗い地下牢に、遠からず光が差し込むだろう。

確かに、幾組かの自伝的記憶は、刻一刻、単純かつ一貫性をもって活性化されており、そしてこれらの記憶がわれわれの拡張意識に、物質的、心的、実態人口統計学的アイデンティティについての事実、最近の動きについての事実（直前、数分前、数時間前、昨日、どこにいたか）、意図された近い未来についての事実（数分後、数時間後、何をなさねばならないか、今晩、明日、どこに向かうか）を送り届けている。自伝的自己のこうした基本的な側面の障害は、一過性全健忘のような劇的な神経学的問題をもたらす。

しかし、自伝的記憶のコンテンツには長い間隠れているものもあるし、場合によってはつねに隠れているものもある。記憶はファクスのように保存されているわけではないし、想起においては複雑な再構築のプロセスを踏まねばならないことを考えれば容易に想像できるように、自伝的事象によってはその記憶が完全には再構築されないこともあるだろうし、元とはちがった形で再構築されることもあるだろうし、二度と意識の光を見ないこともあるだろう。そのかわりそれらがほかの記憶の想起を助長し、ほかの具体的な事実として、あるいは具体的な情動的状態として、意識的なものになるかもしれない。その瞬間の拡張意識においては、そのようにして想起された事実は説明不可能であるかもしれない。なぜなら、それらは、そのとき中心舞台を支配している意識のコンテンツと、明白な「結びつき」をもたないからだ。実際には結びつきの関係がこっそり存在しているのに、まるでそうした事実がまったく動機をもたず、過去のある瞬間の現実を表しているか、隠れた記憶の蓄積を徐々に、そして無意識に組織化することでそうした瞬間を改編しているか、いずれかに見える。

ここで、すぐ前の文における「結びつき」という言葉の、複数の論理的な意味を考えてみよう。この言葉は、おそらく歴史的に生じたであろうものごとや出来事の結びつきを指している。あるいは、われわれが経験するものごとや出来事の心的イメージの表象を指している。あるいはまた、ものごとや出来事の記録を保持したりその記録を明示的なニューラル・

パターンに展開したりするのに必要な脳回路間の結びつきを指している。

精神分析的無意識の世界は自伝的記憶を支えている神経システムにそのルーツがあり、ふつう精神分析は、自伝的記憶の中の複雑に絡み合った心理学的結びつきを調べる手段とみなされている。しかし、必然的にその世界は、私がいま概略を述べた他の種類の結びつきとも関係している。

われわれの文化の中で言われてきた狭い意味での「無意識」は、中核意識においても拡張意識においても認識されず、非意識的なままとどまっている大量のプロセスとコンテンツのうちの、ほんの一部でしかない。実際、「認識されていない」もののリストは仰天するほどである。どんなものがそれに含まれるかを考えると、

(1) われわれが注意を向けていない完全に形成されたすべてのイメージ。

(2) けっしてイメージにはならないすべてのニューラル・パターン。

(3) 経験をとおして獲得されるが、休眠したままで、おそらく明示的ニューラル・パターンにはならないすべての傾性。

(4) そのような傾性の静かなる改編のすべてと、それらすべての静かなる再ネットワーク化――たぶん明示的に認識されない。

(5) 自然が生得的、ホメオスタシス的傾性の中に具現化した、すべての隠れたる知恵とノウハウ。

われわれがいかにわずかしか認識していないかに驚かされる。

生まれながらの自己と文化的自己

生まれか育ちかという問題を取り上げ、はたしてある認知的機能が、関連する生物学的制約をとおしてゲノムにより特定の形で特定の個人に形成されるのか、それとも、文化の影響をとおして環境により形成されるのかを決定しようとするのは、ふつうは無謀なことだ。しかし興味深いのは、私が提示した見方で意識を眺めてみると、この種の区別がいくぶん可能になってくるように思えることだ。たとえば、あえて言えば中核意識の背後、そして中核自己の生成の背後にある、事実上すべての機構は、遺伝子の強い制御下にある。病気によって早期のうちに脳構造がだめになってしまう場合を除外すれば、ゲノムによって神経的にも体液的にも脳と身体の適切な結びつきがなされ、必要な回路が形成され、環境からの助けを得ながら、それらの機構が生涯信頼しうる形で機能するようになる。

自伝的自己の発達は別の問題だ。確かに、中核自己と、自伝的記憶の発達を支えている構造との結びつきは、ゲノムの制御下でなされる。また、学習が起き、皮質と皮質下の回路の改編が起こり、その結果集合域とその傾性が整うプロセスも、そうである。言い換えると、自伝的記憶は遺伝的影響下で発達し、成熟する。しかし中核自己とちがい、環境に依存しているだけでなく環境によって調節も受ける自伝的記憶の発達と成熟においては、多くのことが起こるだろう。たとえば、幼児、子供、青年を育てるための報酬と罰のスケジュールは、家庭により、学校により、社会環境により異なる。一個の人間の歴史的過去と予期される未来を構成する事象の形成は、環境に制御される部分がけっして少なくない。また、ある文化の中で自伝的自己が発達しているとき、その文化を支配している行動の規則と原理は環境の制御下にある。

われわれが、一人の人間の特有の価値を指すべく自己について語るとき、あるいは、われわれの生活を特徴づけている、われわれに属している、われわれが住んでいる、場所や人を指すべく自己を取り上げるとき、われわれはもちろん自伝的自己について語っている。自伝的自己は、人類の文化史がもっともあてにする脳の状態である。

拡張意識を超えて

拡張意識があるから、人間の有機体はその心的能力の極みに達することができる。以下のようなことを考えてみよう。有用な人工物を創造する能力。他人の心について考える能力。集団の心を感じ取る能力。ただ痛みを感じてそれに反応するのとは反対に痛みを辛抱する能力。自分と他人に死の可能性を感じ取る能力。生を重んじる能力。快と苦とは異なる善と悪の感覚を構築する能力。他人や集団の利益を斟酌《しんしゃく》する能力。ただ快を感じるのとは反対に美を感じとる能力。はじめに感情の不調和を、そのあと抽象的な概念の不調和を感じとる能力(これは真実の感覚の源である)。

拡張意識ゆえに可能なこうした一連の著しい能力には、強調に値する二つのことがある。第一は、生存と関係する傾性によって下される利益と不利益の指令を超越する能力、第二は、不調和を嗅ぎつける重要な能力で、これが真実の探求をもたらし、また行動のための、事実分析のための規範と概念を構築したいという願望をもたらす。

私はこれら二つの能力は、単に人間の特質の極みとしてだけでなく、「良心」という一語で完全に表現される真に人間的な作用をもたらすものとして、位置づけられるのではないかと思っている。中核のレベルにおいてであれ拡張のレベルにおいてであれ、私は意識を人間の特質の頂点には置かない。現在の頂点に達するには意識は必要だが、十分ではない。

もっとも興味深いのは出来事の連鎖である。一個の有機体の非意識的な神経信号が「原自己」を生み、それにより「中核自己」と「中核意識」が可能になる。またそれにより「自伝的自己」が、そして「拡張意識」が可能になる。そしてこの連鎖の最後で「拡張意識」によって「良心」が可能になる。

良心、拡張意識、中核意識に対するわれわれ人間の理解の状況は、人間がそうした現象の存在を理解し、それらについて興味を抱くようになった順と符合するかもしれない。人間はまず良心が存在することを知り、それがしていることに関心を抱き、その後だいぶ経って、中核意識はもちろん、拡張意識が問題であることを知った。

大昔の神々はホメロスの詩の英雄たちに意識という問題についてではなく、良心という問題について語りかけている。たとえば『イリアス』で、少年アキレスの腕の自由を奪ってアキレスがアガメムノンを殺さないようにした女神アテネがそうだ。紀元前九世紀のホメロスの話は中核意識の存在を仮定しているが、それについて明確に熟考してはいない。ホメロスの話は、遠まわしに、神に支配された不調和な意識を描いているが、真に悩んでいるのは良心についてだ。紀元前七世紀〜前六世紀のギリシアの賢人ソロンは、意識と良心の双方を考えている――たとえば、ソロンは読む者に「おのれ自身を知る」よう忠告している。同様に、紀元前六世紀以降のギリシア人、『創世記』の書き手たちと主役たち、『マハーバーラタ』の作家たち、そして老子は、みな賢人である。しかしそのだれ一人として、今日われわれを虜《とりこ》にしている意識の概念を扱ってはいない。意識という言葉がプラトンやアリストテレスの中に見いだされないからそう言うのではなく、「ヌース」も「サイキ」もそれに相当しないのだ。つまり、その概念もないのだ（確かにサイキは、今日われわれが意識と呼ぶものが出現するのに私が必要だと思っている有機体のいくつかの側面〈息や血〉に注意を向けているし、あるいは密接に関係する側面〈心、魂〉にも注意を向けているが、それは同じ概念に対応しない）。われわれが今日意識と呼んでいるものに心を奪われるようになったのは最近――たぶん三五〇年前――のことで、それが前面に出てきたのは二〇世紀も遅くなってのことだ。

たとえば意識に関係する中世英語の単語は *inwit* で、内（*in*）という概念を心（*wit*）と混ぜ合わせるというなかなかの造語である。*conscience* という単語（ラテン語の *con* と *scientia* からきていて、知識を集めるという意味）は一三世紀以来使われてきたが、*consciousness* と *conscious* という単語が登場したのは一七世紀の前半で、シェークスピアが死んでかなり経ってからだ（*consciousness* が使われた最初の記録は一六三二年）。一六〇〇年までには、シェークスピアがハムレットに「それゆえ良心がわれわれすべてを臆病者にする」と言わせているが、彼が言ったのは良心であって意識ではなかった。この詩人は拡張意識の本質を深く理解し、実質的にそれを西洋文化の中に文学という形でもちこんだものの、それをそのように呼ぶことはできなかった。彼は拡張意識の背後に中核意識のようなものが潜んでいることさえ気づいていたかもしれないが、中核意識は彼の中心的関心事ではなかった。

英語においても、そしてその「母なる言語」のドイツ語においても、良心と意識には個別の単語がある。ドイツ語で「意識」に対する単語は *Bewusstsein* で、良心は *Gewissen* である。しかしロマンス諸語においては、たった一語が良心と意識を意味している。たとえば *unconscious* に対するフランス語（*inconscient*）、あるいはポルトガル語（*inconsciente*）を翻訳する場合、昏睡している人間、という意味にもなるし、行動が非良心的な人間、という意味にもなる。英語では *unconscious* と *unconscionable* と二つの単語があるし、ドイツ語も *unbewusst* と *gewissenlos* の二つがある。しかしロマンス諸語では、唯一文脈によってのみ、どちらの意味かがわかる。ちなみに、この問題に関しては話がひじょうにややこしいが、いつもおもしろい。フランス語やポルトガル語のようなロマンス諸語では、知識を意味する単語、たとえばフランス語の *connaissance*、ポルトガル語の *conhecimento* で、意識を指すこともできる。もう一つ、この語は「知られている事実」、つまりたぶんそれは、自己が存在しそれに起因する知識があるという事実を指している。

「意識」という語の背後にある概念が浮上しはじめると、ロマンス諸語の話し手たちはそれを意味する新語をつくるのではなく「良心」を使った。意味の合体という文化的寛容さは興味深く、それだけで調べる価値がある。どういうわけか、良心という概念と意識という概念の関係性が、両者のちがい以上に価値を与えられたのだ。おもしろいことに、英語やドイツ語とはちがい、ロマンス諸語には「自己」に対する語もない。

良心は先に述べた複雑な全体の頂点にあるので、その本質やメカニズムを考えたり理解したりするのは本来最後の現象になるはずだった。しかし、現実は反対であるように見える。それは、われわれが中核意識よりも拡張意識について多くを認識しているのと同じように、われわれは拡張意識の仕組みより良心の仕組みについて多くを認識しているからではないだろうか。倫理の神経生物学に関するジャン゠ピエール・シャンジューの研究、あるいは意識と社会の関係に関するロバート・オルンシュタインの研究は、良心に関する私の論点を支持している。また、意識を拡張意識のレベルで明らかにしようとするダニエル・デネット、バーナード・バーズ、ジェームズ・ニューマンの試みは、われわれが中核意識より拡張意識について多く認識しているという考えを支持するものだ。

私の見るところ、神秘の鍵は中核意識の背後にある。たぶん、良心と拡張意識が不完全に説明されるのは、ひとえにそれらの理解が、部分的にではあれ、中核意識の問題の解決にかかっているからだろう。

訳注

（1）Hans Kummer, *In Quest of the Sacred Baboon : A Scientist's Journey*, Princeton University Press, 1995.
Marc D. Hauser, *The Evolution of Communication*, MIT Press, 1997.

（2）一八八八―一九三五。いくつかの「異名」をもつことで知られるポルトガルの詩人。一人の詩人が別名で書くというのではなく、一人の中に何人かの異なる詩人が存在するという意味での異名である。

第八章　意識の神経学

前章まで私は仮説を提示しその概略を述べてきたが、それは、意識の神経的基盤に関する研究プログラムのスタートラインであると私は考えている。本書に提示した概念の評価は、さまざまな手法を駆使した今後の研究によってのみ決まる。しかし、すでに存在している神経科学的な証拠にもとづいてこれらの概念を考察することもできるわけで、それがこの章の目的である。

第五、第六、第七章では、中核意識と拡張意識の機構に関する仮説を提示し、またそれらの機構に必要な原自己と二次のマップを支えるどんな解剖学的構造が必要かを示した。それらの仮説によるなら、以下の言明が真でなければならない。

（1）原自己の神経的基盤を形成している体性感覚情報マップの両側性的損傷は、意識を崩壊させる。意識の崩壊は、原自己の構造が密に詰まっている脳幹《のうかん》上部と視床下部《ししょうかぶ》レベルの損傷で最大で、処理回路がより空間的に離れているより高いレベル（島《とう》皮質、S_2、S_1皮質、ならびに関係する頭頂連合皮質）の損傷ではそれほどではない。

（2）有機体と対象という関係についての二次のイメージ化された説明の構築に関わってい

ると思われる構造の両側性的損傷は、中核意識を部分的にまたは完全に崩壊させる。そのような構造は、たとえば視床のいくつかの核と帯状回皮質《たいじょうかい》である。

(3) ＩＴ［inferotemporal（下側頭《かそくとう》）の略］として知られる下側頭部位とＴＰ［temporal pole（側頭極）の略］として知られる側頭極を含む側頭皮質の両側性的損傷によって、中核意識が損なわれることはない。なぜなら、そのような損傷状況においても、原自己を表象し、認識されるべきほとんどすべての対象を処理し、有機体と対象の関係についてのイメージ的説明を生み出すのに必要な構造は無傷だからだ。しかし、側頭皮質の損傷により自伝的記憶の活性化が損なわれるので、拡張意識の範囲は減少する。同じことは、広大な前頭前《ぜんとうぜん》領域内のいくつかの高次皮質の両側性的損傷についても言える。それらの皮質も、活性化されると自伝的自己が生み出される記録を支えているからだ。

(4) 海馬《かいば》の両側性的損傷によって中核意識が損なわれることはない。しかし、事実に対する新たな学習が阻害されるから、その損傷が自伝的記憶の増加を止め、その維持に影響し、その結果、将来の拡張意識の質を変える。

(5) 外部感覚情報（たとえば視覚、聴覚）と関係する初期感覚皮質の両側性的損傷は、そうした皮質に依存する特定の対象の側面を阻害するものの、それにより中核意識が損なわれることはない。体性感覚皮質の場合は例外だ。なぜなら、それは原自己に対する基盤の一部だからだ。その損傷については先の言明(1)で述べた。

（6）前頭前皮質の両側性的損傷は、たとえ広範なものでも、中核意識を変えることはない。

ここから先は、こうした言明の正当性を神経病理学、神経解剖学、神経生理学、神経心理学の証拠に照らして評価する。

言明（1）を検討する——意識における原自己の役割に対する証拠

原自己の神経的基盤を形成している体性感覚情報のマップの両側性的損傷は意識を崩壊させる、というのが言明（1）である。この言明は、昏睡、持続性植物状態、監禁症候群、前脳基底部損傷の患者から得られる証拠の組み合わせによって裏付けられる。証拠の量が莫大なので、ここでは昏睡と持続性植物状態に焦点を合わせる。まず昏睡と持続性植物状態がどのようなものかを簡単に説明しておく。

・まるで眠りのよう

それはまるで眠りのようだが、眠りではない。昏睡の臨床例はつぎのような感じだ。

何の予兆もなしにその患者は虚脱し、突然地べたに横になり、苦しそうに息をしていた。妻にも、病院への搬送のためにやってきたパラメディカル（医療補助者）にも、いっさい反応しなかった。救急処置室でもだれにも反応しなかったし、四日後、外科医にも反応しなかった。もし、周囲に複雑な配線やチューブやデジタル・ディスプレーがなかったら、そしてそれが脳血管の病気を治療するためのハイテク機器であるという事実がなかったら、見舞い客は彼がただ眠っていると思うかもしれない。が、事実は、彼が脳卒中を起こしていて、いま昏睡状態にあるということ。通常の刺激をどれだけ加えてもけっして目覚めることのない、きわめて異常な状態にあるのだ。

　話しかける、耳元でささやく、顔に触れる、手を握るなど、状況を評価するために必要などんなことをしようと、彼が目を覚ますことはない。しかし、集中治療チームの少しの介助で、彼の心臓は鼓動を打ち、血液は循環し、肺は呼吸し、腎臓をはじめ当座の生存に必要なすべての器官が機能している。問題は脳である。脳卒中により、小さくとも重要な脳の部位が損傷している。観察により、覚醒、情動、注意、意図的行動がすべて停止していることがわかる。そしてその観察から、意識も停止していることが推測できる。患者は、意識的な心が機能している証《あかし》を示せないだけでなく、そういう心をもっているという間接的兆候すら示さない。患者は生きているが、彼の有機体はいまや根本的に変化してしまっている。

　毎夜われわれが眠りにつき、「段階四」として知られる、深くて爽快な、夢を見ない睡眠段階に達すると、意識と心に関して、われわれはこの患者と類似した状態にある。われわれの場合、ふたたび目覚めるつもりでいるから、意識と心を数時間手放すことになんの不安もない。しかし、昏睡患者の状況はまったくちがう。患者は、強いられている眠りの状態から目覚めることはできないし、意識を回復する可能性も高くない。昏睡が持続し、最終的に死によって引き継がれることもあるだろう。昏睡が軽くなり、最終的に持続性植物状態として知られる永続的無意識状態になることもあるだろう。

もし症状が植物状態へと進むと、患者は明白な睡眠と覚醒のサイクルを示しはじめ、一見正常な形で睡眠と覚醒が交互に起こる。このことはつぎの二つの証拠から言える。まず脳波（EEG）が変化し、毎日何時間か、睡眠または覚醒の特徴的パターンを示す。第二に、患者が目を開けて刺激に反応しはじめることがある。が、不幸にして、このどちらも患者の意識が戻りつつあることを示すものではない。覚醒が戻ったことを示しているだけだ。すでに論じたように、覚醒は意識の必須の要素ではあるが（もちろん、夢の場合は除外する）、けっして意識と同じものではない。もし患者が植物状態になれば、血圧や呼吸のような自律的機能の調節も正常化される。ごくまれにではあるが、目の動きが同調したり、おきまりの文句を口にしたり、笑みや涙を浮かべたり、といったことが、孤発的に起こることもある。しかし本質的には、一日のうちの何時間か一見覚醒しているようなときに、植物状態にある患者が、自発的に、あるいは外からの刺激に反応して、意識の存在を示すような行動をとることはない。情動、注意、意図的行動が、植物状態の中で戻ることはない。合理的な仮定は、意識はまったく関わりがないとすることであり、このことは、最終的に意識を回復したまれな患者たちの報告によっても裏付けられている。

こうした患者の悲劇の原因は脳幹の小さな部分の損傷だ。脳幹は脊髄を大脳半球という大きな空間につないでいる。それは木の幹のような構造で、脊椎管《せきついかん》内を上下に走る中枢神経系の一部――つまり脊髄――を、頭蓋の内側にある中枢神経系の一部――つまり脳――と結びつけている。脳幹は全身体からの信号を受けているだけでなく、その信号が脳の上位部分に向かうときの導管としても機能している。同様に、脳幹は脳から身体へ逆方向に向かう信号の導管としても機能している。さらに、脳幹には多数の小核そして相互に結合している多数の局所的な神経線維がある。心臓や肺や消化管の機能のような生命機能の調節、そして睡眠や覚醒の調節が、この脳幹に依存していることはかなり前から知られている。つまり自然は、身体から中枢神経系へ化学的事象や神経的事象を伝達したり、逆に中枢神経系から身体へ信号を伝えたりする重要な経路の多くを、脳の極端に小さい部位にぎゅうぎゅうに詰め込んでいるのだ。そしてそうした重要な経路に沿って、多くの生命作用を調節する小さな中枢が無数に存在するのだ。

これらの経路や調節中枢はどれもランダムにばらまかれているわけではない。それどころか、脳においてはいつもそうだが、それらは一貫性のある解剖学的パターンで配列されている。そのパターンはすべての人間で完全に同じ配列で見いだされ、他の多くの種《しゅ》にもほぼ同じ位置に見いだされる。昏睡が視床のレベルより下の損傷の結果として起きている場合、破壊は中脳や視床下部へと向かう橋《きょう》の中央から上部のレベルで起きている。さらに、その損傷は脳幹の前部ではなく後部になければならない。

昏睡や持続性植物状態を引き起こす損傷では、いくつかの脳神経核、そしていくつかの長い下行性神経路と上行性神経路は無傷である場合が多いが、脳幹の被蓋《ひがい》にあるいくつかの核がかならず傷を負っている。その中には、楔状核《けつじょうかく》や脚橋被蓋核のような有名な網様核が含まれる。この先、そのような核を「古典的な網様核」と呼ぶ。しかし、損傷はまた「非古典的な」核にも及んでいる。ただし学者によって、それらは「網様体」といういくぶん問題含みの名称のもとにひとまとめにされることもあるし、されないこともある。そういった非古典的な核には、一連のモノアミン核（青斑核《せいはんかく》、腹側被蓋野《ふくそくひがいや》、黒質《こくしつ》、縫線核《ほうせんかく》）、アセチルコリン核、そして結合腕傍核《けつごうわんぼうかく》（PBN）や中脳《ちゅうのう》水道《すいどう》周囲《しゅうい》灰《かい》白質《はくしつ》（PAG）［periaqueductal gray の略］というかなり大きな核の集合体が含まれる。最後に、丘《きゅう》も損傷する可能性があるが、してもしなくても、それらのインプットとアウトプットは分断される。またそれらの作用は弱められるか、弱められないとしてもそれらの機能が脳幹あるいは終脳に伝わらなくなるか、いずれかである（図8－1参照。網様体は網模様でマークしてある）。

さて、昏睡と持続性植物状態の症状は前述の言明(1)を支持していないだろうか？　私はしていると思っているが、ここでいくつかコメントしておくことが必要だ。

先に書いたように、脳幹損傷の場合、覚醒を調節していることが知られている古典的な網様核から、私が提示した原自己の概念に容易にかなう非古典的な核まで、多くの構造が傷を負う。昏睡時に見られる意識障害は古典的な網様核の損傷で細かく説明されている、という反論もあるだろう。こうした症状の神経病理学的、神経解剖学的証拠がいまだ完全ではないという事実はあるにしても、この反論には問題あるだろう。なぜなら、個々に分かれてはいるが隣接している一群の核が、真に独立した機能を有している可能性は低いからだ。この反論は古典的な核の、そしてモノアミン核やアセチルコリン核の解剖学的位置と機能的近接性

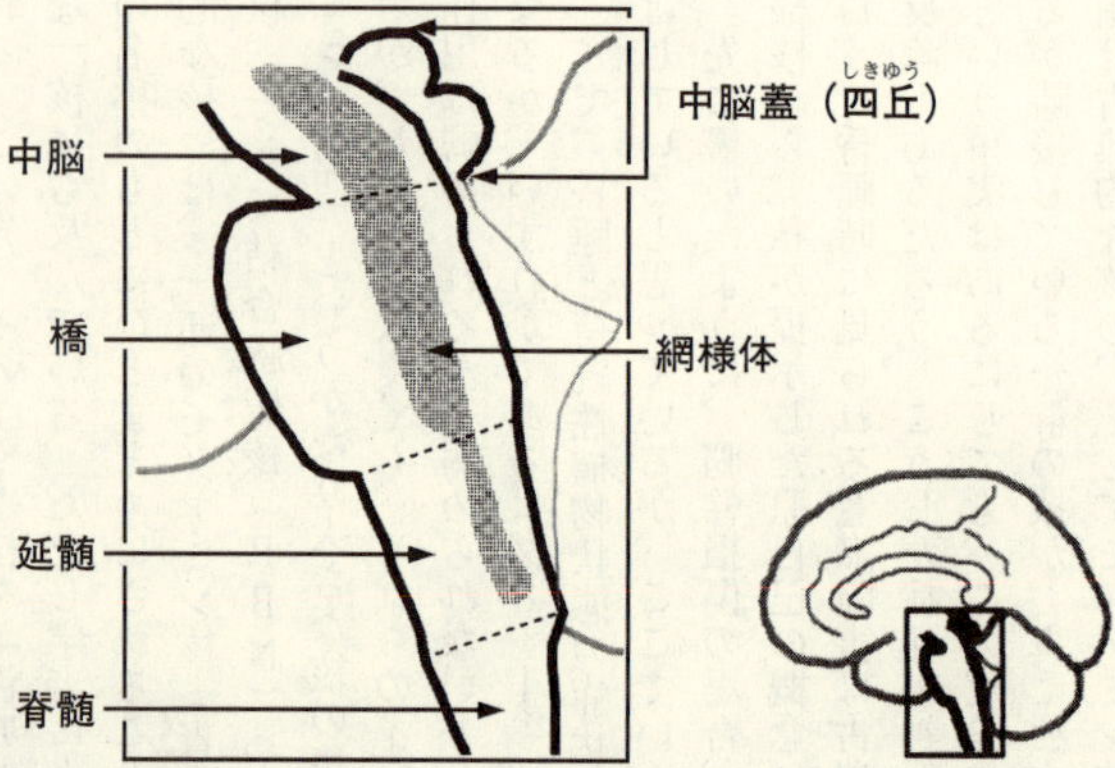

図8－1　脳幹の主要部の断面構造（全体的な位置については右図を参照）

を見落としていよう。それらの核は解剖学的にも、機能的にも、現在の身体状態を調節しそれをマップ化している核と絡み合っており、網様核とモノアミン／アセチルコリン核が身体と関係する核に影響を受けていることは明白である。私は、これまで古典的な網様核やモノアミン／アセチルコリン核がしていると考えられてきたこと——つまり、視床と大脳皮質を活性化し調節すること——を、じつはしていないと言っているのではない。私の言っているのは、それらの核は、かなりの程度まで、身体を調節しその身体状態を脳幹に表象している原自己構造によって定まる状況下でそうしている、ということ。われわれの描く「意識と関係する脳幹」という図においては身体調節構造を含める必要があり、またたぶん、原自己の解剖学的説明を広げて、古典的な網様核も含めていく必要があるだろう——ただし、これは将来の研究事項で、いまここで結論づけることはできない。

先の反論が正当でないもう一つ別の理由は、つぎの事実と関係している。それは、意識の兆候をいっさい示さない昏睡状態の患者でも正常な脳波を示すことがあり、このことは、古典的な網様核の機能がどういうわけか保持されていることを示唆しているかもしれない（あるいは、ごく単純に、意識に関する脳波の解釈には注意がいるということ。なぜなら、意識を有している患者が異常な脳波を示すこともあるからだ）。

昏睡は上部中脳と視床下部の複合的損傷のあとに起こることもあるし、視床の損傷のあとに起こることもある。このいずれの場合にも、やはりその状況は言明（1）と合致する。上部中脳と視床下部の損傷によって、原自己を生み出すのに必要な構造のかなりの部分が損なわれる。同じぐらい重要なのは、皮質の原自己と二次のマップ部位へ向かう上行性神経路の損傷だ。また、これと同じ推論は視床の損傷にも言える。

重要なことは、たとえば監禁症候群のように、意識障害のない脳幹損傷の場合、前述の部位は完全だ。先に列挙したほとんどすべての構造は、監禁症候群において損傷している部位とは別のところにある。大きく異なる監禁症候群については、ここでとくにコメントしておく価値がある。

・あるいは昏睡のように見えるかもしれない

もし昏睡をもたらす脳幹損傷が言明（1）の評価の助けになるなら、昏睡をもたらさない損傷も、それもとくにその損傷が昏睡をもたらす損傷部位に近接している場合は、そうかもしれない。その典型的な例は、前述の部位からほんの数ミリメートル離れている脳幹部位の損傷により、この場合は監禁症候群として知られる破壊的な症状が生じることだ。情動に関する章で述べたように、監禁症候群の患者は自発的に動く能力を失うが、意識はそのままだ。症状はつぎのような感じだ。

昏睡と同じように、この悲劇も通常予告なしにはじまる。昏睡の患者と同じように、この患者も突然床に横になり、動かず、言葉も口にしない。動かない、話さない、は、この恐ろしい出来事のあと一生つづくことになる。患者の周囲のだれもが脳卒中だと思うだろうし、実際最初は、数時間、数日、あるいは数週間のうちに、昏睡状態に陥るだろう。しかし遅かれ早かれ、入院中のある時点で、動きはないが患者が覚醒していることが明らかになる。患者にはたぶん意識がある、そう思う人がいるだろう。手掛かりはほとんどない。しかし観察力の鋭い人なら、患者が意図的に瞬《また》きしたことを見抜くだろう。注意深く見ると、患者は一つのタイプの動きしかできないことがわかる。目を上下に動かしたり、瞬きしたりはできる。しかし眉をひそめたり、目を横に動かしたりはできないし、唇を動かしたり舌を突き出したり、首、腕、足を動かしたりすることもできない。垂直方向の眼球の運動と瞬きだけ、意図的にコントロールできるのだ。ごくわずかでもそうした能力が残っているから、求められれば患者は目を上に動かす。それもすぐにそうするし、求めに応じて目を下にも動かす。患者はわれわれの言うことをはっきり聞きとっており、言葉の意味も理解している。患者には意識がある。昏睡状態にはない。その症状は、患者の心のいわば「近独房監禁状態」を表現した「監禁症候群」として知られている。

残されたその単純な運動能力によって、緊急のコミュニケーション・コードが可能になる。たとえば「イエス」のときは目を上に、「ノー」のときは目を下にと、患者に頼むことができる。また患者に向かって復唱したアルファベットのリストの中から特定の一文字を探り出すために、患者の瞬きを利用することができる。そうすれば、患者は一文字ずつ言葉や文をつくることができ、それによって複雑な考えを伝達することもできる。こうしたコミュニケーション・コードを使うことで、患者は病歴や現在の状態に関する質問に答えることができるし、医師、看護師、家族が有用な会話を維持することもできる。

昏睡は悲劇的な症状であり、その悲惨な結末を家族に説明するのはじつに苦しい。しかし、監禁症候群の患者と相対することがどういうものか、意識ある心をもちながらもっとも単純なコードでしか表現できない人間の目を見ることがどういうものか、想像してほしい。その症状の残酷さはほとんど類を見ないものの、神経学の世界には残酷な疾患の一大リストがある。たとえば、ルー・ゲーリック病[1]としても知られる筋萎縮性側索硬化症《きんいしゆくせいそくさくこうかしよう》も同様である。監禁症候群の患者のこの悲しい現実に相対するときわれわれがもちうる慰めは、運動調節の深刻な障害が情動反応を減じ、心に平穏をもたらしているように思えることだ。

大きさ、全般的な位置、原因的機構との関連で見れば、監禁症候群は昏睡をもたらす損傷に類似した損傷の結果である。しかし、損傷の「正確な」位置が異なるので、結果もまた異

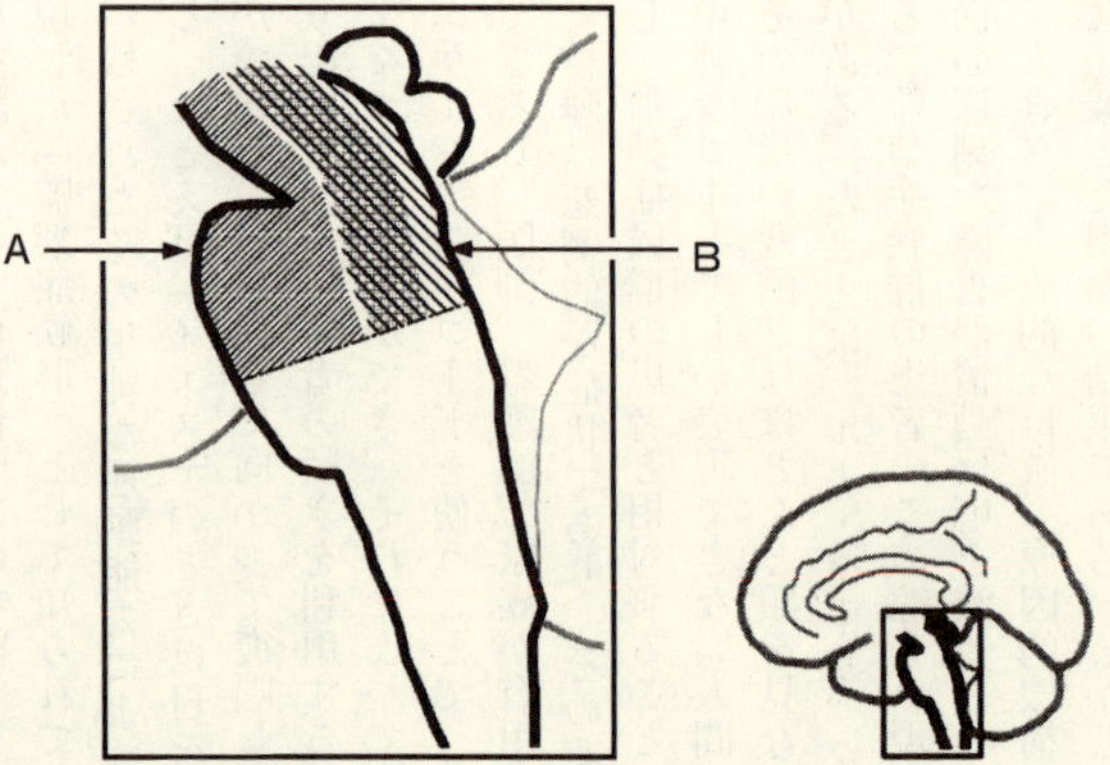

図8-2　脳損傷の位置――Aは監禁症候群における脳幹損傷位置、Bは昏睡における脳幹損傷位置。監禁症候群を引き起こす損傷は脳幹の前部にある。これに対して、昏睡をもたらす損傷は脳幹の後部にある

なり、意識喪失は起きない。監禁症候群は、唯一、損傷が脳幹の後部ではなく前部にあるときに起こる（図8－2参照）。そして身体全体に運動信号を送る経路は、たった一つの例外をのぞき、脳幹の前部に位置するので、監禁症候群を引き起こす脳卒中はそれらの経路を破壊し、それにより、身体内の実質的にすべての筋肉群の運動の可能性がなくなる。幸運な例外は瞬きと垂直方向の眼球運動を調節する経路で、それらは脳幹の後部を走っている。だからそれらの経路は監禁症候群では残っていて、なにがしかの情報伝達が可能になる。要するに、昏睡において損傷している重要な部位は、監禁症候群の脳においては無傷である。

昏睡と監禁症候群のこの対照は、意識の発生においてこれまでわれわれが考察

してきた構造の特殊性に対する強力な証拠になる。しかしここでは、脳のこの部位に関して知られているより広い視点でコメントしておくのが妥当だろう。あとのページで、上行性網様賦活《ふかつ》系の損傷だけで昏睡と持続性植物状態を説明することは、この部位の解剖学的、機能的複雑さを正しく扱っていないことを述べる。

・昏睡状態と持続性植物状態の神経的相関を考察する

われわれがこれまである程度の確信をもって認識してきたことは、意識の存在は脳幹の完全性に依存するということ。損傷すると意識を崩壊させる脳幹の部分と、損傷しても破壊しない部分は、何人かの神経学者によって、それもとくに昏睡、植物状態、監禁症候群の患者を研究してきたフレッド・プラム、ジェローム・ポスナー(2)によって確認されてきた。主として彼らの研究を通して、あとの二つの症状が認識され、そう呼ばれるようになった。

損傷が必然的に昏睡をもたらす脳幹の部位に、通常「網様体」として知られている領域がある。その領域全体は、いわば脳幹という木の幹の偏心軸とみなすことができる。具体的には、脊髄端の真上にある延髄《えんずい》のレベルから、視床の真下にある中脳までが網様体になる。しかし、われわれがもっとも関心をもっている網様体の部分は、橋《きょう》の中ほどより上の部分だ。損傷がそこから上のときに限って、昏睡が起こるからだ。

「網様体」とか「網様核」という言葉を使いたがらない学者もいる。なぜなら、その構造に関する新しい知識により、その領域の組織や機能に少しも同質性がないことが明らかになっているからだ。これと同じ問題が「辺縁系」のような包括的な言葉にもある。しかし、移行期間にあっては、「辺縁」とか「網様」といった言葉を条件付きで使いながら古い見解と新しい見解を結びつけることが合理的だし、役に立つ。

それはともかく、網様体は、相互に結合したニューロンが無定型に集まりパターンのないレース編み――「網様組織」――を形成しているのではない。それは識別可能な神経核の集まりで、それらの核のそれぞれがはたすべき特殊な機能を有し、またそれぞれに好みの結合相手がある。たとえば結合腕傍核(PBN)は、伝統的な網様体の中でいまや個別に扱われている。結合腕傍核は、(1)痛みを認識し、(2)心臓、肺、腸の調節においてある役割をはたし、(3)たぶん有機体が味を認識できるようにしている神経路の一部であることがわかっている。

網様体が消え失せたということではない。そうではなく、神経学的に言えば、網様体が何でできているかをわれわれがいま知りはじめているということだ。すでに述べたモノアミン核とアセチルコリン核のうちのいくつかは、注意と記憶においてある不可欠な役割をはたしているだけでなく、睡眠においてもある役割をはたしており、また網様体の一部でもある。

要するに網様核のうちのいくつかは最近になってはじめて確認されており、結合腕傍核などは典型的な例だが、それらのうちのいくつかは、それらの機能の理解に専念している専門家以外にはほとんど知られていない。

そのような核に関する記述をよく調べると、つぎのように言うことができる。新しく研究されている、網様体に属するこうした核のほとんどが、ホメオスタシス――前に述べたように、内部環境と内臓の状態の調節――における役割との関係で確認されてきている。つまり、そういった核を研究している学者たちが問題にしているのは、それらが、たとえば心臓機能の調節、報酬のプロセスへの介入、痛みの伝達などにどのように貢献しているかだ。それらの基本的機能は、関連する科学文献を読むかぎり、生命の調節、身体状態の管理である。中には睡眠との関係で研究されてきた核もあるが、意識における可能な役割という関連で研究されたものはほとんどない。

われわれの目の前にある現実は、この一般的な領域に関する研究の歴史が奇妙にも二分されていることだ。一つの流儀はほぼ半世紀前のもの。残念ながらいまやほとんど見捨てられているが、この領域をかなり均質なユニットと考え、それを注意、覚醒、睡眠、意識と結びつけてきた。そうした研究は、特定の核としてではなくユニットとしての網様体に注意を向けている（「中脳網様体」〈ＭＲＦ〉がそのユニットの呼称。Ｍは「中脳」、ＲＦは「網様体」である。ただしこの呼称はあまり適切ではない。というのは、橋上部網様体はこのユニットの一部なのに、その呼称から除外されているからだ［中脳（Ｍ）はMidbrain、網様体（ＲＦ）はReticular Formation］）。一方、二つ目の研究の流儀は、ホメオスタシス調節において個々の核がはたす役割に目を向けている。となると、それぞれの流儀の研究者の専門分野や研究室が遠く離れているように、一見、両流儀は共存できないように思えるかもしれない。しかし私は、両者が好都合に結びつくと思っている。なぜなら、それぞれの見解が偶然にもある強力なメッセージを発しているからだ。それはつぎのようなものだ。

主として生命のプロセスを管理し有機体を表象することに関わっている核が覚醒と睡眠のプロセス、情動と注意、そして究極的には意識に関わっている核とほとんど切れ目なくつながり、相互結合さえしている。そしてたぶん、いくつか同一の核がそれら複数の機能に関わっている。

・網様体の昔と今

網様体についての伝統的見解は、一九四〇年代末から五〇年代はじめにかけてH・W・マグーン、G・モルッツィらが行った一連の注目すべき実験[3]そのものであると言ってよい。一方、これらの実験は、その一〇年前にF・ブレメル［一八九二―一九八二。ベルギー、ブリュッセル自由大学の神経学者］とH・ジャスパー［一九〇六―一九九九。カナダの神経学者］からはじまった先駆的伝統が開花したものだった。

これらの実験は事実上すべて、ある程度麻酔をかけた動物――それもほとんどネコ――を使って行われた。典型的な実験は、

(1)傷をつける（たとえば、「下位離断脳」の場合、脊髄が延髄のレベルで水平に脳幹から切り離された。また「上位離断脳」では、橋《きょう》と中脳の接合部が水平に切り離された）。
(2)特定の部位（たとえば一本の神経や一個の核）を電気的に刺激する。
(3)操作の結果を脳波の変化として測定する。

からなっていた。動物の実際の行動は実験の焦点ではなかった。

網様体は賦活系を構成していると解釈される、というのが、これらの実験の結論で、それ

は「上行性網様賦活系」として知られるようになった。この賦活系の仕事は、大脳皮質を覚醒状態に維持することだった。そしてこの覚醒状態は、当時もいまも、たいてい意識の同義語として受け取られている。網様体は、それより上部に位置する事実上すべての神経系部位、とりわけ大脳皮質に大きな影響を及ぼした。その影響は大脳半球全域に及び、この影響の比喩的表現として「目覚めさせる」とか「活発化させる」といった言葉がしばしば使われた。網様賦活系は大脳皮質を覚醒させ、大脳皮質を知覚、思考、意図的行動が可能な作用モードに——要するに意識的な状態に——置いた。だから、網様体の損傷は大脳皮質を眠らせ、いわば知覚と思考のライトを消し、計画的行動の実行を妨げた。こういった比喩的表現は、概して、きわめてわかりやすい。しかし、それが話のすべてではないと思う。

これまで網様体や視床を研究してきた何人かの科学者の中には、意識や注意の神経的基盤を理解することに関心をもつ研究者、たとえばミルチャ・ステリアーデ［カナダ、ラヴァル大学医学部の神経学者］、ロドルフォ・リナス［ニューヨーク大学医学部の神経学者］がいるし、睡眠の研究に関心をもつ研究者、たとえばアラン・ホブスン［ハーバード・メディカル・スクール精神医学教授］がいる。彼らの研究はマグーンやモルッツィの実験の中心的結論を支持しており、網様体が睡眠と覚醒に広く関わっていることはまちがいない。さらに、網様体内のいくつかの核が、とくに睡眠と覚醒のサイクルの生成に関わっていることも明らかである。たとえば、脚橋被蓋部位のコリン作動性ニューロン、ノルエピネフリンの分布と関係する青斑核、あるいはセロトニンの分布と関わっている縫線核がそうだ。これらの異なった核が睡眠状態の誘発や終止にどう関わっているかに関して、あるいは夢が起こる特別な種類の睡眠――レム睡眠とか逆説睡眠としても知られる「急速眼球運動睡眠」――中の、それらの核の動静に関して、興味深い事実が詳細にわかっている。たとえば、ノルエピネフリン作動性ニューロンやセロトニン作動性ニューロンは無活動だが、アセチルコリン作動性ニューロンの中にはきわめて活発なものもあり、それらはPGO波〔ponto-geniculo-occipital wave〕の出現と結びついている（PGO波というのは夢を見る睡眠、つまりレム睡眠において見いだされるもので、覚醒状態において見られる脳波に似ている）。

また最近の研究で、昔の観察結果に関してある重要な側面が確認された。深い睡眠状態にある有機体は、「同期性」の脳波として知られる、遅い、高振幅の脳波を生み、覚醒し注意を有する状態や逆説的なレム睡眠状態にある有機体は、「脱同期性」の脳波として知られる、速い、低振幅の脳波を生む。しかし今日の研究者は、この古い知識に重要な修正を付け加えている。いわゆる脱同期性の脳波には、じつは、活動がひじょうに調和的な大脳皮質の局所部位と関係する同期性成分が隠れているのだ。言い換えると、M・ステリアーデとW・ジンガーがそれぞれ独自に示しているように、「脱同期性脳波」という用語は誤称であるということ。なぜなら、この状態のときに、電気生理学的活動がきわめて同期的である脳部位を見いだすことが可能だからだ。

今日、研究者によって確かめられたとくに重要な発見は、網様体の電気的刺激はいわゆる脱同期性脳波をもたらすということ。つまり、網様体からのいくつかの発火パターンが、覚醒状態や睡眠状態を生み出しているのだ。この領域が、意識――覚醒と注意――に必要な状態を生み出すことと密接に関係していることは、逃れえない事実である。しかし解剖学的部位も、覚醒と注意の状態も、意識を包括的に説明するには十分ではない。

たとえば、網様体からの信号の受け手である視床髄板内核は、大脳皮質レベルに覚醒状態、睡眠状態のいずれかをもたらす経路の不可分な一部であることが、明らかにされている。事実、中脳網様体（ＭＲＦ）の刺激は、大脳皮質にもたらすのと同じ効果を、それらの核にももたらす。

ロドルフォ・リナスは、これら一連の発見から、覚醒状態においても夢睡眠状態（レム睡眠）においても、意識は大脳皮質、視床、脳幹網様体が関係する閉ループ装置の中で生み出されるという考えを示した。この装置は、網様体と視床の内部の、自発的に発火するニューロンの存在に依存している。これらのニューロンの活動は、外界から脳の内側《ないそく》に信号をもたらす感覚ニューロンにより調整されるが、そのニューロンは発火するのに、外界からの信号を必要としない。また、この作用の背後にある機構は興味深い。視床と大脳皮質へのアセチルコリンの移送によって、標的ニューロンにおけるイオンチャンネルの作用に変化が生じるのだ。

要するに、今日の指導的な網様体研究者は、意識的状態にあるとき網様体は視床と大脳皮質に向けた連続的信号を生み出し、それがある種の皮質的調和をもたらしていると結論づけている。併せて、睡眠のメカニズムの研究により、網様体の構造が睡眠―覚醒サイクルの調節に関わっていることも明らかになっている。睡眠は自然な無意識状態だから、意識と睡眠がともにほぼ同じ領域に根ざす生理学的プロセスから生まれているとするのは合理的だ。

これは完全に一貫性のある一連の発見で、それらをもとに組み立てられた説明は筋も通っているし価値もある。その説明は神経科学における重要な前進であり、それに言及することなく意識の神経生物学を説明することはできないと思う。しかしそれが、この脳領域を意識という現象と関連づけるために提案しうるもっとも包括的な説明だとは思わないし、意識の神経生物学がこうした発見によって完全に納得いくものになるとも思わない。

意識的であるとは、覚醒的、注意的以上である。それは内的な「認識のさなかの自己の感覚」を必要とする。つまり、たとえ大脳皮質を覚醒させ活発化する機構を仮定しても、意識がどのように生じるかという問いに完全に答えることはできない。たとえ、ひとたび覚醒すれば大脳皮質は部分的にも全体的にも電気生理学的に調和のとれた特定のパターンを示すとしてもである。そうしたパターンが意識的状態に不可欠であることは疑いない。イメージが形成され、操作され、運動反応が構成される覚醒的、注意的状態に対する神経的相関が、そうしたパターンによってもたらされていると、私は考えている。しかし、そうした電気生理学的パターンを記述するだけでは、意識の中心にあると私が考えている自己と認識の問題に取り組むことにはならない。それらのパターンは、私が考えている意識のプロセスの終わりの部分――対象のマップが強化され、対象が明確になるプロセスの一部――にいちばんぴったりする。おそらくそれらの電気生理学的パターンは、自己と認識のプロセスの相関物でもあるだろう。本当にそうかどうかは、それを仮説として検証にかけ、電気生理学的パターンのどの部分が自己や認識と関係しているかを特定する必要がある。一方、前に述べたパターン（全体的には「脱同期性」の脳波のパターンだが、精査するとその中に、局所的同期や、周期的事象としての非局所的同期が見いだされるもの）は、たぶん、自己や認識と直接関係しているのではなく、認識されるべき対象と関係しているのだろう。

私は伝統的説明に対し意見を保留している。それは、前頁で示唆した以下のような事実からくる。網様体に関しては第二の流儀の研究がある。伝統的な流儀では、網様核は覚醒と注意の調節に関係している。一方、第二の流儀における網様核は、伝統的な研究で取り上げられている核とかならずしも同じではないが、それらに隣接して存在し、密に連携している。それは、脳がホメオスタシスを調節する装置の一部であり、またそうするために、有機体の状態を刻々と表象する信号を受け取る部位である。

・ひそかなる謎

第二の流儀の研究がいかに重要であるかは、長い間私の心を捉えてきたある謎を考えれば明らかだ。網様体が脊髄最上部から視床レベルまで、脳幹全体にまたがる縦長に組織化された一個の構造体であるとするなら、いったいなぜ、橋上部あたりから上の部分という特定部位が損傷したときだけ意識喪失が起こり、それ以外の部位の損傷では覚醒状態にまったく変化が生じないのか？

この発見は再度の確認実験を必要としないほど確かなことだが、それに対するコメントも説明もあまりないまま、文献でひそかに紹介されてきた。なぜ網様体の特定の部分だけが意識の創出や停止と関係していなければならないのか。なぜどんな場合も、その部分はつねに同じでなければならないのか。また、この謎を網様体の実験的研究に投影して考えるなら、なぜ「上行性網様賦活系」は、網様体のまさにその部分と結びつけられるべきなのか。答えの概略を述べてみよう。

損傷が意識を変化させる部分とそうでない部分を分け隔てている場所は、かなり明確だ。脳幹の長軸に対する垂直面で考えるとよくわかる。その面を据えるべきところは、おおよそ、第五脳神経としても知られる「三叉神経《さんさしんけい》」が脳幹に入っていくレベルだ。プラムとポスナーは昏睡に関する本でつぎのように書いている。「皮質の覚醒にとって重要な構造の下端部は、たぶん、三叉神経の入り口のレベルよりそう下方へは延びていない」（図8－3参照）

この分離面は多くの興味深い解剖学的事実を指し示すものである。第一に、情動の調節も含め、ホメオスタシスの高次の調節に関わっているいくつかの核が、この面の上部に位置している。中脳水道周囲灰白質（PAG）核や結合腕傍核（PBN）もそうだ。たとえば、内部環境と内臓に関して全身体から信号を受け取っている結合腕傍核は分離面のすぐ上、橋《きょう》の中部レベルからはじまっている。大脳皮質からの重要な投射を受けそれをこの領域に分散している橋核も、この分割面のすぐ上にある。同様に、ノルエピネフリンとドーパミンの移送に関わっているモノアミン核もそうだし、アセチルコリン核もそうだ。それらはまさにこのレベルで現れ、この部位に沿って上部に移っていく。セロトニン核もこの部分より上にある

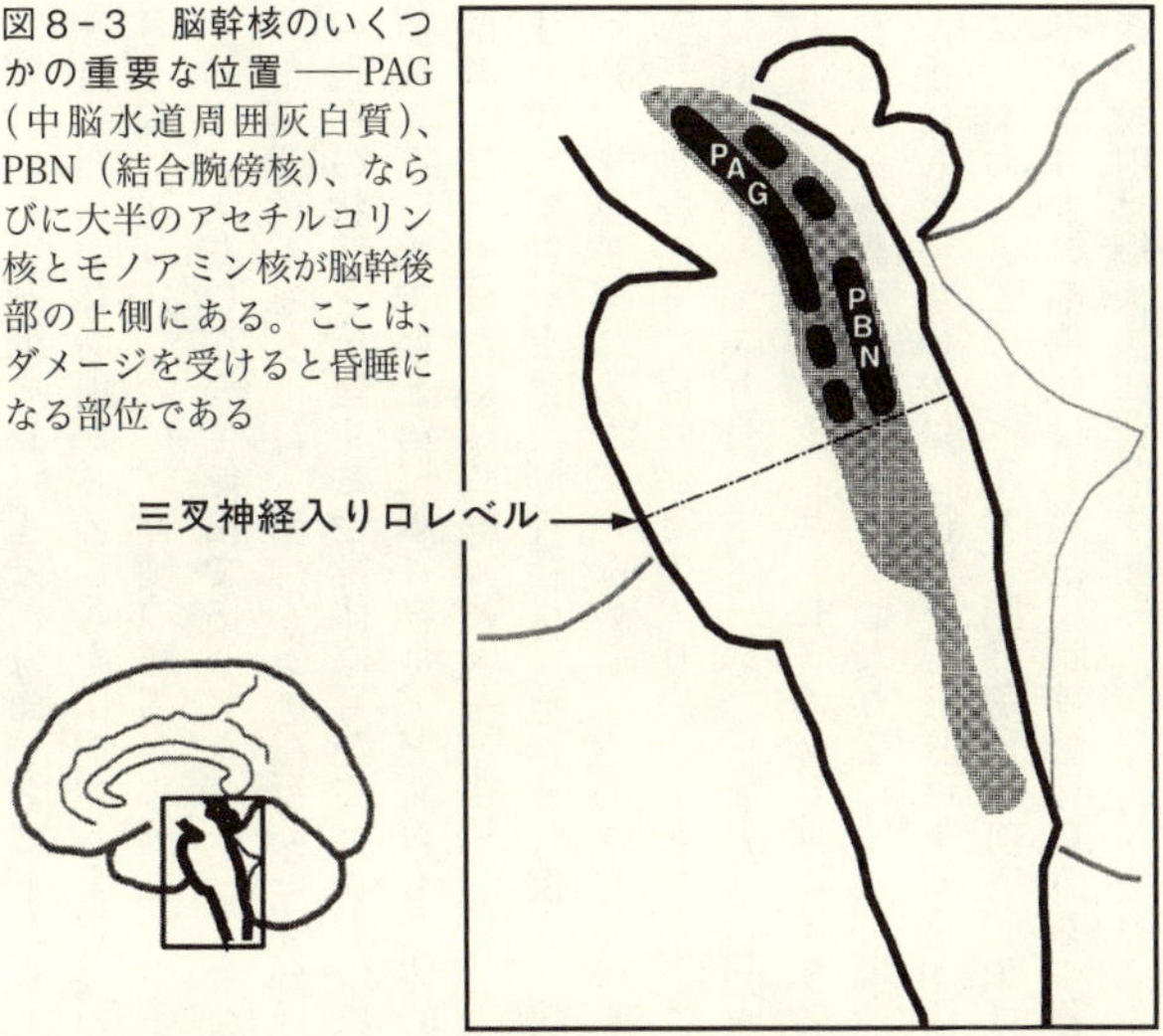

図8-3　脳幹核のいくつかの重要な位置――PAG（中脳水道周囲灰白質）、PBN（結合腕傍核）、ならびに大半のアセチルコリン核とモノアミン核が脳幹後部の上側にある。ここは、ダメージを受けると昏睡になる部位である

（ただし、他の三つの神経伝達物質に対する核とはちがって、セロトニン核はもっと低いレベルでも生じているが、そうした低いレベルの核からの投射は、終脳より脊髄に多く向けられている）。

さて、なぜ三叉神経との結びつきがたぶん関係しているかを考えてみよう。三叉神経は頭部の諸構造――頭や顔の皮膚、それらの筋肉、口と鼻の皮膚――からの感覚信号、つまり、頭部の内部環境、内部構造、筋骨格からの包括的情報を伝達している。要するに、三叉神経は、下から上に向かう有機体の状態に関する情報のうち、最後の一連の情報、つまり頭部の内部環境、内部構造、筋骨格の状態を、脳に伝えている。

脳幹内のより低いレベルと、分節ごとに下から上へ向かう脊髄には、四肢、胸、腸など、頭部以外の身体各所からの信号を伝達する全神経の入り口がある。つまり、全身体からの信号を脳に送り込むのに、脊髄の底部から橋《きょう》までの多くの入り口が関わるようになっていて、すべての入り口が完全無傷であるときのみ、完全な信号が脳に達する。

解剖学的なヒントは、頭部からの信号が三叉神経を通って脳幹に入った「あと」、有機体の現在の状態を伝達する全身体信号が完全なものになるという事実だ。より高いレベルに位置する第四脳神経と第三脳神経は、どちらも全体的身体表象には寄与していない。それらは脳幹「に」ではなく、脳幹「から」、運動の指令と自律神経に関する命令を伝達している。また第二脳神経と第一脳神経は、それぞれ視覚、嗅覚《きゅうかく》と結びついている。それらは脳幹のレベルで中枢神経に入っていないし、内的な身体状態を信号化してはいない。

三叉神経からの信号がその入り口の上とすぐ下にあるいくつかの核に入ると（三叉神経核は脳幹に沿って入り口の上下に縦長に並んでいる）、脳は、身体状態に関する、神経ルートによる全信号を手にし、さらに、身体状態に関する、化学的ルートによる信号も（それらの信号は最後野《さいこうや》を通してくる）かなり手にする。現在の身体状態に関して、この時点で脳がまだ手にしていないのは、視床下部と脳弓下器官《のうきゆうか》が拾い上げる化学信号だけだ。興味深いことに、おおよそこのレベルで、脳は聴覚、前庭、味覚の情報も手にしており、また分断面のレベルより上の部位には、通常、聴覚信号もある。聴覚信号は中脳蓋を目指してくるが、その後の投射は網様核に分散する。

このことは、脳構造と意識の状態についてこれまで解明されてきた重要な関係の一つが、中枢神経系への身体信号の入り口のデザインと密接に関係していることを示唆している。分断面のあたりとその「上」で、身体からのすべての神経信号とかなりの化学信号が中枢神経系に入ると、ホメオスタシスの調節に関わるいくつかの脳幹核が、その調節プロセスに欠くことのできない現在の身体状態の「包括的な」視点を手に入れる。

三叉神経の入り口は一つのヒントでしかないが、それは一つの部位のはじまりを指し示すものだ。つまり、進化はその部位の上に生命調節装置を位置づけ、その装置の通常の機能を有機体全体からのデータに依存させたのだろう。古典的な網様核も三叉神経面の上に位置し、生命調節核に近接しているのは、網様核が生命調節の状況によって動かされているからではないかと思う。

三叉神経面の近く、あるいはその上に損傷が起こると、原自己の基盤が危うくなり、二次のマップにおける原自己の変化という筋書きも危うくなる。そしてもし原自己の基本的側面が奪われると、有機体はもはや認識のための重要な基盤――現在の内的状態。現実のものであれ想起されたものであれ、ある対象に有機体が関わると、それは変化する――を表象することができない。そのような状況にあっては、古典的網様核の随伴的な損傷とは無関係に、意識の全メカニズムが崩壊する。当然ながら、もし古典的網様核が実際に原自己の構造によって動かされているなら、その危険は複合的だ。

・古典的実験からみた原自己の構造

網様体に関する古典的実験の結果は、原自己の神経学的基盤に関して私が論じてきた仮説と合致している。本質的に、四つの異なった結論に注意が払われねばならない。第一は、脊髄と延髄の接合部で脳を分離した下位離断脳のネコにおいては、脳波パターンに変化が生じないという事実である。これは私の仮説から引き出される予測でもあり、またその予測は、延髄や脊髄に損傷のある患者が意識障害を引き起こさないという事実によって裏付けられている。

第二の結論は、ネコの脳幹が橋と中脳の接合部で切り離された、上位離断脳として知られる標本による。結果は重い障害であり、ネコは行動的にも脳波の記録を見ても、覚醒していない。これも私の仮説と合致するし、人間における生まれつきの障害の結果とも合致する。このレベルでの破壊は、先に述べた橋上部の重要な構造とそれより高いレベルの視床や大脳皮質の構造との信号のやりとりを不可能にする。

第三の結論はとりわけ興味深い。それは、橋《きょう》の中ほどでネコになされた二種類の切断に関するもの。一つは三叉神経の入り口の真上で、もう一つはそれより約四ミリメートル上の部分で、それぞれ切断されている。バティニ、モルッツィらの研究では、この二つの切断法に対し二つの異なる結果が得られている。三叉神経レベルでの切断は永続的覚醒状態をもたらすことが脳波で確認されたが、それより少し上での切断は行動的にも脳波的にも重い覚醒障害を引き起こし、上位離断脳の標本における橋—中脳部の切断結果とまったくちがいがなかった。

まず二番目の種類の切断、すなわち三叉神経入り口面より約四ミリメートル上で切断した場合を考えてみよう。おそらくこのような切断は、少なくともつぎのような三つの帰結をもたらした。第一に、切断レベルにあるアセチルコリン核が損傷し、その核から上方への投射が断たれた。第二に、下方への皮質投射が損傷し、皮質信号が橋上部の被蓋部位を通れなくなった。第三に、結合腕傍核の一部が損傷した。これらが個々に、あるいは相乗的に影響し、たとえば、下位の、あるいは上位の構造から原自己の構造へ送られる信号が妨げられ、意識の正常なプロセスが崩壊した。したがって、ネコにおいて見られた結果は仮説と矛盾しない。

しかしもっと興味深いのは、切断が四ミリメートル下の三叉神経入り口でなされたときの結果だ。それによるネコの意識状態がどうであったかは知りようがないが、脳波的には永続的覚醒になった。この事実に対する解釈は以下のごとくである。

第一に、この切断により、切断レベルの下にあって催眠作用を有することで知られている孤束核《こそくかく》の催眠作用が妨げられた。第二に、この切断により、原自己の基盤を構成する構造は何一つ損傷しなかったので、皮質と視床からの信号が重要部位に入り、原自己の状態を変えた。ネコが視覚刺激を処理しつづけ、視床皮質部位と中脳蓋部位を活性化したから、これはありうることだ。視覚調節器官も垂直眼球運動も完全で、皮質構造から過去の記憶を呼び起こすこともでき、こうしたプロセスのすべてが、切断箇所の上に位置する完全な脳幹部位に正常に信号を送っていた。最後に、身体状態に関する化学的情報も、依然、視床下部と脳弓下器官を介して直接中枢神経に伝えられたので、その信号伝達の結果は、切断面の上に位置する原自己の構造へともたらされた。要するに、昏睡を引き起こすような損傷を有する患者とはちがい、あるいは橋《きょう》―中脳の位置で切断されたネコとはちがい、この特別な位置に切断面をもつネコの場合、原自己を生み出すのに必要な全構造が完全であるだけでなく、現在起きている有機体の変化をそれらの構造に信号で伝える手段も完全である。下部からの催眠作用の欠如と結びついたこうした状況によって、覚醒脳波を説明できるだろうし、覚醒状態や注意が維持されていることも説明できるだろう。依然として意識が正常であるかどうかは、この実験をもとに決定できる問題ではないし、人間においてはけっしてわかりそうにない。なぜなら、先天的な障害は、こうした選択的欠陥をもたらすほど十分に限定的ではないからだ。

・事実と解釈を一致させる

網様体に関する二つの流儀の研究結果は、一見たがいに関係のない作用を強調しているが、それらはある深いレベルで関係していると思われる。その二つの流儀の研究は異なる問題が動機になってきたが、私の研究の枠組みに置くことで、両者の関係性が見えてくる。一つの例として、ムンク、ジンガーらによる実験[4]の最近の知見を、私はつぎのように解釈する。

ムンクらは実験でネコに、覚醒的、注意的状態を示唆する例の「局所的同期性」を有する

「脱同期性の脳波」を生み出した。彼らのもくろみは、中脳網様体を電気刺激してそれを生み出すことだった。しかし彼らは論文の脚注に、「実際には結合腕傍核を電気刺激した」と記している。これは実験動物の解剖によって明らかになったことだった（解剖では刺激電極の痕跡を調べることが可能で、痕跡が結合腕傍核の中と周囲にあった）。要するに、もともと心臓、肺、消化管の自律調節や痛みのような身体状態と関連づけられてきた網様体の核の電気刺激が、覚醒と注意に特徴的な電気的皮質状態、伝統的に古典的な網様核と関連づけられてきた電気的皮質状態を生み出したのだ。

二つの流儀の研究を結びつけるもう一つ別の実験は、私の研究室での情動に関する研究だ。神経疾患を有していない健康な人間を被験者にした一連の実験において（アントワン・ベシャラ、トマス・グラボウスキ、ハナ・ダマシオ、ジョゼフ・パルヴィジーの協力を得て行った実験）、これまでにさまざまな情動を実験的に誘発し、陽電子放出断層撮影（PET）を使って、上部網様体内の脳幹構造が特定の情動に関して著しく活動的になることを示してきた。

この活性化は、被験者がこうした情動を経験するのに必要とする注意的状態の結果ではないのか？　もしそうなら、われわれのこの実験結果は興味深いが新しくはないことになってしまう。それは網様体に関する伝統的な研究からわかることだし、またパー・ローランドらの先行研究によって、注意を要求する作業時に網様体が活動的になることが明らかになっているからだ。しかし、注意だけでわれわれの実験結果を説明することはできない。

まず、われわれが使った対照作業は心的イメージに対してかなりの注意を要求する。だから、われわれが情動によるものと考えているその発見がもし注意によるものだったら、その活性化は対照作業を減じる中で消えたはずだ。さらに、情動が異なると実験結果も異なった。つまり、脳幹の活性化は悲しみや怒りのような情動に対して最大で、喜びのような情動に対してはほとんどなかった。しかし、被験者はすべての情動に対して同一手順を遂行していたから、内的注意に対する要求がこれらの情動によって変わったことを示唆するものは何もない。おそらく網様体上部の活性化は、特定の情動の処理に必要な、そしてそれらの情動の最終的感情を生み出すのに必要な、神経的プロセスと関係していると思われる。

この発見は、伝統的に、睡眠—覚醒サイクルの調節と注意の調節に結びつけられてきた網様体構造が、内部環境や内臓状態の表象、そして自律調節の表象だけでなく情動や感情とも結びついていることを示唆するさらなる証拠である。そうであるという証拠は豊富にあって、とくに中脳水道周囲灰白質（ＰＡＧ）に関してはそうだ。いくつかの情動を定義するさまざまな身体変化は、じつはＰＡＧによってコントロールされている。

要するに、橋上部と中脳からなるいわゆる網様体の諸構造は、私が前に提示した原自己の概念と確かに結びつけることができる。そしてそれがたぶん、それらの構造を情動、注意、そして究極的には意識といった一見ばらばらな、しかし密接に関係している作用とも結びつけることができる根本的理由であるだろう。

私の研究グループの、これとは別の興味深い実験的結果は、ジョゼフ・パルヴィジーならびにゲーリー・W・ヴァン・ホーゼンとの共同研究で得られたものだ。この研究は、アルツハイマー病の患者ならびにその患者たちと同年齢の健常者対照群の網様核を詳細にマッピングするもので、新しい驚くべき事実が明らかになった。症状の進行したアルツハイマー病患者のほとんどは、脳幹の左右両側で結合腕傍核がひどく破壊されていたのだ。この結合腕傍核の破壊は、とくに早期発症型アルツハイマー病の患者においては「全員」に見られ、後期発症型のアルツハイマー病患者においては、その八〇パーセントに見られた。

症状が進行したアルツハイマー病患者には顕著な意識障害があることを考えれば（第三章参照）、結合腕傍核の破壊が意識の減退に関係があるかどうかを考えるのは理にかなっている。確かなことは、患者たちの意識の減退を、有名な嗅内《きゅうない》皮質とその近傍の側頭皮質の関係で説明することはできないということ。残念ながら現時点ではそれ以上のことは言えないが、それはアルツハイマー病には病巣部位があまりにも多く、特定の障害と特定の神経変性との関係について完全に満足な説明はできないからだ。たとえば、後部帯状回皮質と内側頭頂連合皮質もアルツハイマー病患者においてひどく損傷しており、すでに述べたように、それらは二次のマップの候補部位である。

結論を記せば、これまで論じてきた脳幹という重要な部位について、いま説得力ある事実が一つ明らかになりつつある。脳幹は、覚醒、ホメオスタシス調節、情動と感情、注意、そして意識に関係するプロセスに、同時に関与しているというのがそれだ。この機能重複は一見ランダムなようだが、これまでの章で述べてきた理論の枠組みに照らして考えれば、理にかなっている。情動を内包するホメオスタシス調節は、周期的な覚醒（エネルギー収集のため）、周期的睡眠（たぶん神経活動に必要な、減少した化学物質の回復のため）、注意（環境との適切な相互作用のため）、意識（有機体に関する高いレベルの反応の計画が生じるように）を必要としているからだ。これらすべての作用が身体と関係し、それらの作用を支えている核どうしが解剖学的に近接していることは、きわめて明白である。

この見解は、脳幹の上部域には視床と皮質に特別な種類の電気生理学的状態を生み出す装置がある、とする古典的な考え方と両立する。ただ、私の見解には古典的な考えが包含されるが、以下の点が異なっている。まず、私の見解はその装置の起源と解剖学的配置に対する生物学的根拠を提示している。第二に、いまここで述べているように、その装置の動作は意識の状態の重要な役割をはたしているが、意識を定めている主観的側面を生み出してはいない。

言明（2）を検討する――意識における二次の構造の役割の証拠

さて、言明（2）に目を向けよう。これと関係するのは、中核意識の輪郭をなす二次のニューラル・パターンに関わっていると思われる部位の損傷である。具体的な部位は、帯状回、視床核、上丘《じょうきゅう》である。ふたたび骨相学禁止令になるが、私はこれらの領域のどれか一つだけが、意識が生じるのに重要なニューラル・パターンと関係しているとは言っていない。どう見ても、この重要なニューラル・パターンは、複数部位の相互作用にその基盤がある。

二次の構造として私が最初に取り上げるのは、帯状回皮質として知られている大脳皮質の大きな部位だ。正中線付近に位置し、左右半球にあるこの帯状回皮質は、多数の細胞構築に分かれている（巻末「用語解説」の図A－4、A－5参照）。その前部の構造では、脳梁《のうりょう》の前部付近に見えている24野と25野が目立っている。別の二つの細胞構築領野、33野と32野は、かなり大きいが、溝に埋まっていてほとんど見えない。帯状回皮質の後部は、大きな頂部の23野と、かなり大きいがやはり溝に埋まっていて見えない31野、29野、30野で構成されている。

帯状回皮質の既知の機能をもっとも単純に要約すれば、その機能は感覚的役割と運動的役割の意外な組み合わせからなる、ということになる。帯状回は全体的には体性感覚的構造で、第五章で述べた体性感覚システムを構成する全部位から、入力信号を受けている。この信号には、かなりの量の内部環境信号と内臓信号、そして筋骨格部からの重要な信号が含まれる。だが、帯状回は一つの運動構造でもあり、発声と関係する運動から、四肢と関係する運動や内臓と関係する運動まで、直接的にも間接的にも、じつに多くの複雑な運動の実行に関わっている。しかし、これですべてではない。帯状回は明らかに注意のプロセスにも関係しているし、情動のプロセスにも関係しているし、「意識」にも関係している。その機能重複は著しく、中枢神経系の別の部位、すなわち上部脳幹を思い起こさせる。

帯状回については、よくわかっているとも言えるし、まだあまりよくわかってないとも言える。いくつか注目すべき神経解剖学的研究はあるものの、帯状回の本質的な構造と他の部位との結びつきは、いまもなお未知である。このことは帯状回の神経生理学についても言える。帯状回は依然として少々謎めいていて、とくに後部帯状回はそうだ。このような無知に対する一つの説明は、人間の場合、生まれながらの両側性的な帯状回損傷が少ないことだ。前部帯状回に関してはそのような損傷はかなりまれで、後部帯状回にいたってはきわめてまれだ。また、先に私が列挙した「すべての」細胞構築領野が関係する両側性的な帯状回損傷は、これまでのところ一例も報告されていない。

そういう事情だから、慎重に話を進めよう。私が心得ている事実の一つは、帯状回皮質で生じる癲癇《てんかん》発作は意識の喪失を特徴とするということ（意識混濁《アブサンス》が起きている時間が非帯状回型の通常の発作より長い）。また、機能的神経画像化技術を使った研究によって、いくつか重要な発見がなされてもいる。たとえば徐波《じょは》睡眠、催眠状態、いくつかの形態の無感覚症など、意識が停止または低下しているような状況は、帯状回皮質の「減退した活動」と関係している。一方、レム睡眠、そして無数の注意は、帯状回皮質の「増加した活動」と関係している。

損傷の研究においても機能的神経画像化技術を使った研究においても、帯状回は情動、注意、自律的コントロールと関係していることがわかっている。前部帯状回の両側性的損傷によって無動無言症が生じる。第三章で患者Lの例を見たように、帯状回皮質に両側性的損傷をもつ患者は、覚醒していても意識障害にかかっている。そうした患者の症状は、外的にも内的にも動きが停止していると言うのが、いちばんぴったりする。また、だから患者は無動で無言であると表現される。文献ならびに私自身の観察結果から自信をもって言えば、前部帯状回の両側性的損傷は、覚醒状態を保ったまま、中核意識と拡張意識の双方を崩壊させる。しかし注意すべきは、この病にかかった者は、完全に正常な心を取り戻すことはないが、数ヵ月のうちに中核意識を回復するということ。そのように回復できるのは、両半球の後部帯状回部位が正常に保たれているからかもしれない。たぶん、後部帯状回の両側性的損傷によって恒久的な損傷が生じるだろうが、そう確信させる症例となると、私はまだ一例しか研究していない。

ともかく、帯状回全体の両側性的損傷はおそらく意識を著しく、それもたぶん恒久的に崩壊させると言うことができよう。また、帯状回の二つの大きな部分をなす前部と後部のうち、後部がとくに不可欠だと思う。ただし、帯状回の正常な作用は両部分が協調して機能する必要がある。

付け加えると、後部帯状回の背後周辺の部位に損傷のある患者は、やはり意識障害を有している。その部位は内側頭頂部にあり、膨大後部と楔部《けつぶ》が組み合わさったところだ。細胞構築領野31野、7野、19野がこの部位の一部である。この部位に両側性的損傷をもつ患者は重大な意識障害を有している。その障害は昏睡において見られるものほど著しくないものの、少し前に述べた帯状回の両側性的損傷と同程度である。

帯状回に両側性的損傷のある患者と同じように、内側頭頂部に両側性的損傷を有する患者は、言葉の通常の意味で、覚醒している。目は開いているだろうし、筋肉は適度に緊張している。また介助があれば座ることもできるし、歩くことさえできるだろう。だが、人や物を、少しでも注意の表情をもって見るということはない。うつろに見つめていたり、いっさいそれらしい動機もなく対象に目を向けていたりする。患者自身にはどうすることもできない。自分が置かれている状況に関して自発的に何かしたりはしないし、事実上、医師のすべての要求に対していっさい反応しない。患者を会話に引き込もうという試みはほとんど成功せず、結果はせいぜい随伴的なものだ。何かの対象をざっと見るようなんとか仕向けることはできるが、その要求で、生産的反応という点で、何かそれ以外のものを引き出せるわけではない。患者のこうした反応は、医師や看護師に対するもの、家族や友人に対するもの、どれも変わらない。事実はちがうが、ゾンビのような行動という概念がこうした患者たちの描写からきたとしても不思議ではない。

内側頭頂部の損傷のもっとも一般的な原因は、アルツハイマー病である。変性疾患以外で、内側頭頂部の両側性的損傷が、たとえば脳卒中によることはあまりない。私がもっとも鮮明に記憶している内側頭頂部の両側性的損傷の例は、大腸ガンからのかなり対称性のある遠隔転移によって起きていた。その患者がどのようであったかと言えば、第三章で述べた欠《けっ》神《しん》自動症の状態を考えてもらえればいい。動きはスローモーションのように遅く、はてしなくつづいた。頭のけがでもなることがある。イギリスの著名な神経学者、マクドナルド・クリッチュリーは、頭頂葉に関する画期的な研究でそうした症例を一例あげている。

帯状回皮質の構造的特性をよく考察すると、帯状回皮質は、先に私が提唱した二次の構造に対するすばらしい候補であることがわかる。そこにはさまざまな小部位が、そして大量の体性感覚インプットがあり、有機体の全身体の状態に対するおそらくもっとも「統合的な」展望を、いつでも生み出すことができる。しかし帯状回皮質は主要な感覚チャンネルからの信号にも通じているから——たとえば対象の出現は、視床投射と、下側頭《かそくとう》、側頭極《そくとうきょく》、外側頭《がいそくとう》頂《ちょう》などの部位の高次皮質からの直接投射とによって、帯状回に容易に報告される——帯状回がニューラル・パターンの生成を助け、そのパターンの中で、対象の出現と身体が受ける修正との関係が、適切な因果的順序でマップ化されることが可能になるだろう。帯状回は、じつは、中核意識を定義づけるあの高次の特別な感情、「認識の感情」に、重要な貢献をしているかもしれない。

上丘もまた二次のパターンに貢献している構造であると見る理由は以下である。上丘は多層の構造で、各種の様相からあまたの感覚インプットを受け、その数層全体を使って複雑な方法で信号を統合し、そのアウトプットをさまざまな脳幹核、視床、大脳皮質に伝えている。たとえば、上丘はその最上層で網膜から視覚情報を直接受け、二、三層深いところでも、視覚皮質からの情報を受けている。また、すぐ下にある下丘から聴覚情報を受け、さまざまな脳幹核から大量の体性感覚情報（内臓情報を含む）を受けている。

上丘の統合的な作用の目的は、視覚刺激、聴覚刺激の源に、目、頭と首、そして（耳を動かす動物なら）耳を向けさせ、最適な対象処理が行われるようにすることだ。この作用のさなかに、上丘は対象のその瞬間の様子と空間的位置、ならびに身体状態のさまざまな側面をマッピングする。そして七層の細胞のうちの一つが、いま手にしているデータにもとづいて、対象と有機体の関係を記述する二次のニューラル・パターンをマッピングすることに向けられているかもしれない。とすれば、その結果は古典的な網様核（と、その後の髄板内核による皮質処理）とモノアミン核、アセチルコリン核に影響するだろう。皮質がほとんど発達していない動物種では、これが、注意的行動の実行を伴う単純な形の中核意識の源かもしれない。さらに付け加えれば、人間の場合は、たとえ脳幹の原白己構造が完全だとしても、視床と帯状回の構造なしに上丘が中核意識を支えられるという証拠はない。

最後に、視床の問題がある。視床の神経解剖学と神経生理学のおさらいは本書の範囲外のことだ。大脳皮質と脳幹がそうであるように、視床も一冊の本のテーマであって、小項目のテーマではない。しかし、本書での議論のために言えば、視床はさまざまな構造の順々の関わりについての直接的「報告」を手にしている。そして視床は対象―有機体の関係を非明示的に示し、その後、帯状回皮質と体性感覚皮質に、より明示的なニューラル・パターンをつくっている可能性がある。網様核や視床枕のようないくつかの視床核は、このプロセスで重要だ。視床が意識と関係しているという考え方は、視床に傷をつけて得られた信頼できる動物実験の証拠にもとづいている。また、欠神発作で意識障害が起きている間の異常なインパルスは視床に端を発している可能性が高いことにも、もとづいている。しかし視床に関する今日の証拠は、とくにこの仮説を強調するほど十分なものではない。視床の両側性的損傷は確かに意識障害を引き起こす、という結論で、いまは満足せねばならない。

まとめとして、潜在的に関係する興味深い証拠をちょっと付け加えておこう。一九九八年の夏、ある派遣講師が話をしにわれわれの部にやってきたとき、同僚と私はいわば集団再認のようなものを経験した。話は意識についてではなく、幼児に対する神経画像化研究だった。話の中で、その講師は一組のPETスキャン画像を見せた。それは、誕生後すぐのものと、生まれて数ヵ月内に撮られたものだった。早くも、そういった新生児の脳にはひときわ活発な構造がある。脳幹と視床下部、体性感覚皮質、そして帯状回である。おわかりのように、活発な構造は原自己と二次のマップに必要なそれと一致している。誕生時にこれらの構造が機能的に成熟していることは、注目に値する。他の脳システム――たとえば聴覚――もすでに全開状態であることを考えると、その活発さはかなりの機能優先を示唆している。数ヵ月後、PETスキャンに現れることになるつぎなる構造は、前頭葉の腹側内側部と扁桃体《へんとうたい》だ。われわれ数人が、知ったかぶりに顔を見合わせた。その講師はなぜかと思ったかもしれない。(5)

残りの言明を検討する

さて、残りの言明について考えてみよう。これらの言明と関係するのは、その損傷が中核意識障害を引き起こさない脳部位、すなわち、海馬、側頭葉《そくとうよう》と前頭葉の高次皮質、視覚と聴覚の初期感覚皮質だ。

要点をまとめればつぎのようになる。これらの部位の両側性的損傷はどれも、中核意識に害を及ぼすことはない。自己の感覚と認識は、適切にマッピングされるものならどんなものに関しても依然として効率的に機能する。この事実は以下の点を強調するものである。

原自己と二次のマップは、主として正中線近傍の一連の構造に、すなわち、脳幹、視床下部、前脳基底部、視床の諸核、ならびに中央に位置する帯状回に依存している。これに対して対象のマッピングは、主として、少し中心からはずれて大脳皮質のあちこちに分布している感覚皮質に依存している。左右半分ずつの「自己と認識」の構造は、それぞれたがいにすぐ向かい合って中央に位置しているから、同じ病理学的原因で同時に損傷を受けることがよくある。一方、対象のマッピングが依存している左右の構造は、たがいに離れて存在しているので、しばしば単独に損傷することが多い。

確信をもって言えるのは、海馬、側頭葉の前部全体、側頭葉の外側部全体、あるいは、側頭葉の内側部と下部の大半の両側性的損傷は、いずれも中核意識障害をもたらさないということ。第四章で論じた二人の患者H・Mとデイヴィッドの症例は、この事実を決定的に物語っている。実際、これらの損傷がすべて組み合わされても、中核意識障害は起きない。扁桃体の両側性的損傷も、第二章での患者Sの症例がはっきり示しているように、中核意識には影響しない。また言うまでもなく、これらの構造の一側性（すなわち片側）の損傷によって中核意識障害が起きることはない。

中核意識には影響しないものの、これらの部位の損傷によって起きる障害としてよく知られているのが、学習、記憶、言語の重大な変化である。しかし、そうした顕著な障害にもかかわらず、患者は自己と周囲をはっきり認識し、中核意識は完全である。彼らは完全に意識的であり、たいてい自分の障害をよく認識している。

同様に、聴覚皮質、視覚皮質、前頭前皮質の両側性的損傷も一側性的損傷も、中核意識にまったく障害をもたらさない。要するに、聴覚経路や視覚経路に沿った刺激を知覚し認識する患者の能力は損なわれる。また、それらの感覚様相における内的イメージの創造の能力も損なわれる。さらに、傷を負った感覚経路と関係する選択的な記憶障害も起きる。だが中核意識は、傷を負った感覚様相とは無関係に、正常に機能する。

初期視覚皮質の両側性的損傷は概して一部位に限定されるが、それが視野の一部または全視野の視力喪失を引き起こす。またしばしば、多くの視覚処理障害の一つを引き起こす。たとえば、動きや奥行きや形を見分ける能力は完全であるのに、色を見分ける能力が全視野にわたって、あるいは視野の一部で、失われることがある（色盲として知られる症状）。あるいは、見慣れた対象を認識する能力が失われることがある。ただしその場合、その対象の物理的構造の認識は完全である（これはすでに論じた失認症）。あるいは、調和のとれた注意深い仕方で視野を見渡す能力がなくなることもある（これはバリント症候群として知られている)。

しかし、こうした例のすべてにおいて、中核意識は完全である。視覚処理の一部が選択的に損なわれているのを別にすれば、患者は認知のあらゆる側面を正常に処理することができる。患者自身が、もはや自分にできないことをはっきり認識しているということは、中核意識の「全」プロセスが残されていることを示している。

同じように興味深いのは、こうした患者の中には、もはや知覚できない、あるいは認識できない刺激と関係する非意識的プロセスを、そのままなにがしかとどめている者がいるという事実だ。前者の典型的な例は盲視として知られる症状で起こる。皮質盲《ひしつもう》と呼ばれる病で視力を完全に失っている患者の中には、もちろん正直にではあるが、視野には何も見えないと言いながらも、特定の対象の位置をあえて指し示すように言われると、正しい方向に腕と指を動かすことのできる患者がいる。このことは、たとえそのプロセスの根底にある情報の一部が意識生成のプロセスに利用されなくても、正確な処理が起きていて、その結果、動きをつかさどる諸構造が腕と指を適切な方向に向かせることを示唆している。

同じようなことは、アントン症候群として知られる病により視覚皮質を広範囲に損傷している視覚障害者においても起こりうる。この患者は、先に述べた病態失認症のように、自分が盲目であることを否定するかもしれないが、その不可解な主張はその部分的な説明であるかもしれない。

いまでも患者の目は、視覚を備えた有機体を魅了する対象に向かって動く能力をとどめており、対象に焦点を合わせる能力もとどめている。いまや無用の視・知覚装置が作動して生み出すものは、視覚皮質そのものにとって少しも意味はないが、にもかかわらず、それは上丘や頭頂皮質のような構造に伝達される。つまり、依然として脳は、知覚と関係する現在進行中の一連の調節情報を受け取っているのだ。たぶんそれは、脳に視覚処理能力がある場合に生じるものとそっくりの情報だろう。

視覚的処理が完全に欠落している場合、脳は、意識の中でいま認識されているそうした知覚調節情報に対する理にかなった説明を構築する。その説明はもちろん適切ではないが、完全に不合理というわけでもない。私が診てきた患者の場合、そのような信念は、予想されることかもしれないが、数時間のうちに衰えていく。現実のものであれ想起されたものであれ、出来事の最初の数時間に起きる視覚的イメージの完全欠落こそ、患者がごまかされてしまう理由であると私は確信している。視覚的イメージ処理の深刻な欠陥が反論の構築を妨げるのだ。

私は前著『デカルトの誤り』においてだけでなく、多くの研究を、前頭前《ぜんとうぜん》・腹内側部《ふくないそくぶ》に両側性的損傷をもつ患者の症状に向けてきた。私が自信をもって言えるのは、ある問題に関して有利に意思決定したり情動的に共鳴したりする患者の能力が損なわれていても、中核意識は損なわれていないということである。前頭極を含む背側前頭前皮質の両側性的損傷でさえ、中核意識の障害をもたらさない。そのような損傷はワーキング・メモリを変え、その結果拡張意識に影響を与えるが、これらの障害によっても中核意識は完全である。

前述の「否定的」証拠は、明白な意識障害をもたらす領域についての「肯定的」証拠と同じぐらい、意識が生まれる脳領域を定める上で重要だ。先に述べた否定的証拠のうち私が強調したいのは、海馬の両側性的損傷は中核意識障害をもたらさないという事実、そして、視覚皮質あるいは聴覚皮質の両側性的損傷もそうであるという事実だ。

否定的証拠の重要性を以下に記す。海馬は数種の感覚様相からの情報の受容器で、たぶんその回路は、有機体の複数のイメージ生成装置から瞬間瞬間もたらされる「情景」のn次のマップを、なにがしかの形で構築できるようになっている。とすると海馬は、私が中核意識の基盤として提唱した二次のマップを生み出す理想的な構造と考えられなくもない。しかし、海馬部位が両半球で損傷している患者の多くの研究が示唆しているように、それはありえない。なぜなら、そうした患者にはつねに重大な学習、記憶障害が見いだされるものの、けっして中核意識障害は伴われないからだ。

結　論

以上のように、信頼できる証拠を評価することで暫定的結論をいくつか引き出すことができる。

（1）原自己、あるいは有機体と対象の関係についての二次の説明、そのいずれかを支えていると考えられる脳部位の損傷は、中核意識を崩壊させる。拡張意識も崩壊する。
(2) 原自己、あるいは二次のマップ、そのいずれかを支えている領域は、解剖学的に特別な特徴を有している。
(a) それらは系統発生学的に、より古い脳構造に入る。
(b) おもに正中線の付近に位置している。
(c) 大脳皮質の外表面にあるものは一つもない。
(d) すべてなにがしか身体調節か身体表象に関わっている。
(3) 原自己と二次の構造は中心的な源を構成しており、それらの機能障害はいかなる対象に対しても意識の全面崩壊をもたらす。一方、初期感覚構造は、対象の個々の特徴の処理に関わっていて、それゆえ、それらの構造の一つがたとえ大きな機能障害を起こしても、それが意識全般に影響することはない。
(4) 損傷が中核意識崩壊をもたらさない部位は、概して言えば、意識崩壊をもたらす部位の総体より、中枢神経系のより大きな部分を構成している。
(5) それらの部位(たとえば、初期感覚皮質、高次皮質)は、第一に以下のことに関わっている。
(a) 中核意識ゆえに認識されるようになる対象と事象の信号化。
(b) それらの経験に関する記録の保持。
(c) 推論と創造的思考の中でのそれらの記録の操作。

（6）初期感覚構造はまた、意識生成のプロセスにも関わっている。関わり方はさまざまである。たとえば、原自己と二次のマップを支える構造は「一組」しかないが、初期感覚構造は、様相ごとに一つと、「数組」ある。初期感覚構造の関わりにはつぎのものがある。

（a）原自己の構造に作用することでプロセスを開始する。

（b）二次の構造に信号を送る。

（c）二次のニューラル・パターンに伴う調節作用を受け取る。対象を支えるニューラル・パターンの強化が起こり、認識されるべき対象のさまざまな要素が統合されるのは、前者の作用による。

要するに、意識は、脳幹からはじまり体性感覚皮質と帯状回皮質で終わる、系統発生学的に古い、限られた数の脳構造の活動に、もっとも決定的に依存している。この一連の構造どうしの相互作用は、⑴原自己の発生を支える、⑵有機体（原自己）と対象の関係を表すニューラル・パターンを生成する、⑶これらの構造とは別の対象処理部位の活動を調節する。

私はその特殊性ゆえにこれらの部位を重要な部位として取り上げているわけだが、だからと言って私がそのいずれか一つを意識の基盤とみなしているとは解釈しないでほしい。前述の機能のどれ一つとして、一個の神経部位、一個の神経中枢のレベルで実行されるものではなく、そうした機能は神経活動の領域横断的統合の結果として現れている。私は自己の感覚と対象の強調は、この一連の神経部位と、対象の構築に直接関わっている一連の神経部位との相互作用から生じると考えている。

つまり、一個の対象に対する中核意識――つまり、ある特別なものごとを認識のさなかの自己の感覚――を支えるニューラル・パターンは、相互に関係する二組の構造の活動が関係する、一つの大規模なニューラル・パターンである。二組の構造とは、領域横断的な活動が原自己と二次のマップを生み出す組の構造、もう一つは、領域横断的な活動が対象の表象を生み出す組の構造である。

・注目すべき機能の重複

原自己と二次のマッピングを支えている構造には、生物学的機能の顕著な重複がある。個々に見ていくと、これらの構造は以下の五つの機能のほとんどすべてに関係している。

（1）ホメオスタシスを調節し、身体の構造と状態を信号化する。苦、快、欲求に関係する信号の処理も含まれる。
（2）情動と感情のプロセスへの関与。
（3）注意のプロセスへの関与。
（4）覚醒と睡眠のプロセスへの関与。
（5）学習のプロセスへの関与。

この五つすべてが完全に重複しているのは脳幹と帯状回皮質だが、他の構造にもかなりの重複が見られる。ここで取り上げた重複は事実に即しているが、いくつかの理由でこれまでそれが強調されてこなかった。たぶんその大きな理由は、こうした脳部位の一つである脳幹についての知識が、大きく異なる二つの研究の流れに沿って分離してきたことだ。一つは、ホメオスタシス調節に関する流れ、もう一つは睡眠と注意のメカニズムに関する流れである。これらの問題とその研究者たちは、ずっと離ればなれである。もう一つ別の理由は、神経科学による情動の軽視により、脳幹から体性感覚皮質まで、これらの部位すべてが情動のプロセスにとって決定的に重要であることが、これまでなかなか認識されてこなかったことだ。

とすれば、先の五つの機能以外に、これらの部位がさらにもう一つの機能——中核意識の構築——に関わっていると結論づけるのは合理的だろう。

前述の機能重複は、最初は直観に反するもののように思えるかもしれないが、関連するデータを考察すれば、きわめて道理にかなっていることがわかる。第一に、重複はたぶん、近接する核の明瞭な「ファミリー」の機能から生まれている。第二に、その構造的独自性にもかかわらず、それぞれの核のファミリーは構造的に結びついていて、相互に関係しあっている。第三に、機能重複をもたらしている近接性と構造的結びつきは、単なる偶然ではなく、たぶんその部位の機能の支配的役割を示している。

この考え方の妥当性は、脳幹レベルの機能重複の特性を考察すれば、いっそう確かなものとなる。情動と注意に関して言えば、機能重複に対する理由は以下のごとくである。

情動は、適切な方向に注意を向けるうえで欠くことのできないものだ。なぜなら情動は、特定の対象に対する有機体の過去の経験についての自動化された信号を有機体に授け、それにより、ある対象に有機体が注意を向けるか差し控えるかの根拠を与えているからだ。単純な有機体は、基本的なイメージ生成能力と最小の注意をもつことで、以下のようにして覚醒的行動をはじめる。第一に、対象の処理が起こる。第二に、情動がそのあとに起こる。第三に、情動の指示のもと、注意のさらなる強調と集中が起こる（あるいは、起こらない）。以上のことは意識をもつ有機体にもあてはまるが、第二段階はつぎのようになる。「情動がそのあと起こり、それを有している個体に認識されるようになる」

注意を支配する構造と情動を処理する構造とがたがいに近接しているのは、かならずしも組織だってはいないとしても、管理的には都合がよい。これらの処理のいくつかの要素に対して、動作モードは少々異なるものの、同じ構造が使えるからだ。さらに、これらの構造すべてが、身体状態を調節し信号化する構造と近接していることも都合がよい。なぜなら、情動と注意がもたらす結果はすべて有機体の命の基本的な管理と関係しており、一方、有機体の現在の身体状態に関するデータなくして命を管理しホメオスタシスのバランスを維持することは不可能だからだ。

中核意識に関して情動と注意が重複しているのは、はたしてどれほど気の利いたことなのか。もしわれわれが、ホメオスタシスを調節し命を管理するもっとも精巧な手法が意識であるとみなすなら、答えは気が利いているということだ。自然はご都合主義のよろず修理屋だ。そして意識はホメオスタシスを実現する近代的手段だから、自然が意識の機構を、基本的なホメオスタシスに関わっている既存の機構――つまり、情動、注意、身体状態調節の機構――の「内側に」、あるいはその機構「から」、あるいはその機構の「近くに」つくるのが都合がよかったのだろう。

・網様体と視床に対する新しい見方

前述の結論は、いくつかの脳幹構造が覚醒と注意に関係していることを少しも否定するものでもないし、それらが視床髄板内核《ししょうずいはんないかく》、モノアミン核の非視床皮質投射、アセチルコリン核の視床投射を介して大脳皮質の活動を調節していることを、否定するものでもない。問題は、脳幹近傍の構造と、そしてたぶんいくつかずばり同じ構造が「別の」作用、すなわち、身体状態の管理と現在の身体状態の表象をしていることだ。そうした作用は、脳幹のよく知られた賦活化の役割と同じではない。それらは、なぜそうした賦活化の役割がこれまで進化的に維持されてきたか、なぜそれが基本的にその部位から作用しているか、その理由を説明するものであるかもしれない。

要するに、脳幹の「上行性網様賦活系」とその視床への延長に伝統的にあてがわれてきた役割に、私も異存はない。それどころか、まちがいなくそれらの部位の作用は、意識を有する心の選択的、統合的、統一的コンテンツに貢献していると考えている。しかし私は、そうした貢献が、意識を包括的に説明するほど十分なものとは思っていない。だから私は、関連はしているが異なる以下の問題に関心を注いでいる。それらの部位に、それらがいましていることをさせているものは何か。それらの部位の仕事の目的は何か。その仕事の結果は、私が意識だと考えているものをどの程度説明するか。

・直観に反する事実？

前述の結論はある重要な事実を強調している。もっとも単純な中核意識でさえ脳の各層各部の同時の活動を必要とするが、意識は、進化的に新しい領域よりも古い領域に、表面にある領域よりも脳の深部にある領域に、強く依存している。興味深いことに、本書で提唱した「二次の」プロセスは、精緻な知覚、言語、高い理性を可能にしている新皮質という現代的な神経構築物にではなく、命の調節に密接に関わる古い神経構造に根をおろしている。意識という明らかに「優れたもの」が「劣るもの」に依存している。二次とは、つまるところ、深くて低いことだ。意識の光は注意深く隠され、神々しいほどに古い。

注意すべきは、これは事実であって仮説ではないということ。つまり、私の仮説が結局正しかろうと正しくなかろうと、他の部位の損傷は意識障害をもたらさないのにこれらの部位の損傷は意識障害をもたらすという事実は変わらない。この事実に関して言えることがあるとすれば、たぶん、それが直観に反するように思えるということだろう。人間以外の生き物にも意識を認めるとしても、われわれは当然、意識を生物学的に重要な前進と考えている。なるほど、その前進は確かに重要である。しかしそれは、通常考えられているよりも古いかもしれない。進化的に言えば、それほど古くないのは意識の拡張である。それは、第一には記憶により、つまりわれわれが自伝的記録を構築できるようにすることで、第二には、われわれに他の事実についての広範な記録を授けることで、そして第三には、われわれにワーキング・メモリを保持する能力を授けることで、可能になってきた。まちがいなく、こうした意識の拡張は人間において力強く開花していて、その基盤は、進化的に言えば現代的な脳の特質、すなわち新皮質の上にある。しかしつまるところ、意識のこうした驚くべき新しい特徴のどれ一つとして、中核意識のきわめて地味な活動と無関係に生じることはない。

訳注

(1)ルー・ゲーリック（一九〇三—四一）は筋萎縮性側索硬化症で若くして他界した、ニューヨーク・ヤンキースの大打者。ベーブ・ルースらとともに来日したことがある。

(2)詳しくは、*The Diagnosis of Stupor and Coma*, Philadelphia: F. A. Davis Company, 1980 に記されている。

(3)"Brain stem reticular formation and activation of the EEG," *Electroencephalography and Clinical Neurophysiology*, 1949, *1*, 455–473. マグーンは米カリフォルニア大学ロサンゼルス校脳研究所（ＢＲＩ）の、モルッツィはイタリア、ピサ大学の、ともに著名な実験神経学者。

(4)"Role of reticular activation in the modulation of intracortical synchronization," *Science* 272 (1996): 271–274.

(5)著者の有名な「ソマティック・マーカー仮説」では、前頭前・腹内側部などをとくに重視している。

第Ⅳ部　認識せねばならない

第九章　感情を感じる

感情を「感じる」ということ

私は本書を一つの仮説を書くことからはじめた。情動は意識があってはじめて情動を有する主体に認識される、と。さて、意識の本質について私の考えを示したから、今度はわれわれがどのようにして情動を認識するかを説明する。そのはじめのはじめ。それは、われわれの心の中に「感じている自己の感覚」[sense of a feeling self]が生み出されると、われわれは情動を有していることを認識するということ。

進化的に言っても、個人の発達においても、感じている自己の感覚が生まれる前から、よく調整のとれた一連の反応が存在し、それが一つの情動を構成し、つづいて脳表象が生じ、それが一つの感情を構成している。しかし、われわれがある情動を感じていると認識するのは、その情動がわれわれの有機体の中で起きているという感覚をわれわれが感じ取るからだ。

「有機体の中で起きている」という感覚は、二次の構造における原自己とその変化の表象から生まれる。また「対象としての情動」の感覚は、二次の表象を支えている構造に、情動誘発部位における活動パターンを表象することから生まれる。他の対象に対して述べたことにならい、以下を提唱する。

（1）出だしの原自己が二次のレベルに表象される。

（2）その原自己を変化させようとする「対象」（情動誘発部位における神経活動パターン）が二次のレベルに表象される。

（3）それにつづく原自己の変化（「身体ループ」か「あたかも身体ループ」によってなされる）も、二次のレベルに表象される。

情動を感じること自体は単純な問題だ。ある情動を構成している身体と脳の変化。情動を感じるとは、その変化を表象するニューラル・パターンから生まれる心的イメージをもつことからなっている。しかし、われわれがそのような感情をもっていると認識するのは、つまり、そのような感情を「感じる」のは、われわれが中核意識に必要な二次の表象を構築した「あと」のことだ。前に書いたように、その表象は有機体と対象（この場合は情動）の関係についての、そしてその対象の有機体への因果的作用についての表象である。

いま私がここで概要を述べているプロセスは、外部の対象に対して述べたものと完全に同じだが、考えるべき対象が情動となると、想像するのがむずかしい。情動は有機体の外にではなく、内に起こるからだ。そのプロセスを理解するには、情動に関する章（第二章）と有機体に関する章（第五章）で紹介した以下の考えを頭に入れておく必要がある。すなわち、

（1）いくつかの脳部位の活動パターンは、情動になる一連の活動を誘発する。

（2）その活動パターンは二次の脳構造の中で表象されうる。

情動誘発部位の例として、視床下部《ししょうかぶ》、脳幹《のうかん》、前脳基底部《ぜんのうきていぶ》、扁桃体《へんとうたい》における核、そして前頭前《ぜんとうぜん》・腹内側《ふくないそく》皮質がある。また二次の構造の例として、視床と帯状回皮質《たいじょうかい》がある。

はじめは奇妙に聞こえるかもしれないが、情動の感情——身体状態の表象の中にある——は、身体状態の「他の」表象が統合されて原自己がもたらされた「あとに」認識されるようになる。また確かに奇妙だが、ある感情を認識する手段はそれとは別の感情である。しかし原自己、情動の感情、そして感情を認識する感情は、それぞれ進化の異なった時点で、そして今日にあっては個人の発達の異なる段階で、それぞれ生じていることを知れば、問題は理解可能になる。原自己は基本的感情に先行し、そして両者は、中核意識を構成する認識の感情に先行する。

情動の感情のための基盤

ある感情の基盤を構成する一連のニューラル・パターンは、二種類の生物学的変化の中で生じる。身体状態と関係する変化と、認知状態と関係する変化である。身体状態と関係する変化は、二つの機構によって実現される。一つの機構は、私が「身体ループ」と呼ぶもの。それは体液性信号（血流を介して運ばれる化学的メッセージ）と神経信号（神経経路を介して運ばれる電気化学的メッセージ）の双方を使う。二種類の信号の結果として身体風景が変化し、それは脳幹から上の中枢神経の体性感覚構造に表象される。

身体風景の表象の変化は、部分的に、「あたかも身体ループ」という別の機構によってもなされる。この代替的な機構では、身体関係の変化の表象が、たとえば前頭前皮質などにある他の神経部位の制御のもとで、直接、感覚身体マップの中につくられる。「あたかも」本当に身体が変化したかのようだが、実際にはそうではない。この「あたかも身体ループ」の機構は、部分的ないし全面的に身体をバイパスするようになっている。私はこれまで、身体をバイパスすることは時間とエネルギーを節約し、状況によってそれはひじょうに有用なものだと言ってきた。この「あたかも」機構は、単に情動と感情にとって重要なだけでなく、「内的シミュレーション」とも言える一種の認知プロセスにとっても重要だ。

一方、認知状態と関係する変化が生み出されるのは、情動のプロセスによって前脳基底部、視床下部、脳幹の核にいくつかの化学物質が分泌され、それらの物質が他のいくつかの脳部位に送られるときだ。これらの核が大脳皮質、視床、大脳基底核に神経調節物質を放つと、それにより脳の作用に重要な変化が多数起こる。私が考えているもっとも重要な変化には以下のものがある。

（1）特定の行動（たとえば、絆と養育、遊びと探索）の誘発。

（2）現在進行中の身体状態の処理の変化（たとえば、身体信号がフィルターにかけられたり通過を許されたり、選択的に抑制されたり強化されたりして、快、不快の質が変化することがある）。

（3）認知処理モードの変化（たとえば、聴覚イメージや視覚イメージに関して、遅いイメージ生成が速くなる、シャープなイメージがぼやける、といった変化。この変化は情動の重要な要素である)。

私は、これら三種類の変化は人間だけでなく、多くの動物にあるのではないかと思っている。しかし第三の変化——認知処理モードの変化——は、人間においてのみ意識化されると思っている。なぜなら、それは神経的事象に対するとくに高いレベルの表象を、すなわち唯一、前頭前皮質が支えられそうな脳処理のメタ表象を必要とするからだ。

要するに、情動的状態は身体の化学特性の無数の変化、内臓の状態の変化、そして顔面、咽喉《いんこう》、胴、四肢のさまざまな横紋筋の収縮の程度における変化によってきまる。しかし情動的状態はまた、そうした変化を引き起こすとともに脳そのものの中のいくつかの神経回路の状態に他の重要な変化をもたらす一連の神経構造における変化によってもきまる。

情動とは具体的に生じた有機体の状態の一時的変化、と単純に定義するなら、情動を感じるとは、つぎのように単純に定義できる。つまり、情動を感じるとは、有機体の状態のそうした一時的変化を、ニューラル・パターンとそれがもたらすイメージで表象することだ。そして、それらのイメージにただちに認識のさなかの自己の感覚が伴い、それらのイメージが強調されると、それらは意識的なものになる。真の意味で、それらのイメージは「感情の感情」[feeling of feelings] である。

情動の反応には少しもあいまいなもの、表現しがたいもの、不明確なものはない。また情動の感情になりうる表象にも、あいまいなもの、表現しがたいもの、不明確なものはない。情動の感情に対する基盤は、特定の構造のマップの中の、きわめて具体的な一連のニューラル・パターンである。

・情動から意識的感情へ

要約すると、情動、感情、そして感情の感情まで、事象の推移はつぎの五段階に分けることができよう。ちなみに、最初の三つについては、情動に関する章でその概略を述べている。

（1）情動誘発因と関わる有機体。誘発因とは、たとえば視覚的に処理され、視覚的表象をもたらす特定の対象。その際、その対象が意識化されることもあるし、されないこともある。認知されることもあるし、されないこともある。なぜなら、対象に対する意識も、対象の認知も、このサイクルの継続に必要ではないからだ。

（2）対象のイメージの処理に伴う信号が、その対象が属している特定の種類の誘発因に反応するようプリセットされている神経部位（情動誘発部位）を活性化する。

（3）情動誘発部位は、身体と他の脳の部位に向けてのさまざまな反応を始動させ、情動を構成する身体と脳の広範な反応を解き放つ。

（4）皮質下ならびに皮質部における一次のニューラル・マップは、それが「身体ループ」によるものか、「あたかも身体ループ」によるものか、あるいは両者の組み合わせによるものかには無関係に、身体状態の変化を表象する。こうして感情が浮上する。

（5）情動誘発部位における神経活動のパターンが、二次の神経構造にマッピングされる。

これらの事象のために原自己が変化する。そして原自己の変化もまた、二次の構造にマッピングされる。かくして、「情動対象」(情動誘発部位における活動)と原自己の関係性についての説明が二次の構造においてなされる。

情動、感情、認識に関するこの考え方は正統的なものではない。第一に私は、個々の情動が生じる前に中心的な感情状態はない、情動の表出は感情に先行する、と言っている。第二に、感情をもつことは感情を認識することと同じではない、感情についての内省はまた別の段階である、と言っている。全体として、この奇妙な状況で私が思い出すのは、「話す前に、自分が考えていることを私はどうやって認識するのか?」というE・M・フォースターの言葉だ。

この三つの現象——情動、感情、意識——についての逃れえない明白な事実は、それらが身体と関係をもっていることだ。

まずは身体と脳からなるある有機体を考えてみよう。この有機体は、いくつかの刺激に対しいくつかの脳反応を有し、また、刺激に反応しさまざまなプリセット反応を引き起こすことでもたらされる内的状態を表象する能力も備えているとする。その後、身体の表象が複雑なもの、調整のとれたものになると、その表象は、原自己という有機体の統合的表象を構成するようになる。ひとたびそれが起こると、今度は、特定の環境との相互作用で影響を受けたときの原自己の表象を生むことが可能になる。まさにそのとき意識がはじまり、まさにそれを境に、環境にうまく反応している有機体は「自分」が環境にうまく反応していることを発見しはじめる。しかし、こうした全プロセス――情動、感情、意識――の実行は、有機体の表象に依存している。それらの共通の本質は身体である。

感情は何のためにあるのか

感情のない情動でも命を調節し生存を促進するのに十分な機構ではないか、そう反論する向きもあるかもしれない。あるいは、そういった調節機構の結果を信号にして伝えることは生存にはほとんど必要ないことではないか、そう反論する向きもあるかもしれない。

だが、まったくそうではない。感情をもつことは、統合的生存にとってきわめて価値のあることだ。情動は基本的に有用だが、感情のプロセスによって、有機体は、情動がいま解決しはじめた問題に注意を向けはじめる。感情の単純なプロセスによって、有機体は、情動作用の結果に注意を向け「動機」をもちはじめる（たとえば苦しみは、認識によって強調されるものの、感情からはじまっている。喜びについても同じことが言える）。

この感情の存在は、つぎなる発展――感情を有していることを認識しているという感情――のための踏み石でもある。そしてその認識が、今度は、型にはまらない独特な反応を計画するプロセスのための踏み石になる。このプロセスがあれば、情動を補うとか、情動によってもたらされる直接的利得を長時間維持することが可能になる。言い換えれば、感情を「感じる」ことは、新奇の適応的反応の計画を容易にすることで、情動が及ぶ範囲を拡張することだ。

さて、こう考えてみよう。感情を認識するには認識者の主観が必要だ。進化において意識が長く存続しつづけた正当な理由を探すなら、意識を授けられた有機体はそれ自身の感情を感じることができる、だから意識は長く存続した、ということ。つまり、意識を可能にする機構が普及してきたのだとすれば、それは、有機体にとってそれ自身の情動を認識することが有用だったからだ。そして意識が一つの生物学的特質として普及すると、それは単に情動に対してだけでなく、有機体を動かす多くの刺激にも適用できるようになった。そして最終的に、意識は、感覚的事象の全範囲に対して適用できるようになった。

背景的感情についての注釈

二〇世紀においては、情動の神経科学にほとんど注意が向けられなかった。もっぱらダーウィンが研究した中核的な種類の情動に注意が向けられた。たとえばポール・エクマンらの研究で、恐れ、怒り、悲しみ、嫌悪、驚き、喜びは、その顔の表情と識別可能性という点で、普遍的な情動であることが見いだされてきた。その結果、頻繁に考察される感情は、そうした主要な情動の意識的読み出しを構成する感情になっている。もしそれでわれわれがつぎの事実から目をそらさないなら、それはそれでも結構だ。しかし、われわれは継続的に情動的感情を有している、という事実がある。しかも、それらの感情はかならずしも、その六つの普遍的情動に由来する六つの「普遍的感情」の組み合わせの一部ではないのだ。これら六つの情動のいずれもわれわれはめったに経験しないが、そのうちの四つが不快なものであることを考えると、これは幸運だ。また、われわれはいわゆる二次の情動、社会的情動というものもめったに経験しないが、楽しさという点ではそれらも似たようなものだから、これまた幸運である。

しかしわれわれは、ときには低級な、ときにはひどく強烈な、別の種類の情動を確かに経験するし、われわれの存在の全般的、身体的な調子を確かに感じ取っている。私はこの背景的ざわつきの読み出しを「背景的感情」と呼んできた。『デカルトの誤り』ではじめて使った言葉だが、なぜそう呼んだかと言えば、こうした感情はわれわれの心の前面にはないからだ。われわれはそれを強く意識するようになることもあり、そのときはとくにそれに注意を向けることもある。あるいは、意識するようにはならず、別の心のコンテンツに注意を向けていることもある。しかしいずれにせよ、背景的感情はわれわれの心の状態を定めるうえでも、われわれの生活を特徴づけるうえでも、一役買っている。背景的感情は背景的情動から生まれる。これらの情動は、外向きではなく内向きだが、さまざまな方法で他人が観察可能なものだ。たとえば、身体の姿勢、動きの速さ、動き方、そして、背景的情動とはほとんど関係のないような話題について話しているときの声の調子や抑揚。だから、感情の源に対するわれわれの概念を広げておくことは重要だと私は考えている。

顕著な背景的感情には、たとえば、疲労、やる気、興奮、好調、不調、緊張、リラックス、高ぶり、気の重さ、安定、不安定、バランス、アンバランス、調和、不調和などがある。背景的感情と欲求や動機との関係は密接だ。欲求は背景的情動の中に直接現れ、最終的に背景的感情によりわれわれはその存在を意識するようになる。背景的感情とムードとの関係も密接だ。ムードは、調整された持続的な背景的感情と、一次の情動——たとえば、落ち込んでいる場合は悲しみ——の、やはり調整された持続的な感情とからなっている。さらに、背景的感情と意識の関係も密接だ。背景的感情と中核意識はひじょうに密接に結びついているので、それらを容易には分離できない。

たぶん背景的感情は、有機体のその瞬間の内的状態に対する忠実な指標と言っていいだろう。そして以下がその指標の中核的要素だ。

(1) 血管やさまざまな器官の平滑筋系や、心臓や肺の横紋筋の時間的、空間的状態。

(2) そういった筋肉線維に近接する環境の化学特性。

(3) 生体組織の健全性に対する脅威または最適ホメオスタシスの状態、そのいずれかを意味する化学特性のあり、なし。

このように、背景的感情のような単純な現象でさえ、さまざまなレベルの表象に依存している。たとえば、内的環境ならびに内臓と関係がある背景的感情の中には、脊髄の各分節の膠様質《こうようしつ》と中間質や、三叉《さんさ》神経核の下核のような、早期の信号に依存しているものもある。また、心臓機能における横紋筋の周期的作用や、孤束核《こそくかく》や結合腕傍核《けつごうわんぼうかく》のような特定の脳幹核における表象を必要としている平滑筋の収縮と拡張のパターンと関係する背景的感情もある。

私の背景的感情の概念は、発達心理学者ダニエル・スターンが幼児の研究で使っている

「生気情動」[vitality affects] という概念に似ている。この概念を最初に匂わしたのは、アルフレッド・ノース・ホワイトヘッドの弟子で、非凡だったが無名なアメリカの哲学者スザンヌ・ランガーだった。

感情は身体と絶対的につながっている

直接的であれ、脳内の体性感覚構造における表象を介してであれ、情動が誘発される機構には関係なく、身体は情動のためのメイン・ステージだ。しかし、もしかすると読者はすでに聞き及んでいるかもしれない。この考え方は正しくないとか、これは本質的にウィリアム・ジェームズが提唱した考えだ（簡単に言うと、ジェームズは、情動が起きているとき脳は身体を変化させ、情動の感情は身体の変化の認識の結果である、と言った）とか、すでにこの考えは廃れているとか。

第一に、私の見解にはジェームズが提唱した以上のことがある。第二に、情動に関するジェームズの見解は無欠陥でも完全でもないが、二〇世紀の大半にわたって吹き荒れ、いまなお残存するジェームズ批判は妥当性を欠いている。

これまで私が述べてきた、情動を作動させ感情の基盤を生む機構は、この問題に関するジェームズのオリジナルの見解に似ているが、ジェームズの見解にはない多くの特徴を有している。とはいえ、私が付け加えているそうした特徴のどれ一つとして、感情は主として身体状態の変化の反映であるという基本的な概念を傷つけるものでも破るものでもない。この概念はこの問題に対するジェームズの重要な貢献である。

しかし、私が提唱した新しい特徴は、こういった現象に新しい次元を付加している。もっとも典型的な事象においてさえ、情動反応は身体と脳の「双方」をターゲットにしている。それにより、脳は神経的処理に大きな変化をもたらし、その変化が、感情として知覚されるものの重要な一部を構成する。身体はもはや情動のための専用劇場ではないし、したがって身体は、ジェームズなら願ったであろう、感情のための唯一の源ではない。さらに、身体の源はいわばヴァーチャル、つまり「実際の」身体ではなく「あたかもの」身体の表象であるかもしれないのだ。

付け加えれば、私はジェームズの概念に向けられた批判を回避する手段として情動に対する新しい特徴や機構を考えたのではない。もっとも、私の提唱していることの中には、結果的にまさにそれをしているものもいくつかあるのだが。私は、批判者たちが批判している内容を知る前に、すでに自分の見解を展開していた。

ジェームズの見解はきわめてまっとうだから、ジェームズ批判者にいちいち応じる必要はないという人もいるだろうが、いくつかの理由から、それはまちがいだ。第一に、ジェームズの説明は明らかに未完成で、現代科学用語で拡張されねばならない。第二に、完成していた一部の説明も、細部では正しくなかった。たとえば、ジェームズはもっぱら内臓で生じる表象に頼り、感情の表象の源としての筋骨格を軽視し、内部環境についてはいっさい言及しなかった。しかし今日の証拠は、ほとんどの感情がたぶんすべての源——筋骨格と内臓の変化、そして内部環境の変化——に依存していることを示唆している。第三に、批判の一部をなしている誤解、いまも語られる誤解は、情動と感情に対する包括的な理解の仕方を妨げている。

・脊髄離断後の情動と感情

身体からのインプットは感情とは無関係であるという考え方は、もし関係があれば怪我で脊髄を離断した患者には情動も感情も生じないはずだ、という誤解にもとづく場合が多い。問題はそうした患者が情動も感情ももっていることだ、と批判者たちは言う。しかし、感情にとってもっとも関係の深い身体インプットは、ごく一部しか脊髄を伝わらない。以下が、脊髄離断後も情動と感情をもてる理由である。

第一に、関連情報のかなりの部分は、じつは迷走神経のような神経を伝わっている。迷走神経は、脳幹のレベルで脳に出入りし、事故などによって損傷した脊髄の最上部よりも十分上にある。同様に、情動の実現はごく一部しか脊髄に依存していない。そのプロセスの大部分は脳幹レベルの脳神経（顔面や内臓に作用する）と、他の脳幹核（上のレベルの脳に直接作用する）によって実現されている。

第二に、身体からのインプットの重要な部分は、じつは神経によってではなく、血流を介して伝わり、この場合も、たとえば最後野《さいこうや》など、脳幹かそれ以上のレベルで中枢神経に達している。

第三に、脊髄が身体からのインプットの「部分的」経路であることから当然予想されることだが、脊髄を損傷している患者の研究から、ある程度の感情障害が明らかになってきた。さらにもう一つ、そうした研究において明らかになった明白な事実がある。それは、損傷位置が脊髄の上にあればあるほど、感情障害の程度も上がるということ。これは重要な事実だ。なぜなら、損傷部位が脊髄の上にあるほど、身体から脳に達するインプットが少なくなるからだ。損傷部位が上にあるほど感情は少なくなり、下にあるほど多くなる。もし脊髄の損傷によって身体からのインプットが少しも妨げられなかったら、この事実は説明しがたいものになってしまう（ただし、そう確かではないが、損傷部位が上にあると運動障害が大きいので、心理的影響も大きくなり、そのため感情が少なくなるということもあるかもしれない）。

第四に、脊髄の離断が完全であることはめったになく、中枢神経への経路が残っていることが多い。

第五に、どうも批判者の中には身体を有機体の首から下の部分と捉え、頭部を置き去りにしている者がいる。しかし、つまるところ、顔、頭骨、口腔、舌、咽頭、喉頭——これらの組み合わせは、呼吸管と消化管の上部、ならびに発声システムのほとんどを構成している——は、大量のインプットを脳に送っている。このインプットも、やはり脳幹のレベルで、つまり脊髄の損傷部より高いレベルで、脳に入っている。そして、ほとんどの情動は顔面の筋肉組織の変化、喉の筋肉組織の変化、そして自律神経系による頭皮の変化に顕著に現れるので、関連する脳内の変化の表象はいっさい脊髄を必要とせず、「完全な」形の脊髄離断の患者においてさえ、それらの変化を感情の基盤として使うことができる。

要するに、通常われわれは、情動の「ほんの一部」を実現するために、また、そうした情動の実現の「ほんの一部」に関する信号を脳に戻すために、脊髄を使っている。したがって、かなり完全な脊髄離断でさえ、情動と感情に必要な双方向の信号の流れを途絶させることはない。脊髄損傷においてなにがしかの障害が見られるという事実は、身体が情動と感情の経験と関係しているという考え方を裏付けている。しかし、そうした障害を逆の議論のために使うことはできない。

クリストファー・リーブ[1]が、事故後、情動と感情をもっていないなどとはだれも考えないだろう。しかし、彼がそのどちらももっているという事実は、情動と感情において身体が決定的に重要な役割を担っていることを否定する証拠ではないのだ。

・迷走神経と脊髄の切断からの証拠

迷走神経の切断、あるいは迷走神経と脊髄の切断から得られている証拠もまた、W・B・キャノンがC・S・シェリントン[2]のイヌの実験とみずから行ったネコの実験を一九二七年のジェームズ批判の目玉に変えて以来、ずっと誤解されてきた。キャノンの議論は、情動のような外的なものと、感情のように内的なものとを区別しないことから生じる混乱の一例だ。なぜ迷走神経と脊髄が切断されたイヌやネコは、キャノンが予測したように、情動的表現を完全に喪失しなければならないというのか。少しもその必要はないのだ。

迷走神経「と」脊髄の切断は動物の顔の表情を変える反応経路を妨げないから、動物は実験者に、怒り、恐れ、あるいは穏和な協力を示すだろう。それらの反応は脳幹に由来し、シェリントンやキャノンの実験では傷つけられなかった脳神経によってなされる。だから、そういった顔の表情は、迷走神経と脊髄がともに切断された後も、しかるべく完全だった。そしてイヌはネコを見せられると、またネコはイヌを見せられると、たとえ首から下が麻痺した体を動かすことはできなくても、怒って反応した（ちなみに、もしそれらの動物が、関連する脳部位を電気的に刺激されていれば、「見せかけの怒り」として知られる、動機のない怒りの表情を示したはずだ）。

しかし、その動物たちの感情はどうだったか。なるほどそれは実験で確かめられないことだったが、私が提唱している考えでいけば、感情はたぶん部分的に変わっていた。なぜなら、動物たちは顔の表情からの信号を受け取り、また脳幹核からの完全な信号も手にしていて、そのどちらもが感情の基盤の一つになっていたが、動物たちは、迷走神経と脊髄からの信号にもとづく内臓インプットを受け取っていなかったからだ。

ここでキャノンは用心深さを捨て、情動の表出があまりにも多いときたぶん感情は遠くなるのではないかと思った。彼は情動の存在は感情の存在の確かな兆候とみなした。彼の誤りは、情動と感情の原理的な区分けをしなかったこと、そして——誘発因から、自動化された情動、情動変化の表象、そして感情へといたる——連続的、一方向的なプロセスを認識しなかったことにある。

・監禁症候群から学ぶ

感情の生成における身体インプットの重要性に対するもっとも興味深い証拠の一つは、間接的ではあるが、監禁症候群からのものだ。第八章で述べたように、監禁症候群は橋《きょう》や中脳のような脳幹の一部が、背側、後部においてではなく、腹側、前部において損傷しているときに起こる。骨格筋へ信号を伝える運動経路が破壊され、ときとして不完全なこともあるが、目の垂直の動きの経路だけが残る。監禁症候群をもたらす傷は、傷つけば昏睡や持続性植物状態になる部位のすぐ正面にあるが、監禁症候群の患者の意識は完全だ。彼らは顔、四肢、胴の筋肉を動かすことができず、意思疎通の能力は通常目の垂直の動きに、それもときには片眼に限られる。しかし彼らは覚醒し、注意力を有し、心の活動を意識している。患者の随意的な瞬《また》きは、外界とのコミュニケーションの唯一の手段だ。アルファベットのうちの特定の一文字を意味する特定の瞬きを駆使するというのはじつに骨の折れる技術だが、監禁症候群の患者はそれで単語、文、そしてときには本をつくり、それが注意深い記録者によってゆっくり――人は「瞬く間に」などと言うが――書き取られていく。

この悲劇的な病の注目すべき側面、しかしこれまで無視されてきた側面は、人間的な自由の状態からほとんど完全に機械的な監禁状態へと追い込まれ、しかも完全に意識がありながら、患者たちはこの恐ろしい状況に対して、まわりが予想するような苦悩や動揺をいっさい経験していないことだ。患者たちには、悲しみからうれしさまで、かなり幅の広い感情がある。しかし、いままでは本に記されている患者たちの説明から判断すると、彼らは過去に経験していない不思議な静寂さを経験している可能性がある。患者たちはおのれの悲劇的状況を完全に自覚していて、その実質的な監禁状態についての悲しみや落胆を理知的に報告することができる。しかし、彼らの恐ろしい状況の中で生じるとだれもが考えるあの恐怖を、患者たちは報告しない。完全に健康で動きの自由な多くの人間が、満員のエレベーターの中、磁気共鳴スキャナーの中で経験するあの激しい恐怖のようなものが、彼らにはないようだ。

以下はこの驚くべき事実に対する私の解釈だ。瞬きや垂直の日の動きは別として、監禁症候群においては、随意的なものであれ情動反応によるものであれ、身体のいかなる部分のいかなる動きも妨げられている。つまり、ある意図、ある情動に応じた、顔の表情や身体の姿勢が妨げられている(ほんのちょっとした例外はある。泣くという動作は伴われないが、涙は生じることがある)。こうした状況下では、通常ならある情動を誘発するはずの心的プロセスが、第二章の終わりで論じた「身体ループ」をとおして情動を誘発することができなくなっている。その脳は、情動実現のための劇場としての身体を奪われている。にもかかわらず、その脳はあいかわらず前脳基底部、視床下部、脳幹における情動誘発部位を活性化することができ、感情が依存するいくつかの内的な脳変化をもたらす。さらに、身体から脳へのほとんどの信号システムが自由で明瞭だから、脳は背景的情動に合う有機体の特性の神経的、化学的信号を直接手にできる。それらの特性は内部環境の基本的調節の側面と関係しているが、脳幹の損傷ゆえに、患者の心的状態から切り離されている(唯一、血流の化学的経路が両方向に通じている)。その結果、内部環境状態のうちのいくつかは、静寂で調和的であると知覚されるのではないかと思う。

この考えを支持するのが、こうした患者が苦や不快をもたらすような状態に置かれたとき、彼らは依然としてそうした状態の存在を記録できるという事実である。たとえば、長い間他人に動かしてもらわないと、彼らは窮屈でこわばった感じを抱く。興味深いことに、通常、苦のあとにくる苦しみは鈍くなる。それはたぶん、苦しみは情動によって起こされるが、情動はもはや身体劇場で生み出されないからだ。情動は「あたかも身体」の機構に限られているのだ。

この解釈を裏付ける別の証拠は、クラーレの注射をされて外科手術を受ける患者だ。クラーレというのは、アセチルコリンのニコチン・レセプターに作用することで骨格筋の活動を遮断する物質だ。適切な麻酔の導入で意識を失う前にもしクラーレが作用すると、患者は麻痺を自覚するようになる。監禁症候群患者と同じように、クラーレを打たれた患者は周囲の会話を聞くことができる。しかし事後の報告によれば、これらの患者は監禁症候群患者ほど静寂ではなく、同じ状況に置かれればだれもが想像するような状態に近い。この差を説明できるヒントがあるかもしれない。クラーレはアセチルコリンのニコチン・レセプターを遮断する。アセチルコリンは、神経インパルスが筋肉線維を収縮させるのに必要な伝達物質である。顔、四肢、胴の骨格筋は横紋筋でニコチン・レセプターをもっているので、クラーレがそうした神経筋接合のすべての部位で神経化学的インパルスを遮断して、麻痺を引き起こす。しかし、自律神経系による情動の制御下で平滑筋を反応させる神経インパルスは、クラーレでは遮断「されない」ムスカリン・レセプターを使う。そうした状況では、純粋に自律神経系の信号に依存している情動反応の一部は身体劇場で演じられ、神経構造に戻って表象されることが可能だ。

全体としてこの証拠は、情動と感情の「身体ループ」機構が、私が代替的、補足的なものとして提唱してきた「あたかも身体ループ」機構より、感情の真の経験にとってより重要であることを示している。

・身体の助けで情動から学ぶ

最近の一連の学習実験からも、情動における身体の役割に対する証拠が得られている。学習中にある程度情動が存在していると、新しい事実の想起が強化されることが、ネズミと人間の双方で実験的に証明されている。ジェームズ・マッゴー［米カリフォルニア大学アーヴァイン校、学習と記憶の生物学センター所長］らは、いまでは結果がよく確認されているこうした研究をリードしてきた。

たとえば、話の長さはほぼ同じ、話に含まれている事実の数もほぼ同じ、ちがっているのはどちらか一方の話の事実がかなり情動的なコンテンツを有している、といった二つの話を聞かされる場合、情動的な話についてのほうが、もう一方より、はるかに細かいことを思い出す。知ってうれしいことかどうかはわからないが、このことは、同様な状況に置かれているネズミも一緒だ。ネズミも、しかるべきときにある程度の情動が生じると、標準的な学習状況においてよい成績を上げる。

さて、ネズミの迷走神経が切断されると、情動はもはや学習に手を貸さない。なぜだろうか。そう、迷走神経がないネズミは、脳への内臓からの重要なインプットを奪われている。いまや存在しない特定の内臓インプットは、学習の役に立つような種類の情動にとって決定的に重要だ、ということにちがいない。

訳注

(1)映画『スーパーマン』でとくに有名なアメリカの俳優。一九九五年、落馬事故で脊髄を損傷。
(2)チャールズ・スコット・シェリントン（一八五七―一九五二）。反射・中枢神経系を研究しノーベル賞も受賞している英国の著名な生理学者。

第一〇章　意識を使う

無意識とその限界

意識の問題を考えている者の間で、ますます考えが一致していくものがある。意識は有益である、そしてその価値ゆえに意識は進化で勝ち残った、というのがそれだ。しかし、意識が正確にどれほど貢献してきたかという話になると、見解の一致もさほどではない。

私は本書のはじめで情動の無意識的本質に注意を向けるとともに、情動と感情は、たとえ有機体がそれらの存在を認識していなくとも、いかに効果的であるかを示した。そこで今度は以下を問うのが理にかなっていよう。そのような情動と感情がいま起きているのを認識すると、有機体はいったいどんな利点を引き出せるのか？　意識はなぜ有益なのか？　感情があることを認識せずに、はたしてわれわれは生き物として同じようにうまくやれただろうか？

私はこういった問いを前の章から発しているが、詳しく答えるには、無意識のプロセスの作用と限界について考察することが必要だ。いまわれわれの心にある考えも、われわれが表に現す行動も、われわれが自覚していない莫大な量のプロセスの結果であることは、論じるまでもない。未知の要素が人間の心に作用することは、ずっと昔から認識されてきた。大昔、この未知の要素は神とか運命と呼ばれた。二〇世紀のはじめ、その未知の要素はわれわれの存在に近いものになり、心の暗部に存在するようになった。

ふつう、ジグムント・フロイトのものとされる解釈では、いくつかの早期の個人的経験によってこの暗部の作用が形成されるとされる。また別の解釈、カール・ユングの解釈では、この暗部の形成は大昔、進化の中ではじまったとされる。そうした暗部の存在と人間の行動における無意識の作用を認識するために、フロイトやユングが提示したメカニズムをここで強調する必要はないだろう。というのも、二〇世紀全般をとおして、またフロイトやユングの見解とは無関係な研究により、無意識のプロセスに対する証拠[1]は増えるばかりだからだ。

社会心理学という分野には、人間の心と行動における非意識的な作用に対する大量の証拠がある。あまりにも例が多すぎて列挙できないほどだが、たとえばJ・キールシュトロームやA・リーバーによる包括的な解説[2]が、魅力的な事実を教えてくれる。

認知心理学と言語学も説得力ある証拠を示してきた。たとえば、子供は三歳までに自国語の構築の規則を見事に駆使するが、子供はこの「知識」を自覚していないし、両親もそうだ。好例は、三歳児がつぎのような複数形の発音を完全に使い分けることだ。

dog＋複数＝dog *z*
cat＋複数＝cat *s*
bee＋複数＝bee *z*

子供は単語の最後に*z*という有声音か*s*という無声音を付加するが、その選択はその知識の意識的な吟味に依存していない。選択は無意識だ。二〇世紀の半ばにノーム・チョムスキーの研究によってわれわれが目を向けることになったその文法構造の知識は、その完全に正確で効果的な用法のほとんどが意識的に存在していない。

神経心理学の分野の例も同じように多く、また同じように説得力がある。たとえば、条件付けによって獲得した知識は意識的な吟味の外にあり、もっぱら間接的に現れる。あるいは、もはや人の顔を意識的に見分けることができない患者でも、見慣れた顔を非意識的に看破することができる。あるいは、脳損傷による全盲患者は、意識的に見ることのできない光源を、かなり正確に指し示すことができる。あるいは、動きの中に現れる知識を意識せずに、感覚運動的技術［sensorimotor skill］を獲得することも好例の一つである。「感覚運動的技術」とは、たとえば、泳ぎ、自転車乗り、ダンス、楽器の演奏などを学習するとき獲得するものを指している。そのような技術の学習には繰り返しの実行が必要で、そうする中で能力が徐々に上達する。たとえあなたが名バイオリニスト、あのハイフェッツの生まれ変わりでも、一度のレッスンでバイオリンを弾《ひ》けるようにはならない。繰り返しの練習が必要だ。しかし私の顔や名前なら、一度で覚えられる。

技術習得の程度を計る信頼できる作業《タスク》には、「鏡映複写」［mirrcr tracing］とか「追従動作」［rotor pursuit］といったものがある。たとえば後者の場合、被験者はスタイラス（先のとがった鉛筆状のもの）の先端を、速いスピードで旋回する円盤の周縁に記された一個の小さな点と接触させておくように求められる。うまくなるには何度か練習して、円盤の速度に正確に合わせるようにしなければならない。円盤の速度と腕の速度との細かな調整が必要だ。スタイラスが小さな点と実際に接触している時間をコンピュータが感知し、自動的にその能力を測定する。

健常者はこのタスクをほんの数回で習得する。そしてその間の能力の測定結果をプロットしてみると、そこには一つの学習曲線が存在する。つまり、次回の試行はつねに前回の試行より失敗が少なく、タスクを終わらせるのに要する時間も短くなっている。健常被験者は併せていくつかのことを学習している。彼らは場所や実験を管理している人間について学習しているし、実験機器について学習している。彼らはタスクの指示について学習しているし、タスクをよりうまく行うことを学習している。よく言われることだが、練習によって完全なものになり、最後にはそれ以上は上達しなくなる。カーネギー・ホールへは練習次第、ということだ。

さて、ここで同じ実験を繰り返してみよう。ただし今度は、たとえばデイヴィッドのように、新しい顔も、場所も、言葉も学習できない、重度の記憶喪失の患者に被験者になってもらうことにしよう。そういった患者はこのタスクを学習できないと思われそうだが、じつはそうではない。彼らはこのタスクを完全に学習し、彼らの遂行能力は健常被験者のそれと少しも区別できない。しかし、デイヴィッドと健常被験者との間には、一つだけ大きなちがいがある。それは遂行能力そのものに関してではなく、その周辺と関わることだ。記憶喪失患者は、場所、人、実験機器、実験の説明や指示といったことについていっさい学習しない。彼らが学習することはタスクをこなすことだけであり、実験機器を前にするたびに、タスクがどういうものかを彼らは入念に教えてもらう必要がある。それでいて、タスクをこなすたびに腕を上げ、失敗が減り、スピードが上がる。このことは、そのとき使われる技術が、タスクに関わる事実を意識的に吟味することに依存していないことを明白に示唆するものだ。デイヴィッドは、一度目に経験したむずかしさについてどう考えたかを記憶していないし、また、やり方をどう修正しどのように腕を上げるか、それについてどう考えたかも記憶していない。彼はただ、上達した技術でタスクをこなす。彼は意識ある人間だが、彼にとってその状況はまるでいつも一度目だ。にもかかわらず、タスクの説明や技術の知識の意識的吟味とは別のところで、彼の脳はいつでもその技術を使えるようになっているのだ。

同じぐらい驚くべきことは、こうした患者においてわれわれが証明できたまた別の事実、すなわち、その技術の知識は獲得してかなりたってからでも有効であるという事実だ。たとえばデイヴィッドの場合、技術習得の二年後、健常者と同じぐらいうまくタスクをこなした。このことは知識が堅固であったことを示している。

こういった非意識的な技術の実行は興味深いとしても、それは患者らには何の価値もないし健常者にも無関係だと言う人もいるかもしれない。つまるところ、われわれはふつう、技術を学習する状況とその学習と結びついている出来事を認識しているからだ。しかし、まったくと言っていいほど意識的吟味なしに感覚運動的技術を使えるという事実は、実生活で、大小さまざまなタスクをこなしていくうえで、大いに有利である。意識的吟味に依存していないことで、われわれの行動の重要な一部が自動化され、そのぶん、注意と時間——いわば不足気味の日常必需品——から解放され、他のタスクを計画して実行したり、新しい問題に対する解決策を生み出したりすることができるからだ。

自動化は専門的な運動能力においてもすこぶる価値がある。一流の音楽家や運動選手のテクニック。その一部を意識外に置けるからこそ、彼らはより高いレベルの技術に集中し、部分部分を特定の意図をもって演じることができるのだ。

顔失認《かおしつにん》の患者（第五章で述べたエミリーのような患者）に、患者の親族や友人の顔写真とともに患者が会ったこともない人々の顔写真をランダムな順番で提示し、同時に、患者の皮膚電気伝導をポリグラフで記録すると、ある劇的な乖離《かいり》が起きているのがわかる。患者の意識的な心には、どの顔も同じように認識不可能である。友人、親族、まったく見ず知らずの者、そのどの顔も患者の心に同じ空白状態を生み、彼らがだれかを知らしめるようなものは何も心に浮かばない。にもかかわらず、友人や親族の顔は事実上どの顔も、それが提示されると明確な皮膚電気伝導反応が起きたが、見ず知らずの顔の場合はそれが起きなかった。こうした反応を患者自身は少しも気づいていない。さらに、皮膚電気伝導反応の強さは、もっとも身近な親族に対して大きくなる。

その解釈は明白だ。患者の脳は知識をイメージの形で呼び起こし、意識的吟味によって見分けるということはできない。しかし、意識的吟味とは別のところで生じ、特別な刺激に対する過去の知識をそれとなく教える特定の反応を、患者の脳はいまでも生み出すことができるのだ。これが例証しているのは、非意識的なプロセスの作用がある、意識の下には特異性がある、という事実だ。

おそらく、高いレベルの非意識的プロセスのもっとも決定的な例は、アントワン・ベシャラ、ハナ・ダマシオと共同で私の研究室で行われたものだろう。

「意思決定のタスク」をもとにしたこの研究は［このゲームの詳しい記述は、前著『デカルトの誤り』にある］、関連する知識と論理を使えば最終的にかならず到達しうるいくつかの意思決定が、知識と論理が全面的にその役割を演じる前に、非意識的作用によってなされてしまうことを明らかにしている。この研究はまた、以下のように、その非意識的な信号を働かせる上で、情動が重要な役割をはたしていることも明らかにしている。実験ではタスクとしてカード・ゲームが行われる。このゲームでは、プレーヤーは知らないことだが、よいカードの束と悪いカードの束が複数あって、どの束がよくてどの束が悪いかという知識は、プレーヤーがいろいろな束からカードを引いてくる中で、徐々に得られるようになっている。その知識の源は、カードをとってきた束によって、そのうちの何枚かが、プレーヤーに経済的な報酬か罰をもたらすという事実だ。われわれはこのタスクで、前頭葉《ぜんとうよう》を損傷している患者の意思決定方法を研究しはじめた。そして最近それを使って、脳損傷を有する患者と神経疾患にかかっていない健常者の双方における情動と意識の研究をしてきた。

一貫してよい束を選び悪い束を避けるようになるまで、健常者たちは、いま目にしている状況を意識的に把握もしていないし、状況にどう対処すべきかについて意識的に戦略も立てていない。しかし、よい束を選び悪い束を避けはじめるころには、健常者たちの脳は、悪い束からカードを引いてくる直前に、すでに体系的な皮膚電気伝導反応を生み出している。こうした反応は、よい束からカードを引いてくる前には現れない。その反応は非意識的な心理的傾向を暗示していて、明らかに、束の相対的な善し悪しと結びついている。では、束にはよいものと悪いものがあることを、脳は意識を使わずにどうやって「知るようになる」のか、これは重要な問題だ。

狭い意味の「知る」ということで言えば、脳は以下のような暗黙の関連を確かに知っている。すなわち、報酬を与えてくれるものは快適な状態をもたらす、罰を与えるものは不快な状態をもたらす、だから一貫して罰の源であるような対象は避けねばならない、と。この場合、過去の経験の事実は意識化される必要はない。過去の経験の事実は、そのプリセット的作用がひそかな心理的傾向として作用するように、現在の状況と適切なニューラル・パターンで結びつけられればよいのだ。

しかし意識的人間は、前述のようなプロセスを超えることができる。つまり、人間はそうした心理的傾向を意識できるようになるだけでなく――つまり、広い意味で知るようになるだけでなく――意識的な推論によって適切な結論に到達し、その結論を使って不快な決定を避けることもできるのだ。

この密かな心理傾向のシステムを失っている患者――前頭前・腹内側皮質や扁桃体を損傷している患者――の状況からわかることは、意思決定装置が劇的なまでに衰えていることだ。このことは、その非意識的なシステムが意識的推論システムと深く絡んでいるから、前者の崩壊は後者の障害をもたらすことを意味している。しかし神経疾患にかかっていない人間では、その非意識的なシステムも意識的なシステムも、ともに正常に存在し、意識的なシステムが非意識的なシステムの範囲と有効性を拡大していることは明らかだ。意識によって、プレーヤーはその戦略が正しいかどうかを知ることができ、正しくなければ戦略を正すこともできる。さらに、意識によって、プレーヤーはゲームの状況を把握しゲームをやめるべきかどうかを判断したり、プレーヤーにとっての、あるいは実験者にとっての、状況の価値について考えたりすることができる。

意識の価値

意識的なプロセスなしに命のきわめて適切な調節がなされ、認識する自己の作用なしに技術が自動化され、また好みが実行されるとなると、意識はじつのところいったい何にとってよいのか？　ごく簡単に答えれば、意識は心の範囲を拡大し、その広がりのある心を有する有機体の命の管理を改善するのによいということである。

意識が有益なのは、それによってホメオスタシスを実現する新しい手段がもたらされるからだ。といっても、大昔から脳幹と視床下部にある完全に非意識的な機構より効率的な、内部環境のバランスをとる手段について言っているわけではない。私が言っているのは、既存のホメオスタシス調節手段により解決されている問題と関係してはいるが、それとは異なる種類の問題を解決する、新しい手段のことである。つまり、脳幹と視床下部の装置は命を支えるパラメータが適切な範囲に維持されるように、心臓、肺、腎臓、内分泌系、免疫系の仕事を非意識的に、そしてきわめて効率的に調整するが、これに対して意識的な装置が扱うのは、有機体の基本的なデザインにおいては予測されなかったさまざまな環境的難問に対して、個々の有機体がどう対処すれば生存のための基本的条件をそのまま満たしていけるかという問題だ。

この結論に合致する一つの事実は、環境の要求と、自動化された定型的な装置を使って有機体がその要求に対処できる範囲とのミスマッチである。非意識的な生物は、ホメオスタシスを内的に調節する能力を有し、また進化によってうまく適応している環境において空気を吸い、水を見つけ、生存に必要なエネルギーを変換する能力を有している。しかし意識をもつ生物には、意識をもたない生物よりいくつか有利な点がある。意識をもつ生物は、自動調節の世界（原自己と絡んでいる基本的ホメオスタシスの世界）と、イマジネーションの世界（さまざまな様相のイメージが組み合わされ、まだ起きていない状況に対する新しいイメージが生まれる世界）とを結びつけることができる。イメージ的創造の世界——計画の世界、つまり、シナリオをつくり結果を予測する世界——が、原自己の世界と結びつく。自己の感覚によって、先見が既存の自動化システムと結びつくのだ。

意識は、環境に対する適切な反応を生み、それによってホメオスタシスを実現する唯一の手段、ということではない。そうではなく、意識はそれをするもっとも最近の、そしてもっとも精巧な手段で、自動化された反応では有機体が適応できない環境中に新奇の反応を生み出すための道をつける役割をはたしている。

意識によって必然的にイマジネーションの世界は何と言ってもその個人に関するもの、一個の有機体に関するもの、言葉の広い意味での自己に関するものになっていると思う。また意識の有効性は、非意識的な原自己とのその平然とした結びつきに由来すると思う。これは、「関心」を生み出すことで、個的な命の問題に適切な注意が払われることを保証する結びつきである。たぶん、意識の効能の背後にある秘密は自己である。

要するに、意識の効力は、個的な生命調節の生物学的装置と思考の生物学的装置との間に意識がつくりあげる効果的な結びつきに由来している。その結びつきは個人的関心――すなわち、思考のプロセスのあらゆる側面に浸透し、問題解決活動を絞り込み、解決策をもたらす関心――を生み出すための基盤である。意識が有益なのは、意識が個的な有機体の命に認識を集中させているからだ。

意識が有益である証拠は、意識にほんのわずかな障害が起きたときの結果を考えれば明らかだ。自己という心的側面が停止すると、意識の利点はやがて消失する。個的な命の調節は、複雑な環境の中ではもはや可能ではない。完全に個人的かつ社会的な感覚の中で、個々の人間は基本的かつ目前の身体維持機能の能力をとどめている。しかし個々の人間が依存している環境との結びつきが崩壊すると、その崩壊ゆえに、人間はそのような身体維持ができなくなる。実際、自動装置に身を任せたら、身体維持がだめになっているから数時間のうちに死にいたるだろう。このことは、そしてこれに類することは、本書で概念化した自己の感覚を包含する意識の状態が生存にとって不可欠であることを示している。「認識のさなかの自己」というイメージのレベルは有機体にとって強みである。なぜなら、スピノザなら願っただろうが、それによって行動と認知の装置全体が自己保存に向かい、最終的には、われわれが願わねばならない他の有機体との協力へと向かうからだ。

他人の意識を経験することは可能か

われわれが意識を今後ますます理解していくと、最終的にわれわれはたがいに相手の心的経験にアクセスできるようになるのではないかと、よく尋ねられる。私の答えはずっと「ノー」であり、いまでも意見は変わっていない。神経生物学に関する新しい事実がつぎつぎに得られていることを考えると、最初はちょっと意外かもしれない。しかし私が見るところ、心的イメージの背後にある生物学に関してどれほど知識があろうと、その知識の所有者の心の中に、他の有機体の心の中の心的イメージの経験に相当するものを生み出せるようには思えない。

たぶんそう遠くない未来に、驚異的な新型スキャナーで、たとえばサンフランシスコ湾を見ている私の脳をあなたが前例のない深さでスキャンするとしよう。そう、あなたと私とスキャナーとサンフランシスコ湾。そのスキャナーは、今日スキャン可能ないわゆる大規模システムのレベルにだけでなく、それよりずっと深いレベルにも焦点を合わせることができる。あなたは、私の網膜、外側膝状体核《がいそくしつじょうたいかく》、すべての初期視覚皮質部位を、別々に、そして何度もスキャンし、目の前の景色に対して私がいま形成しつつある視覚イメージを構築していくとしよう。さらにあなたは、さまざまな大脳皮質部位のさまざまな細胞層や皮質下核をスキャンするとしよう。また、空間解像度がひじょうによいので、外部の景色に対応して生じているニューロンの発火パターンを、あなたは鮮明に見ることができるとしよう。そしてさらに、あなたの驚異的なスキャナーは、私のさまざまなニューロン集合体の中にあなたが検出したニューロン活性化パターンについての物理学的、化学的記述もしてくれるとしよう。もし、あなたがこうした高性能スキャン・データを手にし、なおかつ、その豊富なデータを意味のある形で解析してくれる同じように高性能のコンピュータをもっていれば、たぶんあなたは、私の心の中のイメージ・コンテンツに対する、一連の驚くべき「相関物」を手にするだろう。しかし、あなたに申し上げておこう。そのときあなたはけっして、私の、そのイメージの「経験」を手にしてはいない、と。

　これは意識と心の神経生物学のあらゆる議論において明確にすべき重要な問題だ。あなたと私が同じ景色を経験することはできるが、われわれはそれぞれの個人的視点にしたがってその経験を生み出すことになる。つまり、私のサンフランシスコ湾の経験の根底にある私の脳の中の活動のパターンをあなたが目にするとき、あなたはそうした神経データのあなた自身の個人的経験をしているのであって、私のサンフランシスコ湾の経験をしているのではない。あなたは私の経験と高度に相関関係のある何かを経験するが、それは別の何かの経験だ。あなたが「私の」脳の活動を見るとき、あなたは、私が見ているものを見て「いない」。私は私が見ているものを見ているが、あなたは、そのときの私の脳の活動の一部を見ているのだ。

私自身の風景の経験は、いっさい介入技術を必要とせず、簡単で安上がりに、そして直接的に実現する。サンフランシスコ湾の経験をするために、私の脳のさまざまな領野におけるニューロンや分子の特定の振る舞いについて、私はいっさい知る必要がない。たとえば、風景の心的な視覚イメージの形成に関し、私がもっている神経生理学のすべての知識を私の心に想起しても、そのときの風景のイメージ形成に、あるいはその風景の私の経験に、少しもちがいは生じない。脳の仕組みを少し知ることは結構なことだが、何かを経験する上でそれが必要であるわけではない。脳についてさらに詳しく知ることはたぶんさらに結構なことだが、と言っても、それは世界を経験する上で有用だからではない。

要点は明らかだ。この先われわれは心的なイメージ処理の生理学についてますます知識を増やし、それによりわれわれは心と意識の背後にある機構をますます深く理解するようになるだろう。そしてそれは、いかなるイメージの経験にとってもそのような知識は必要ではないという事実と完全に合致する。

ここに別の問題がある。イメージ処理の生物学の知識はそうしたイメージの経験とは無関係であるという事実が、しばしば、そうしたイメージの背後にある生物学を発見することはまったく不可能、という意味にとられるのだ。もちろん、前者と後者は何の関係もない。すでに見たように、イメージ形成とその経験の背後にある生物学的機構についてのわれわれの知識と、そのイメージのわれわれの経験とは、別のものだ。われわれの理解の及ぶかぎり、心的イメージの形成と経験についての神経生理学の知識をどれほど増やしても、その知識を所有している者の中に、そうした心的イメージの経験をもたらすことはないだろう。ただし、知識が増えれば増えただけ、われわれがそうしたイメージをどのようにして経験するようになるのかを、詳しく説明できるようにはなるはずだ。

哲学者フランク・ジャクソン[3]は、かつてこの問題についてある物語を書いた。それはいまでは哲学の世界ですっかり有名になり、この問題に関する議論でよく引き合いに出される。それは、典型的な神経科学者「メアリー」についての話だ。彼女はずっと白と黒だけの囲われた環境の中で育ち、いっさい色というものを経験していない。ただし彼女は、色の視覚の神経生理学について、知られている事実をことごとく知っている。ある日メアリーはその無色の部屋から実世界へと出ていき、はじめて色を経験する。それは彼女にとってまったく新しい驚くべき経験である。この話の最初の伝統的なポイント。それは、神経生理学についてのメアリーの並はずれた知識も、彼女に少しも色の経験をもたらしはしなかったということ。なるほど、ここまでは結構。先に説明したことにしたがい、当然、私もそれには同意する。

さて、この話の第二の主要なポイント。それは私が同意することのできないものである。色の視覚の基盤に関する豊富な生物学的知識にもかかわらずメアリーは色を経験したことがなかったという事実が、なんと、神経生理学的知識を使って心的経験を説明することはできない、知識と経験の間には科学的に埋めることのできない深い溝がある、という意味にとられるのだ。

この結論に関して、いくつかの点で私は同意できない。まずいちばん重要な点は、ある経験の背後にある機構とそれを経験することとは、完全に別の問題であるということ。それは、この項のはじめに例証した短いフィクションが示すとおりである。神経生理学の知識は現象を説明するには不適である、なぜなら神経生理学的知識はわれわれが説明しようとしている現象の経験と等しくないからだ、などと結論づけるべきではない。等しい必要はないし、等しいはずはない。

同意できない第二の理由はもっと前に述べた議論による。色を含め、特定の刺激の経験は、イメージの形成にだけ依存するのではなく、認識のさなかの自己の感覚にも依存している。メアリーの寓話がその目的にそぐわないのは、それが、彼女の色のイメージの形成だけを扱っていて、彼女の色の経験という問題を神経生理学的に扱っていないからだ。

さて、もちろんメアリーは意識の神経的基盤にも精通するようになるだろう。彼女はこの本を読むかもしれない。そのころには、彼女は色の心的経験の一般的機構をどう説明するかに関してなにがしか知っているだろうが、やはり色の経験をすることはできないだろう。心的な何か、われわれの何か、のつくり方を科学的な言葉で「説明する」のと、その心的な何か、われわれの何かを「直接」「つくる」のとは、まったく別の問題だ。

ある方面の科学は主観的観察を使うことに抵抗を示すが、そうした抵抗は、心的な経験ではなく唯一行動を客観的に研究できると考えた行動主義者と、行動だけ研究しても人間の複雑さを正当に評価することにはならないと考えた認知主義者との間で繰り広げられた古い議論の再来である。心と意識は、それらが存在する兆候を数多く観察者に示しはするが、何はさておきそれらは個人的現象である。意識的な心とその構成的特質は現実の実在物であって幻想ではなく、したがってそれらはあるがままに個人的、私的、主観的な経験として研究されねばならない。

主観的経験は科学的に接近可能ではないという考え方はナンセンスだ。客観的実在物の場合がそうであるように、主観的実在物の場合も、多くの観察者が同一の実験方法にしたがって正確な観察を行うことが必要である。また全観察者の観察結果に一貫性が見られるかどうかチェックされる必要があるし、それらにはなにがしか測定できるものが必要だ。さらに、主観的な観察から得られる知識によって客観的な実験が可能になるし、また主観的経験を科学的知識で説明することもできる。主観的経験の本質はその行動的相関物の研究によって効果的に理解されるという考え方は誤りだ。心と行動はどちらも生物学的な現象ではあるが、心は心であり、行動は行動だ。心と行動を相互に関連づけることは可能で、その相関は科学が進歩するにつれ緊密になるが、心と行動はその仕様書がちがう。だから、たぶん、あなたが私に話すまで私はあなたの考えがわからないだろうし、あなたも、私があなたに話すまで私の考えがわからないだろう。

グランド・スキームにおいて意識はどこに位置するか

「意識」という言葉にはあまりにも多くの意味が込められている。この意味の多さゆえに、いまや意識という言葉を無条件に使うことはほとんどできないし、また、意識がいまや最高の地位へと押し上げられてしまっているのも、たぶんこの意味の多さからだろう。

またこの意味の多さゆえに、善と悪を区別する能力、同胞の人間の要求と欲求、宇宙の中でわれわれが占める位置の感覚など、われわれがきわめて洗練されたもの、きわめて人間的なものとみなしている人間の特質を、われわれは無制限に意識に帰《き》すようになってしまった。こうして、意識は触れてはならないものになった。

私は意識をそうは見ていない。意識があるから、われわれが賞賛する人間的特質を「心」がつくり上げることができるのであって、意識はけっしてそうした特質の本質ではない。意識は愛や名誉や慈悲と、寛容や利他主義と、詩や科学と、数学や技術的想像力と、同じでは「ない」。そのことで言えば、不道徳な行為、存在の不安、創造性の欠如も、悪い意識状態の例ではない。ほとんどの犯罪者の意識は損なわれていない。損なわれているのはたぶん良心だ。

人間の心に由来するすばらしい活動には意識が必要である。それは、そうした活動には命が必要であると言うのと、そしてその命には消化とバランスのとれた内的化学環境が必要であると言うのと、基本的には同じことだ。しかし、そうしたすばらしい活動のどれ一つとして、意識によって直接もたらされているものはない。それらは神経システムの直接的産物だ。このシステムは、意識をもつこともできるが、大きなメモリを備え、メモリの中でものごとを分類する能力をもち、知識の全範囲を言語的形態に符号化する新奇の能力を備え、知識を心のディスプレーに保持し、それを知的に操作する強化された能力ももっている。そして今度は、こうした能力のどれもが、無数の心的、神経的要素に由来している。中核意識は、人間を人間たらしめている機能の順位において、とくに高い位置にランクされるわけではない。中核意識は複雑な砦《とりで》の基礎の一部であって、砦の頂部にある夢幻的な尖塔《せんとう》ではないのだ。中核意識のランク上にあるが、たとえば動作、情動、感覚表象など、人間以外のいくつかの動物種にも見られる他の基本的能力からそう遠く離れたところにあるわけではない。

人間のものを人間以外のものと比較すると、たぶん、そうした基本的能力はほとんど変化していない。たとえば、情動が人間において「より優れた」ものになったという証拠はない。ちがったのは、われわれの生活の中で情動が演じる役割をわれわれが感じることだ。そしてそのちがいは、生活の中身についてわれわれがもつ知識がより多くなった結果である。言うまでもなく、そのちがいは記憶、言語、知性にもよっている。

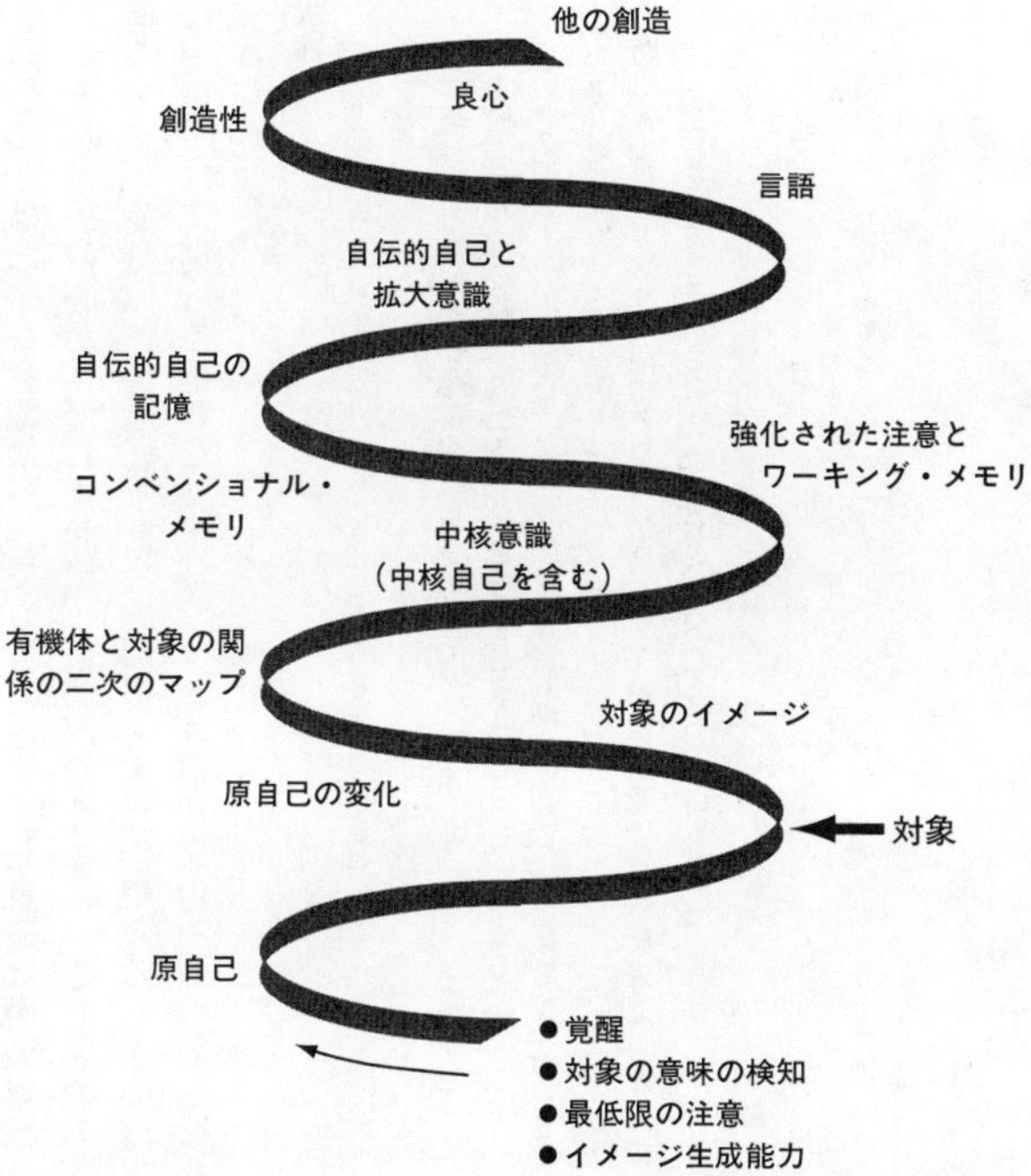

図10-1　覚醒から良心まで

同じことはたぶん意識についても言える。拡張意識は中核意識を授かっている心に生じるが、それはその心が、優れた記憶、言語、知性に頼れるときのみ、そして、そのような心を構築している有機体が適切な社会的環境と相互作用するときのみ生じるものである。要するに、意識は文化への重要な許可証ではあるが、文化そのものではない。

訳注

(1)著者は unconscious(ness) と nonconscious(ness) を使っている。前者を「無意識」、後者を「非意識」と訳し分けた。

(2)著者が推薦している解説は以下のとおり。ジョン・キールシュトローム（米カリフォルニア大学バークリー校心理学部教授）、"The Cognitive Unconscious," *Science* 237, 1987, 285–294. アーサー・リーバー（米ニューヨーク市立大学ブルックリン校心理学部教授）、*Implicit Learning and Tacit Knowledge*, New York: Oxford Univ. Press 1993.

(3)オーストラリア国立大学（ＡＮＵ）の哲学教授。ちなみに、ここで紹介されている話の出典は、"Epiphenomenal Qualia," *Philosophical Quarterly* 32, 291.

第一一章　光のもとで

感情によって、光によって

たぶん本書におけるもっとも意外とも思える概念は、意識は結局、一つの感情としてはじまるということだろう。もちろんそれは特別な種類の感情だが、それでも感情であることに変わりはない。私はいまでも、なぜ私が意識を感情として考えるようになったかを覚えているが、その理由はいまでも理にかなっているように思える。

われわれは意識を一つの感情のように「感じて」いるのではないか。もし感情のように感じているとすれば、たぶんそれは感情なのだろう。意識が、外部に向けられた感覚様相における明瞭なイメージのように感じられないことは確かだ。それは視覚のパターンでも聴覚のパターンでもない。あるいは、嗅覚《きゅうかく》のパターンでも味覚のパターンでもない。われわれは意識を見たり聞いたりしない。意識は匂いもしないし味もしない。どうやら意識は、身体状態の非言語的符号を使って構築されたある種のパターンのようだ。われわれの心に一人称的視点をもたらしている神秘的な源――中核意識とその単純な自己の感覚――が、力強くも捉《とら》えどころのない形で、あるいは、明白だが漠とした形で、有機体に示されるのはたぶんこのためだろう。

一七世紀のフランスの哲学者マルブランシュ[1]なら、たぶんこの説明を認めただろう。彼は三〇〇年前につぎのように書いている。

心は、光をとおして、そして明白な概念をとおして、ものごとの、数の、そして延長の本質を見る。心は、漠とした概念をとおして、あるいは感情をとおして、被造物の存在を判断し、またそれ自体の存在を知る。

意識とは「認識の感情」であるとする考え方は、たとえば、原自己を支える構造から、二次のマップを支える構造、そして内部環境における信号から筋骨格における信号までさまざまな種類の身体信号を処理する構造まで、意識ともっとも密接に関係しているそうした脳構造に関して私が提示してきた重要な事実と矛盾しない。それらの構造はすべて、感情の非言語的符号を使って機能している。したがって、それらの構造から生まれるすべてのニューラル・パターンは、われわれが感情と呼ぶ心的イメージに対する基盤と考えてよさそうだ。意識を生み出す秘密はたぶんこうだ。対象と有機体の関係の筋書きをつくることが、ある特定の感情を感じ取ることになる。神秘的な一人称的視点の意識は新しくつくられた知識、言うなれば感情として表現された情報である。

意識のルーツは感情であると提案することで自己の感覚に対する、すなわち私が第一章で概要を述べた二つの問題のうちの第二の問題――「脳の中の映画」の所有者がどのようにその映画に登場するか、という問題——に対する説明を探り出すことが可能になる。しかし私の提案は、第一の問題――脳の中の映画はそのクオリア的な源からどのようにして生み出されるのか、という問題――に対して、完全には目を向けていない。ちなみに、神経生物学者、認知科学者、哲学者による他の提案は、第一の問題に目を向けている。たとえば、これまで出されたものの中ではたぶん意識の問題をもっとも包括的に扱おうとしているジェラルド・エーデルマンの提案は、魅力的な生物学的枠組みを使って、脳の中の映画が生み出される条件に目を向けている。最近、彼は研究をさらに深め、意識的な心の中に統合的情景を生み出すのに必要な生理学的条件について具体的に述べている。脳の中の映画という問題の諸側面を扱った他の思慮深い試みには、バーナード・バーズの「グローバル・ワークスペース仮説」やダニエル・デネットの「マルチプル・ドラフト・モデル」（多元草稿モデル）[2]などがある。

重要なのは、感情を意識の原形とすると、今度は感情の詳細な本質について問わないわけにはいかなくなることだ。感情は何でできているのか？　感情は何の知覚か？　われわれは感情の背後にどこまで達することができるのか？　現時点ではまったく答えられない問いである。それが現在の科学の地平である。

しかし、それらの答えが最終的にどうなろうと、人間の意識が感情に依存するという概念は、意識的人工物の創造という問題に立ち向かう上で役に立つ。はたしてわれわれは、高度な技術と神経生物学的事実によって、意識をもつ人工物を創造することができるのか？

たぶん当然だろうが、問題の本質を考えれば私にはそれに対する答えが二つある。一つはノー、もう一つはイエスである。ノーは、内なる感覚の視点から概念化された人間の意識に類似したものをもつ人工物を創造する可能性はほとんどないということ。イエスは、本書で提案した意識の形式的機構をもつ人工物をつくることは可能であるということ。たぶんそのような人工物にはある種の意識があると言えるだろう。

意識の形式的な機構をもつ人工物の外的な行動の中には、意識的行動にそっくりのものがあって、それらはあのチューリング・テスト(3)の意識版をパスするかもしれない。しかしジョン・サールやコリン・マギンが、行動、心、チューリング・テストに関して提示している説得力ある理由に照らせば、テストをパスしてもそれは人工物の心についてほとんど何も保証していないのだ。

さらに、人工物の内的状態は、私が本書で意識の基盤として提示している神経的、心的状態にそっくりかもしれない。それは二次の認識を生み出す方法を備えているかもしれないが、感情の非言語的符号なしには、われわれが人間の中に見るような形で、そしてたぶん多くの生物種に存在しているような形で、その認識が表現されることはないだろう。要するに、感情がバリアーである。なぜなら人間的な意識の実現には、感情の存在が必要だからだ。「見かけの」情動ならシミュレートできるが、感情のようなものをシリコンに複製することはできない。感情は、肉体が複製されなければ、肉体への脳の作用が複製されなければば、そして、肉体へ脳の作用が及んだあとの脳による肉体の状態探知が複製されなければ、複製はできないのである。

光のもとで

私は本書の冒頭で、意識に対する示唆的なメタファーとして、光の中に足を踏み入れる話と誕生の話を書いた。「自己」がはじめて心に現れ、以後永久に、一日の三分の二、休みなく心にありつづけるようになると、われわれは心の光の中に足を踏み入れわれわれ自身に認識されるようになる。そして、これまでひじょうに多くの変化（becomings）の記憶がいまのわれわれの人格を生み出してきたわけだから、われわれは光を受けて舞台を歩いていると考えることもできる。

すべては慎ましくはじまる。そこには、われわれの生ける実在がその身体境界の内側や外の単純なものと関係しているという感覚はまったくない。やがて光の強さが増し、より明るくなっていくと、より多くの世界が照らし出される。以前にも増して、われわれの過去の多くの対象が明瞭に見えるようになる。最初はばらばらに、やがて同時に。われわれの未来の対象が、より多く見えるようになる。われわれの周囲の対象が明るく照らされる。どんどん明るさを増す意識の光を受けて、日ごとに、より多くのものごとが、より子細に、しかも同時に、認識されるようになる。

その慎ましいはじまりから現在の状態にいたるまで、意識は存在の暴露——付言すれば、部分的暴露——である。意識はその発達のある点で、記憶、推論、そして後に言語に助けられ、存在を修正する手段にもなる。

すべての人間的創造は、まさにその存在の部分的暴露にガイドされながらわれわれが存在を操作しはじめるその移行からはじまっている。われわれは自身の本性を、そして他人の本性を知ってはじめて、善と悪の感覚、良心的行動の規範を創造する。創造力——新しいアイディアや人工物を生み出す能力——そのものは、意識がもたらしうる以上のものを必要とする。創造力は、たとえば多くの事実と技術の記憶、十分な量のワーキング・メモリ、精巧な推論の能力、言語、などを必要とする。しかし、意識は創造のプロセスにつねに存在する。それは単に意識の光が不可欠であるからだけでなく、意識によって明らかになるさまざまな事実が、何らかの形で、またそれなりの強さで、創造のプロセスをガイドしているからでもある。

倫理や法律の規範から、音楽、文学、そして科学、テクノロジーまで、われわれが創造するものは何であれ、意識がもたらす存在の暴露により直接命じられているか、駆り立てられるかのいずれかである。さらに、何らかの形で、多かれ少なかれ、創造物は存在の暴露に影響し、よかれ悪しかれ、それを変える。つまり影響は、存在、意識、創造力の間で循環している。

人間の条件のドラマはひとえに意識に由来する。もちろん、意識とそれが明らかにする新しい事実によって、われわれは自己と他のよりよい生活を創造できるようになるが、そのよりよい生活のためにわれわれが支払う代償は高い。それは単に、リスクと危険と苦という代償ではない。それはリスクと危険と苦を「認識する」代償である。もっと悪いこと。それは、何が快かを認識し、それがいつなくなるか、あるいはそれがいつ達しがたいものになるかを「認識する」代償である。

人間の条件のドラマは意識に由来する。なぜなら、それはわれわれだれ一人結んではいない取引において得られる認識に関するものだからだ。よりよい存在の代償は、まさに存在について無知でなくなることだ。事象の感情はわれわれが問いかけていない問いに対する答えであり、それは、われわれにはけっして交渉できなかったであろうファウスト的取引におけるコインでもある。われわれにかわって自然がそれをした。

だが、ドラマはかならずしも悲劇ではない。さまざまな不完全な方法で、ある程度までは、個人的にも集合的にも、われわれにには創造力をガイドする手段があり、それを使えば、われわれは人間の存在を悪化させるのではなく、改善することができる。ただし、これを成就《じょうじゅ》するのは容易ではない。したがうべき青写真はない。成功の可能性は小さく、失敗の可能性が大きい。しかし、もし創造力がうまく方向づけられれば、たとえ少しでも、われわれはふたたび意識が存在に対してホメオスタシス的、調節的役割をはたすようにすることができるだろう。認識が存在を助けるだろう。

人間の本質の生物学を理解することは、なされるべき選択への少しの助けになるのではないかという希望を私はもっている。それはともかく、存在の現状を改善することは、つまるところ、まさに意識の重要な帰結である文明を改善することにほかならない。そして、少なくとも三〇〇〇年間、報いが大きいことも小さいこともあったが、文明は改善を試みてきた。よい知らせは、われわれはすでにはじめているということである。

訳注

(1)ニコラス・マルブランシュ(一六三八—一七一五)。フランスの哲学者で「機会原因論」というものを提唱。

(2)英語では Multiple Draft Model。『解明される意識』(青土社、原題 *Consciousness Explained*, 1991)参照。

(3)機械に知能が存在するかどうかを判定するテスト。英国の数学者アラン・チューリング(一九一二—一五四)が提案したもの。質問に答える相手が機械か人間かわからないように実験状況をセットしておいて、返してきた答えだけから相手が機械であると判定できなければ、その機械には知能があるとする。

簡単な用語解説――脳・心・意識に関する注釈

「イメージ」、「ニューラル・パターン」、「表象」、「マップ」といった言葉には、不明瞭なさまざまな意味があるので、それらの使い方がむずかしい。しかし、本書のような話題を扱う場合、考えを正しく伝えるために、これらの言葉は不可欠である。それらの言葉に対する私の使い方をより明確にしておく目的でこの注釈を書いた。

・イメージとは、ニューラル・パターンとは

私が「イメージ」という言葉を使うとき、それはいつも「心的《メンタル》」イメージのことだ。イメージの類義語は「心的パターン」である。しかし、私はこのイメージという言葉を使って、活性化された感覚皮質中に――たとえば、聴覚的知覚対象に呼応して活性化された聴覚皮質中に、あるいは、視覚的知覚対象に呼応して活性化された視覚皮質中に――最近の神経科学的手法で見いだされる神経活動のパターンを指すことはない。そのプロセスの神経的側面を指す場合、私は「ニューラル・パターン」とか「マップ」という言葉を使う。

イメージには意識的なものもあるし、非意識的なものもある（次項以下を参照）。非意識的イメージにはけっして直接アクセスすることはできない。意識的イメージには「一人称的視点」（つまり、私のイメージ、あなたのイメージ）でのみアクセスできる。一方、ニューラル・パターンには「唯一、三人称的視点で」アクセスできる。もし私が自分自身のニューラル・パターンを最新のテクノロジーを使って見るチャンスがあれば、私はやはり第三者的

視点からそれを見ることになる。

・イメージは単にビジュアル的ということではない

イメージという言葉で私が意味しているのは、各感覚様相――視覚、聴覚、嗅覚《きゅうかく》、味覚、体性感覚――の特徴を使ってつくられた構造をもつ心的パターンだ。体性感覚様相（体性感覚の英語 somatosensory は、「身体」を意味するギリシア語の soma からきている）には、触感、筋肉、体温、痛み、内臓、前庭など、さまざまな形態の感覚が含まれる。イメージという語は「ビジュアル」イメージだけを意味しないし、また、イメージには少しも静的な意味はない。この言葉は、音楽や風の音が生み出すような音のイメージも指すし、アインシュタインが知的な問題の解決で使った体性感覚的イメージも指す（アインシュタインはそうしたパターンを「力強い」イメージと呼び、洞察力に富む説明をしている）。全様相におけるイメージが、抽象的、具体的を問わず、あらゆる種類のプロセスと実在を「描写」する。イメージはまた実在物の物理的性質を「描写」する。また、ときには略図的、ときには正確に、実在物の動作や、それらの空間的、時間的関係を描写する。

要するに、意識の結果として心的イメージがわれわれのものとなるとき、われわれが「心」と認識するようになるプロセスは、連続的なイメージの流れであり、その多くは論理的に関係づけられている。その流れは、速いにせよ遅いにせよ、整然としているにせよ飛躍しているにせよ、時間的に前へ進む。またときには一つのシーケンスだけではなく、いくつものシーケンスに沿って進む。そのシーケンスは合流的なこともあるし、収斂《しゅうれん》的、発散的なこともあるし、重複的なこともある。「思考」という言葉は、そのようなイメージの流れを意味するまああの言葉である。

・イメージを構築する

人や場所から歯痛にいたるまで、われわれがそうした対象と関わるとき、イメージは脳の外から脳の内に向かって構築され、またわれわれが記憶から対象を構築するとき、イメージはいわば脳の内から外に向かって構築される。イメージ生成の営みは、われわれが覚醒している間はけっしてやむことはなく、夢を見ていれば睡眠中も継続する。

イメージはわれわれの心の通貨であると言えるかもしれない。たとえば、こうやってアイディアを読者に伝えようとして私が使っている言葉は、たとえどれほど瞬間的、略図的であろうと、まずは音素や形態素の聴覚的、視覚的、あるいは体性感覚的イメージとして形成され、そのあと私はそれらを文字の形で紙の上に表現する。同様に、いまや読者の目の前に印刷されているそれらの文字は、読者によってまず言葉のイメージとして処理され、そのあと読者は、今度は非言語的な別のイメージを活性化し、それによって私の言葉に対応する「概念」が心的に表示される。このような見方において、考えられるシンボルはイメージしかなく、イメージでできていない心の要素はほとんどないかもしれない。瞬間瞬間の心の背景になっている感情でさえイメージであり、前述の意味で言えば、それは身体状態の諸側面をほとんど信号化している体性感覚的イメージである。「認識のさなかの自己」をつくりあげている、あの執拗に繰り返される感情も例外ではない。

イメージは意識的なものもあるし、無意識的なものもある。脳が構築するすべてのイメージが意識的なものになるわけではないことは、留意されねばならない。じつに多くのイメージが生成され、かなり小さな心の窓に入るための、じつに多くの競争がある。イメージはその窓の中で意識的なものになれる――すなわちその窓の中で、われわれがそのイメージを理解しているという感覚が伴われ、われわれはそのイメージに適切に注意を向ける。

言葉を換え、比喩的に言えば、意識的な心の下には隠れた層があり、その層には多くのレベルがある。あるレベルは、すぐ前で述べたような、注意を向けられていないイメージからなっている。別のレベルはニューラル・パターンから、そしてニューラル・パターン間の関係性からなっている。それらが最終的に意識的なものになるかならないかには関係がない。また別のレベルは、ニューラル・パターンの記録を記憶に保持するのに必要な神経機構と関係がある。生得的な傾性と後天的な傾性を具体化する神経機構だ。

・表象

ほかにもいくつか意味を明確にしておくべき言葉がある。その一つは、じつにやっかいではあるが、この種の議論においては事実上欠くことのできない言葉、「表象」だ。

私は表象を心的イメージの同義語として、あるいはニューラル・パターンの同義語として使っている。ある特定の顔に対する私の心的イメージは一つの表象だし、さまざまな視覚部位、体性感覚部位、運動部位における、その顔の知覚―運動処理の際に生じるニューラル・パターンもそうだ。このような「表象」の使い方は伝統的なもので、またわかりやすい。それは単に「何かと一貫性をもって関係しているパターン」という意味であり、心的イメージに関するものでも、特定の脳部位内の統一のとれた一連の神経活動に関するものでも、どちらでもよい。

この言葉の問題はそのあいまいさにあるのではない。なぜなら、その意味するところはだれでも推測可能だからだ。問題はその言外の意味にある。つまり、心の中や脳の中の心的イメージやニューラル・パターンはかなり正確に対象を表象しており、まるでその対象の構造が表象の中に複製されているかのように表象は対象を示している、という言外の意味にある。

私は表象という言葉を使うとき、そういうことをほのめかしてはいない。ニューラル・パターンと心的イメージはそれらが示している対象に関してどれほど忠実か、私にはまったくわからないからだ。さらに、正確さがどうであれ、ニューラル・パターンとそれに対応する心的イメージは外界のリアリティの産物であるが、それと同じ程度に、脳の創造物でもある。あなたと私が、われわれの外部にある対象に目をやるとき、それぞれの脳には類似したイメージが形成される。われわれはこのことをよく知っている。なぜなら、あなたも私も、その対象をかなり細部までそっくりに描写するからだ。しかしそれは、われわれが見ているイメージが外部の対象のそっくりのコピーであるということを意味しない。絶対的関係において、外部の対象がどういうものか、われわれにはわからない。

われわれが見ているイメージは、対象の物理的構造が身体と相互作用したときのわれわれの有機体——その中には脳という有機体の一部も含まれる——の中に生じた変化にもとづいている。われわれの身体のいたるところ——皮膚の中、筋肉の中、網膜の中、等々——にある信号化装置が、有機体と対象との「相互作用」をマップ化するニューラル・パターンの構築を助けている。それらのニューラル・パターンは脳そのものの約束事にしたがって構築され、たとえば皮膚や筋肉や網膜など特定の身体部位からくる信号を処理するのに適した複数の感覚・運動領域において、一時的につくられる。そうしたニューラル・パターンやマップの構築は、相互作用に携わるニューロンと回路の瞬間的選択にもとづいている。言い換えれば、その基本要素は脳の中に存在し、それらはいつでも取り上げられ、組み立てられるようになっているのだ。記憶の中にとどまっているパターンの一部も、同じ原理にしたがって構築される。

したがって、あなたと私がそれぞれの心の中に見るイメージは特定の物体のファクシミリなどではなく、われわれと、われわれの有機体を引きつけた対象との相互作用のイメージであり、それは、その有機体のデザインにしたがって、ニューラル・パターンの中に構築される。対象はリアル、相互作用はリアル、イメージもきわめてリアルである。が、われわれが最終的に目にするイメージの中の構造と特性は、対象によって誘発された脳の構築物である。対象から網膜へ、網膜から脳へと移動していく対象などない。あるのは、対象の物質的特徴と有機体の反応モードとの間の一連の符号であり、それにしたがって内的なイメージが構築される。そしてあなたと私は生物学的に十分類似していて、同一物について十分類似したイメージを構築するから、ともすると、いまわれわれはある特定の対象「そのもの」を形成したという伝統的な考え方を、反対もせずに受け入れてしまう。しかし、われわれはそういうものを形成してはいない。

表象という言葉に注意しなければならない最後の一つの理由は、この言葉が脳をコンピュータと見るメタファーを容易に生むことだ。しかしそのメタファーは不適切である。脳は確かに演算をするが、その構成と仕組みにはコンピュータという一般的概念とほとんど類似点がない。

・マップ

心の神経生物学に関する議論となると、「表象」同様、この「マップ」もほとんど必要不可欠で、使うのを避けられない言葉だ。フォトン（光子）として知られる光の粒子が、対象と関係する特定のパターンで網膜をたたくと、そのパターン——たとえば円や十字——で活性化された神経細胞が、一時的なニューラル・「マップ」を構成する。神経システムのつぎのレベル——たとえば視覚皮質——でも、それと関連してマップが形成される。

表象という言葉がそうであるように、マップにはパターンの概念と、マップ化されるものとマップとの対応の概念とがある。しかし、その対応は点対点ではないから、マップは忠実である必要はない。脳は創造的なシステムだ。機械的な情報処理装置のように周囲の状況を忠実に表現するのではなく、一つひとつの脳は、それ自体のパラメータと内的なデザインを駆使しながらそういう状況のマップを構築し、同じようにデザインされた脳にのみ共通する世界を創造している。

イメージ生成における謎と知識のギャップ

イメージはどこで生まれるかという問いに関して謎はない。イメージは脳の活動で生まれ、その脳は、物理的、生物的、社会的環境と相互作用する生ける有機体の一部である。したがってイメージは、回路（ネットワーク）を構成している多数の神経細胞（ニューロン）の中に形成されるニューラル・パターン（マップ）から生じる。しかし、イメージがニューラル・パターンから「どのようにして」出現するかに関しては謎がある。一つのニューラル・パターンがどうやって一つのイメージに「なる」のかは、いまだに神経生物学が解決できていない問題だ。

神経科学に身を置くわれわれの多くが、一つの目的、一つの希望をもっている。それは、分子からシステムまでの神経生物学のツールを使って現時点でわれわれが説明できるニューラル・パターンが、いったいどのようにして、いまこの瞬間われわれが経験している時空的に統合された多次元のイメージになるのか、究極的にはそれに対する包括的な説明を示すことである。ニューラル・パターンからイメージまで、介入する全ステップをうまく説明できるようになればその日がくるかもしれないが、その日はまだきていない。

イメージはニューラル・パターン（ニューラル・マップ）そのものではなく、ニューラル・パターン（ニューラル・マップ）に「依存し」そこから「生じる」もの、と言うとき、私は、一方にニューラル・パターン、他方に非物質的思考という、不用な二元論を述べ立てているわけではない。私はただ、（a）さまざまな神経レベルにおけるニューラル・パターンについての今日の説明と（b）そのニューラル・マップ内の活動から生じたイメージの経験との間に生じているすべての生物学的現象を、われわれはまだ描写できないと言っているにすぎない。分子、細胞、システムのレベルでの神経的事象についてのわれわれの知識と、われわれが理解したいと思っている心的イメージ出現のメカニズムとの間には、ギャップがある。つまり、すでに確認されている物質現象によってではなく、将来たぶん確認可能な物質現象によって埋められるべきギャップがある。そのギャップの大きさ、そして将来それを埋められるかどうかは、もちろん議論すべき問題だ。それはともかく、私が明確にしておきたいのは、ニューラル・パターンは私がイメージと呼んでいる生物学的実在物の前兆であるということ。

前述のギャップは、本書全般にわたり、私が、一つは心、もう一つは脳という二つのレベルで説明している一つの理由である。繰り返せば、この隔たりは単純に知的な問題であって二元論的産物ではない。別個のレベルで説明することで、一方に心的本質、他方に生物学的本質という別々の本質があると言っているのではない。私は単に、心は高いレベルの生物学的プロセスであると認識しているだけだが、そのプロセス自体、説明を必要とするものだしその価値も有しているということだ。なぜなら、心の出現は本質的に私的であるし、その出現はわれわれが説明したいと思っている根本的なリアリティであるからだ。一方、神経的事象を適切な語彙《ごい》を使って説明することは、そうした事象が心の創造にどのように寄与しているかを理解しようとする研究の一部である。

・新　語

本書には、たとえば「中核意識」、「拡張意識」（どちらも第一章で定義）、「原自己」、「二次の構造」（第五章と第六章で説明）のような新語がいくつか使われている。

また、私の「情動」と「感情」という言葉の使い方は、第二章のはじめで説明しているように、ふつうとはちがう。また「対象」という言葉は、幅の広い、そして抽象的な意味で使われている。たとえば人、場所、道具はもちろん対象だが、特定の痛みや特定の情動もそうである。

神経システムの構造に関するいくつかのポイント

神経システムは神経組織でできている。その神経組織は、他の生体組織同様、細胞でできている。神経細胞は「ニューロン」として知られ、グリア細胞という別のタイプの細胞に支えられているが、このニューロンが決定的に重要な単位であること、運動と心的活動を生み出す基本的な単位であることを、あらゆることが示している。

ニューロンには三つの主要な要素がある。まずは「細胞体」。細胞核、ならびにミトコンドリアのような細胞内小器官を備えた、細胞の発電所だ。ついで「軸索《じくさく》」として知られる一本の主要な出力線維。それに「樹状突起《じゅじょうとっき》」として知られる入力線維である。ニューロンは相互に結合して回路を形成する。その回路にはいわば導線（ニューロンの軸索線維《じくさくせんい》）と、「シナプス」（一本の軸索が他のニューロンの樹状突起と接触している部分）として知られるコネクタがある。

人間の脳には一〇〇億以上のニューロンがあり、局所回路をなしている。もしニューロンが地層のように、平行する複数の層に配列されれば、その回路は「皮質部」を構成し、もしお椀の中の果実のように、層を形成しない集合体としてまとまっていれば、それは「核」を構成する。皮質部も核も軸索「投射」によって相互に結合して「システム」（系）を形成している。また複雑さが少しずつ上がると、「システムのシステム」を形成する。軸索投射が裸眼にもわかるほど大きい場合は、「経路」という。大きさに関して言えば、すべてのニューロンと局所回路は顕微鏡的であるのに対して、皮質部、大半の核、システムは肉眼で見える。

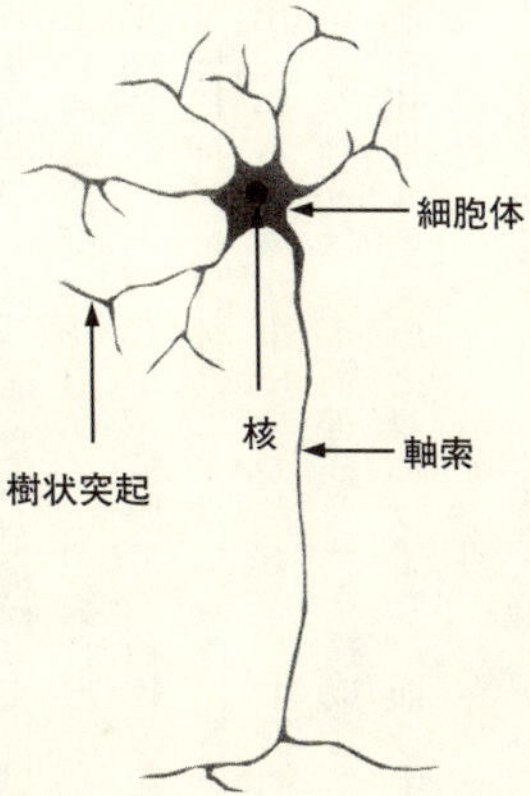

図A-1　ニューロンとその構造要素

解剖学的説明のために、通常、神経系は中枢部と末梢部に分けられる。「中枢神経系」の主要要素は「大脳」であり、「脳梁《のうりよう》」で結合した左右「大脳半球」からなっている（脳梁は左右両半球を双方向的に結合しているがっしりした神経線維集合体である)。また中枢神経系には、(a)大脳基底核《だいのうきていかく》、(b)前脳基底部《ぜんのうきていぶ》、(c)間脳《かんのう》、といった深部の核もある(間脳は視床《ししょう》と視床下部を合わせたもの)。大脳は「脳幹《のうかん》」によって「脊髄《せきずい》」とつながっていて、脳幹の背後に小脳がある(図A-2参照)。

中枢神経系は神経によって身体の各点と結ばれている。神経は、ニューロンの細胞体から出ている軸索が束になったもの。中枢神経系(簡単に言えば脳)を末梢や内臓と結びつけている全神経は「末梢神経系」を構成している。神経は、インパルスを脳から身体、身体から脳へ伝達する。脳と身体はまた、血液中を流れるホルモンのような物質により化学的にも相互に結合している。

中枢神経系は、どの方向にスライスしても、暗部と白い部分とに分かれる(図A-3参照)。暗部は「灰白質《かいはくしつ》」で(本当の色は灰色というよりは茶色)、白い部分は「白質《はくしつ》」である(これもそれほど白くはない)。灰白質は、ニューロンの細胞体がぎっしり詰まっているため、そのような黒っぽい色合いになる。神経線維は灰白質にある細胞体から発していて、それが白質を構成している。神経線維はミエリン鞘《しょう》によって絶縁されており、そのミエリン鞘が白質を特徴的に明るい色にしている。

灰白質には二つの種類がある。一つは層状になっているもので、たとえば大脳半球を包んでいる「大脳皮質」、小脳を包んでいる「小脳皮質」がそうだ。もう一つは、層状になっていない「核」で、たとえば「大脳基底核」(各半球の深部にあって、三つの大きな核、尾状《びじょう》核《かく》、被殻《ひかく》、淡蒼球《たんそうきゅう》からなる)、「扁桃体《へんとうたい》」(左右側頭葉《そくとうよう》の深部にある複数の核からなる一個の

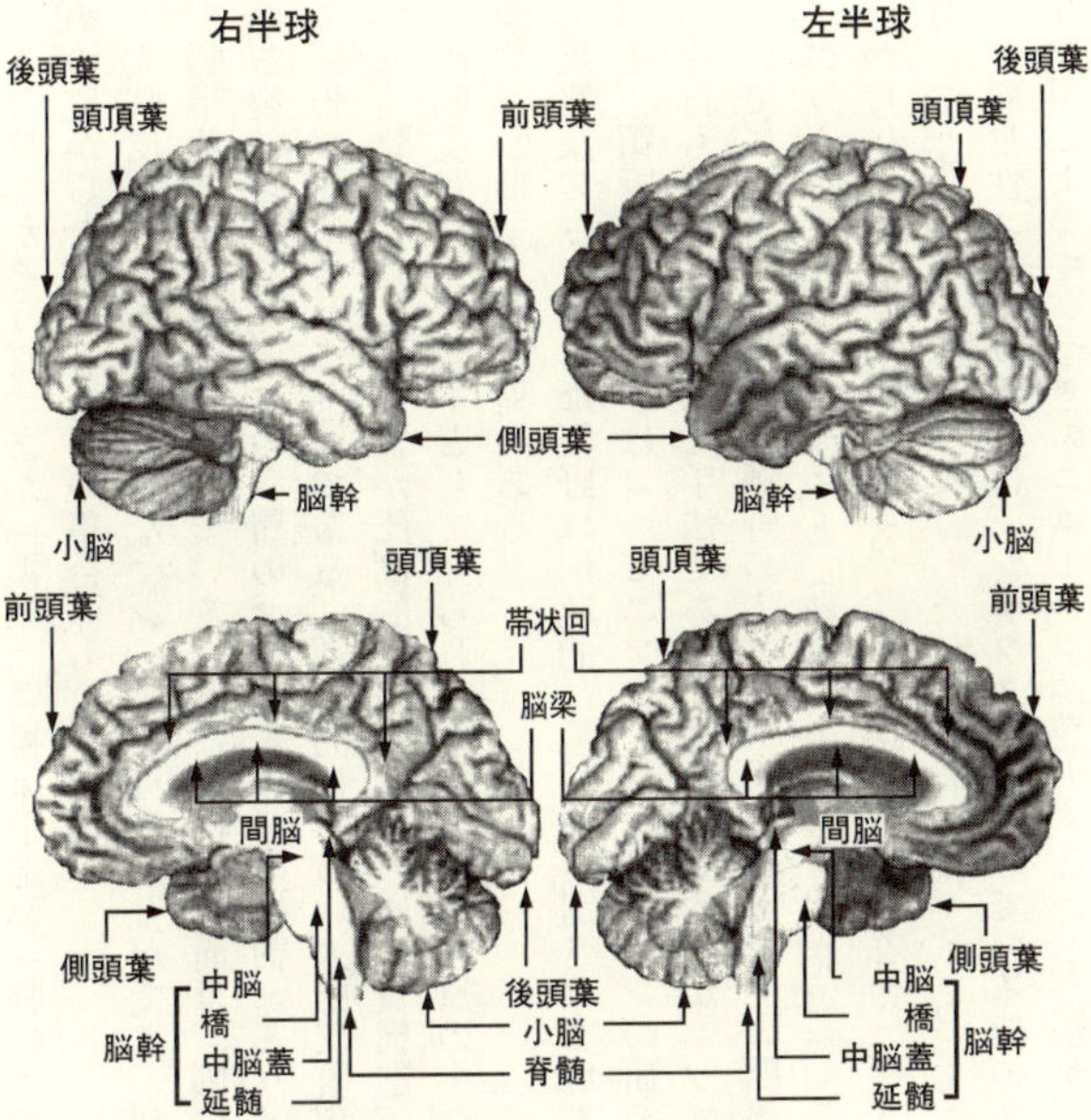

図A-2　中枢神経系の主要な区分とその構成要素 ── ここに示したのは、人間の脳を三次元的に再構築したもの。再構築は磁気共鳴のデータとBRAINVOX技術によって行われている。この図でとくに注意してほしいのは、四つの主要な葉《よう》と、間脳（視床と視床下部を包含）と、脳幹の相対的な位置関係だ。また、脳梁（真ん中で両半球を結合している）と、各半球の帯状回との相対的な位置関係にも注意してほしい。回《かい》と裂《れつ》のパターンは、左右両半球でひじょうによく似ているが、同じではない。いくつか顕著な非対称が存在し、そうした非対称が機能の差を生み出しているようだ

大きな塊）がそうだ。また「視床」、「視床下部」、「脳幹」の灰白質部を形成している、小さめの核からなるいくつかの集合体もそうだ。

大脳皮質は大脳の広範囲なマントルと見ることができ、裂《れつ》と溝《こう》に隠れている表面も含め、大脳半球の全表面をおおっている。ちなみに裂と溝は、脳に特徴的な皺《しわ》模様の外観を授けている裂け目である。この多層のマントルの厚みは約三ミリメートル、各層はたがいに、そして脳の表面に対して平行である。進化的に新しい大脳皮質部分は「新皮質」として知られている。量的には大脳皮質が圧倒的に多く、他の灰白質構造、すなわち前述したさまざまな核と小脳皮質は、皮質下として知られている。大脳皮質の主たる区分が「葉」で、前頭葉、側頭葉、頭頂葉、後頭葉がある。

皮質葉のさまざまな領野は伝統的に番号で区別されていて、それらは細胞構築がちがっている。領野の番号付けはコルビニアン・ブロードマンの研究に端を発していて、約一世紀後の今日も、それは有効な手法である。番号を覚えるかマップで確認するかが必要になるが、ついでに記せば、番号は領野の大きさや重要さとは何の関係もない。

ニューロンが活性化すると（神経科学用語で「発火」として知られる状態）、電流が細胞体から軸索に向かって流れる。この電流がシナプスに達すると、シナプスが「神経伝達物質」（グルタミン酸塩はそうした伝達物質の例である）として知られる化学物質を放出する。興奮性ニューロンでは、シナプスが近接している他の多くのニューロンとの協調的な相互作用によって、つぎのニューロンが発火するかどうかが、つまり、それがみずから活動ポ

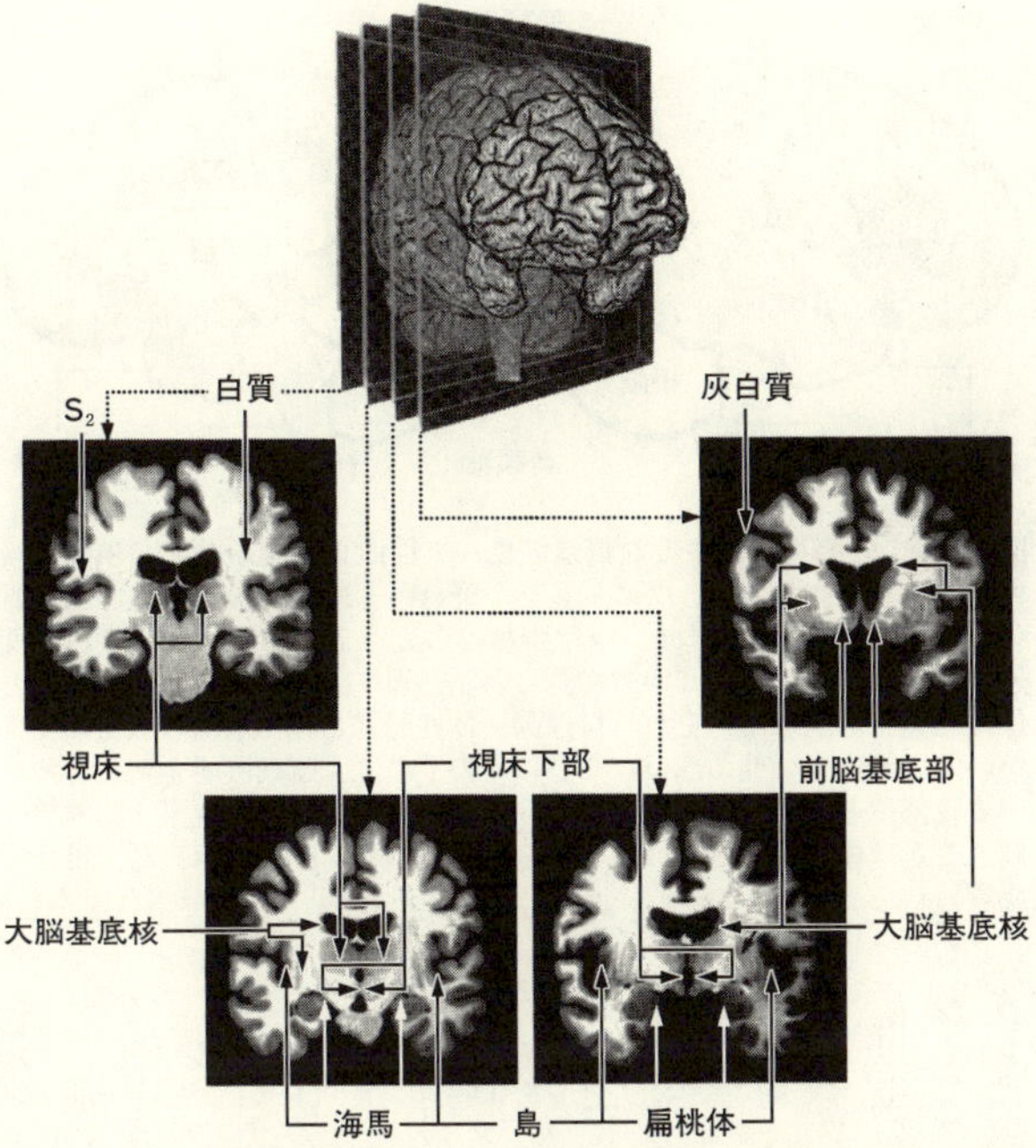

図A-3　大脳皮質と深部の核の灰白質 ── 本文に記しているように、灰白質は密に詰まったニューロンの細胞体で構成されている。これと対照的な白質には、細胞体に起点をもつ軸索が含まれている。軸索は結合をつくり、信号を伝達するため、他の部位に向かって伸びている。この断面写真によって、脳の表面には見えないいくつかの深部の構造 ── 大脳基底核、前脳基底部、扁桃体、視床、視床下部 ── の相対的な位置がわかる。もう一点、「島」の位置にも注意。島は皮質部の一つ、体性感覚システムの一部で、シルヴィウス裂溝（外側溝）の奥に完全に隠れている

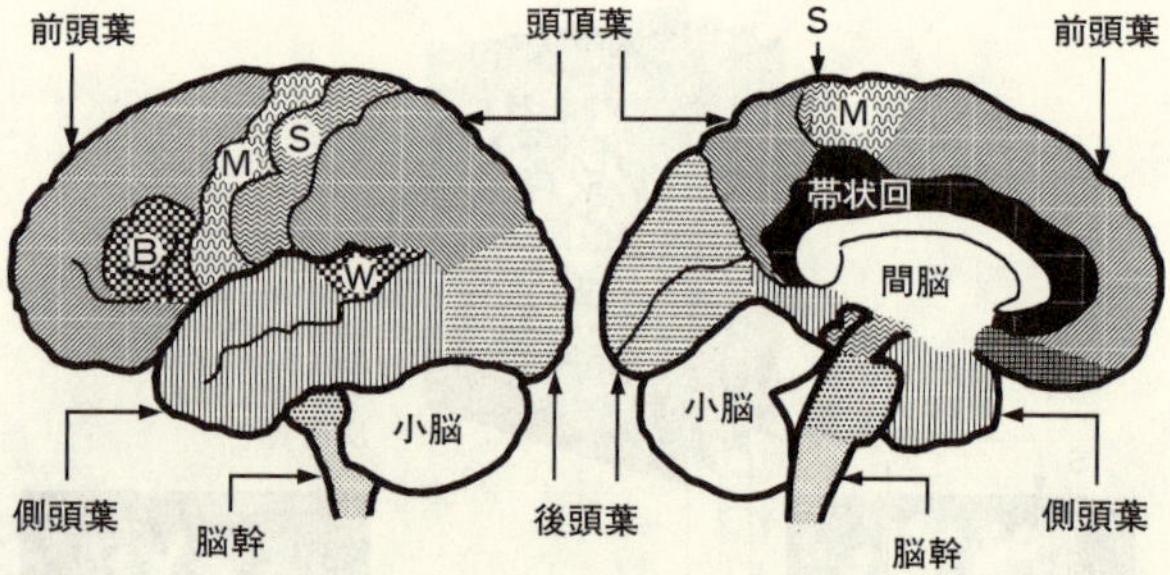

図A-4　大脳半球の主要な構造部位 ── 前頭葉、側頭葉、頭頂葉、後頭葉、ブローカ野(B)とウエルニッケ野(W)、運動野(M)と体性感覚野(S)。ブローカ野とウエルニッケ野はもっともよく知られている言語関連部位だが、他のいくつかの領野も言語処理に関わっている。運動野と体性感覚野も同様で、それらは運動、体性感覚という氷山の一角にすぎない。大脳皮質の他の部位ならびにその下には、運動機能を支える多くの皮質部位と核が存在する（帯状回皮質、大脳基底核、視床、脳幹核）。同じことは体性感覚機能についても言える（脳幹核、視床、島、帯状回皮質）

テンシャルを生み出し、それによって自前の神経伝達物質を放出していくかどうか、などがきまる。

シナプスは強くもなるし弱くもなる。シナプスの強さによりインパルスがつぎのニューロンに継続的に伝わるかどうか、そしてどの程度容易に伝達するかがきまる。興奮性のニューロンでは強いシナプスによってインパルスが容易に伝わるようになり、逆に弱いシナプスはインパルスの伝達を遅らせたり阻止したりする。

平均で各ニューロンは約一〇〇〇のシナプスを形成している。一〇〇億以上のニューロンと一〇兆以上のシナプスがあるとなると、各ニューロンは少数のニューロンと会話をするだけで、他の残りのニューロンとはまったく会話をしない。実際、皮質部や核のかなり局所的な回路の中では、多くのニューロンがそれほど遠くないニューロンとだけ会話し、また、軸索が数センチメートルもあるのに他の少数のニューロンとだけ接触しているニューロンもある。ニューロンの活動はそれが属している近くのニューロン集合体に依存し、システムが何をするかは、相互に関連する集合体でできた構造の中で、集合体がたがいにどのように作用するかに依存している。また各集合体が、それが属しているシステムの働きにどう貢献するかは、そのシステムの中でそれが占めている場所に依存している。つまり、脳のさまざまな領野のさまざまな機能は、大きな規模のシステムの中の、粗に結合したニューロンの集合体が占める場所できまる。

要するに、脳は多数のシステムからなる一つのシステムだ。各システムは、小さくはあるが目に見える程度の皮質部位と皮質下核の複雑精緻な相互結合からなっており、その皮質部位と皮質下核は顕微鏡レベルの局所回路からなり、その局所回路はニューロンからなり、ニューロンのすべてはシナプスで結合している。

心の背後にある脳のシステム

心的イメージと脳の関係を研究するために、私はこれまでずっと、実験神経心理学、臨床神経心理学、神経解剖学、神経生理学の結果が示唆する理論的枠組みを使ってきた。この枠組みでは「イメージ空間」と「傾性空間」を仮定している。「イメージ空間」とは、すべての種類の感覚のイメージが明示的に生じる空間だ。そうしたイメージの中には、われわれが意識をとおして経験する明白な心のコンテンツを構成するものもあるし、非意識的なままのイメージもある。

「傾性空間」は、想起からイメージを形成したり、動きを生んだり、イメージの処理を容易にしたりするための知識ベースとその機構を、傾性が収めている空間だ。明示的なイメージ空間のコンテンツとはちがい、傾性空間のコンテンツは非明示的である。われわれは（ひとたび中核意識が活性化されれば）イメージのコンテンツを認識できるが、けっして傾性のコンテンツを直接認識することはできない。傾性のコンテンツは「つねに」非意識的なもので、不活発な形で存在する。しかし傾性は、たとえば血流中へのホルモンの放出や、内臓、四肢、発声器官の筋肉の収縮など、じつにさまざまな活動を生み出している。傾性には、以前に実際に知覚されたイメージに対する記録が保持されており、記憶から類似したイメージを再構築しようとすると、そこに傾性が関わってくる。傾性はまた、現在知覚されているイメージの処理に、たとえばそのイメージに向けられている注意の程度に影響することで、手を貸している。われわれはけっしてそうした仕事をするのに必要な知識を自覚していないし、中間的な段階も自覚していない。われわれはただ結果だけ——たとえば健康な状態、どきどきする心臓、手の動き、断片的に思い出された音、いま知覚している風景そのものではなくそれに手を加えた風景——を自覚している。

進化から受け継ぎ誕生時に利用できるようになっているわれわれの記憶のすべて、あるい

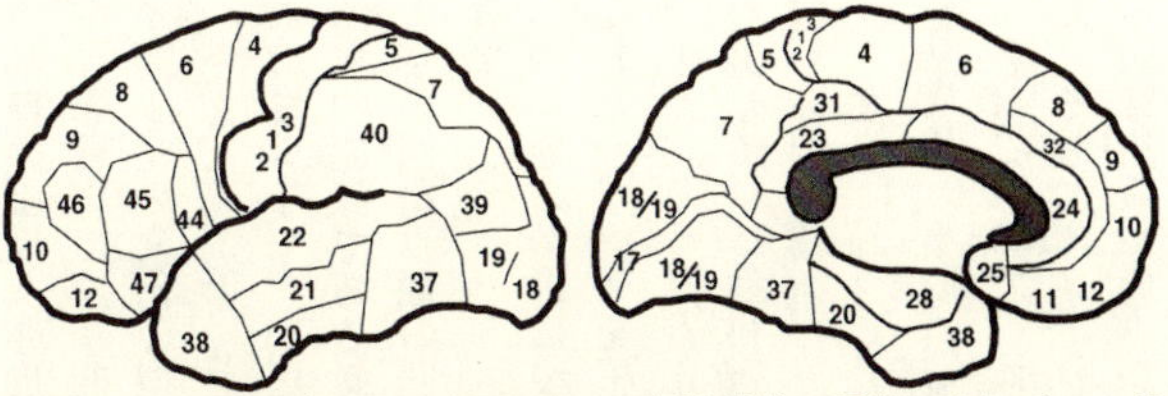

図A-5　主要なブロードマン領野――細胞構造の研究によりブロードマンがつくった大脳各野の地図。番号は領野の機能、重要性、位置を表しているわけではなく、単に参照番号である。〔訳者注：本図にはすべての番号が記されてはいない。本文中に登場する35、36は20と28と38との境界領域に、41、42は22の上部中央境界部に、29、30、31は32に隣接する細長い領域に、それぞれ存在している。〕

はその後の学習により獲得したわれわれの記憶のすべて、つまり、ものごとの記憶、ものごとの属性の記憶、人や場所の記憶、出来事や関係性の記憶、技術の記憶、生物学的調節の記憶などは、すべて傾性的な形で存在していて（「内在的」、「ひそかな」、「非意識的」は傾性的の同義語）、明示的なイメージや行動になるのを待っている。ここで注意すべきは、傾性は言葉ではないということ。それは潜在しているものに対する抽象的な記録である。実在や事象や関係性を表明しうる言葉や合図、そしてその言葉や合図を組み合わせる規則も、やはり傾性として存在していて、たとえば会話や手話において、イメージや動きとして甦るのだ。

　現在われわれは、中枢神経系のどの部分がイメージ空間を支え、どの部分が傾性空間を支えているかを理解しはじめている。視覚、聴覚などの感覚信号が届く大脳皮質領野――さまざまな感覚様相のいわゆる「初期感覚皮質」――は明示的なニューラル・パターンを支えており、帯状回のような辺縁領野の一部、そして中脳蓋《ちゅうのうがい》のような非皮質構造もそうだ。これらのニューラル・パターンは内的、外的インプットの影響下で連続的に変化しており、どうやらイメージの基盤であるようだ。というのも、イメージの変化の型がそのニューラル・パターンの時間的な変化と一致するからだ。
一方、「高次皮質」——初期感覚皮質と運動皮質という島《とう》の回りに大脳皮質の海をつくりあげている——や辺縁皮質の一部、そして扁桃体から脳幹までの多数の皮質下核が、知識の内在的記録である傾性を保持している（図A－6参照）。傾性の回路が活性化されると、それらの回路は他の回路に信号を送り、脳の他の場所でイメージや行動が生み出されるようにする。

脳の他の領野についても述べておかねばならない。それらの領野の明白な役割は、脳全体にわたって信号を相互に関係づけること、そしていくつかの領野での信号の発生を制御することだ。そうした部位には、視床、大脳基底核、海馬、小脳がある。それぞれの複雑な役割を論じるには教科書が一冊必要だが、ここでの議論のために簡単に述べておこう。たとえば信号の相互関連づけ、異種の領野における脳活動の制御、信号の中継といった視床の機能は、意識にとって不可欠である。しかし意識に関するかぎり、他の領野の役割は不明か（大脳基底核、小脳）、無視しうるか（海馬）、のいずれかである。

私はこれまで、傾性が集合域と呼ばれるニューロン集合体に保持されていると提案してきた。そしてイメージ空間と傾性空間の間に対応しているのは、（a）初期感覚皮質やいわゆる辺縁皮質やいくつかの皮質下核において活性化される明示的なニューラル・パターンのマ

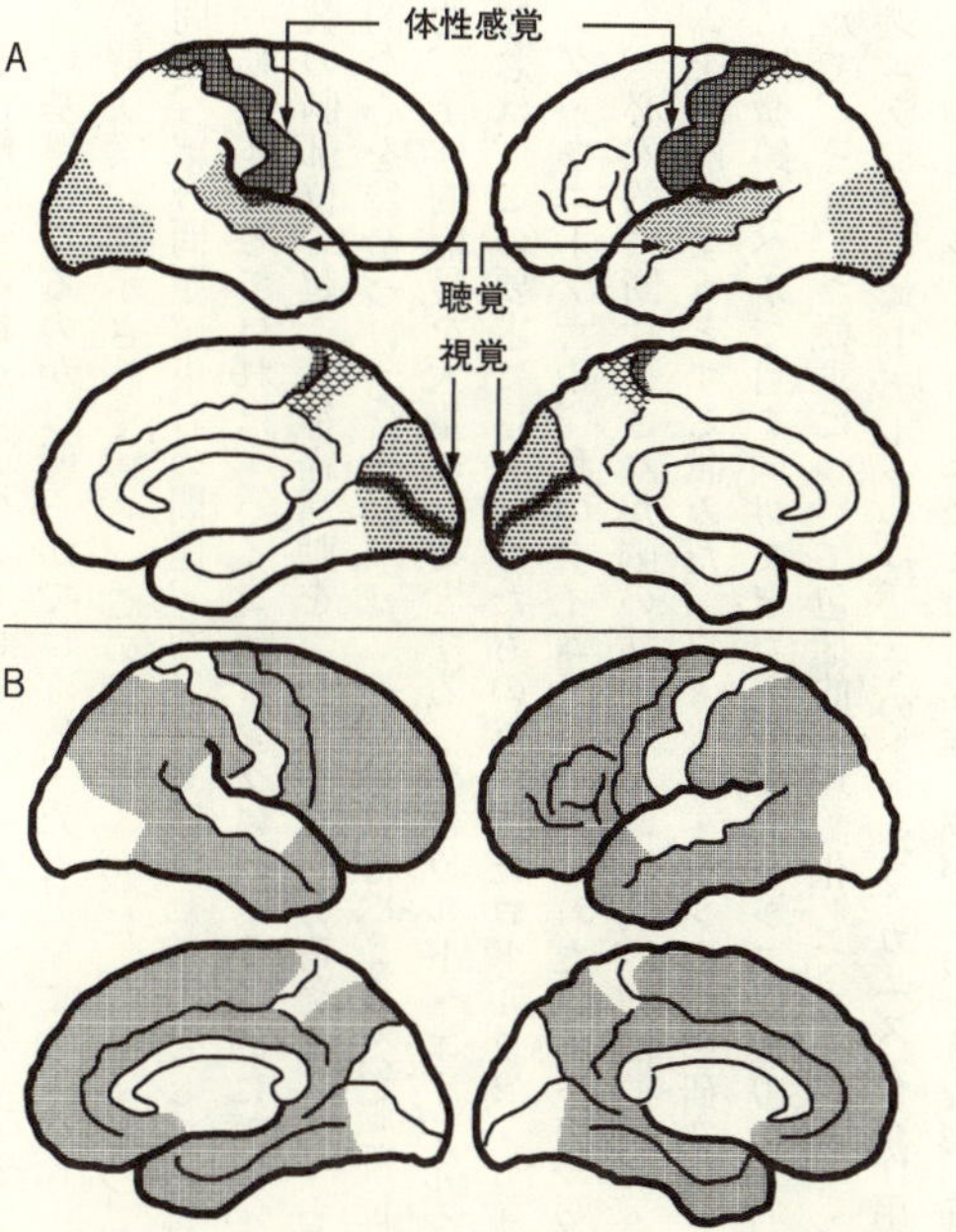

図A-6　A：主要な（体性感覚、聴覚、視覚の）初期感覚皮質――「初期」という言葉は進化的年齢を指すのではなく、大脳皮質における信号の到達順位を指している。たとえば、光は網膜のニューロンを活性化し、つぎに膝状核のニューロン、ついで「初期視覚皮質」として知られる17野、18野、19野のニューロンを活性化する。17野はまた「一次視覚皮質」とかV_1としても知られる。18野、19野は「視覚連合皮質」としても知られ、V_2、V_3、V_4、V_5として知られる下位の部位を含む。全体的にこれと同じことは、それぞれ側頭葉と頭頂葉にある聴覚皮質と体性感覚皮質にもあてはまる
B：網状の部分が高次皮質と辺縁皮質――初期感覚皮質以外の大脳皮質は、主として初期感覚皮質を囲んでいる高次皮質と、たとえば帯状回皮質のような、少数のいわゆる辺縁皮質からなっている

ップの一部と、（b）高次皮質やいくつかの皮質下核にある集合域の一部である。

この解剖学的構造がどのようにして、われわれが心の中で経験する統合的、統一的イメージの基盤になるのかは明らかではない。ただし、この問いの一部に対してはすでにいくつかの解決案が提示されている。この問いは一般に「バインディング・プロブレム」「結びつけ問題」、結合問題、束ねの問題、などとも呼ばれる」として知られている。

脳全体として見れば、バインディングには、空間的に離れていても相互に結合している複数の脳部位で起こる神経活動を、なにがしかの形でタイム・ロックすることが必要だ。意識的な心を特徴づける統合的、統一的情景には、多数の脳部位にわたってニューロンの局所的、全体的信号を大量に必要とする。ジェラルド・エーデルマンの「リエントリー」という概念は、この要求に目を向けたものだ。またロドルフォ・リナスの超皮質的な「バインディング・ウエーブ」や、私のタイム・ロックされた「レトロアクティベーション」という概念も、必然的に断片化された脳の活動を、時間的、空間的に統合されたものに変えるメカニズムを理解しようとする試みだ。ウォルフ・ジンガーの研究は、統一性を生み出すメカニズムに顕微鏡レベルで目を向けてきたし、フランシス・クリックは、細胞と顕微鏡的回路のレベルで、そうした要求について包括的に理論化してきた。ジャン-ピエール・シャンジューとジェラルド・エーデルマンは、そのようなメカニズムの作用に対する理論を提案しているし、ミハエル・メルツェニヒの研究は、脳がこのような形で機能するのに必要な柔軟性を有していることを示している。

訳者解説

本書はアントニオ・ダマシオ著 *The Feeling of What Happens: Body and Emotion in the Making of Consciousness*, Harcourt Brace & Company, 1999 の全訳である。たぶんご存じの読者が多いと思うが、著者のダマシオ博士はポルトガルに生まれ、リスボン大学医学部で神経学の学位を取得したあと渡米、ハーバード大学を経て米アイオワ大学メディカル・センターの神経学部へ、そして前著 *Descartes' Error*, 1994（邦訳『デカルトの誤り——情動、理性、人間の脳』ちくま学芸文庫、二〇一〇年）で展開した「ソマティック・マーカー仮説」により、一躍、世界的に注目されることとなった現代脳神経科学の鬼才である。

アントニオ・R・ダマシオ博士の魅力は、何といっても「身体」を重視する脳科学者であることだ。実際、彼の名を有名にしたソマティック・マーカー仮説も、そしてそれを生み出したユニークな「情動と感情」の理論も、身体と脳とのダイナミックな相互作用をもとにしている。「首から上だけ」を論じる、いわば「身体なき脳科学」が幅をきかせている今日、彼の脳研究のアプローチはとても新鮮に映る。

一方、本書のメイン・テーマは「意識」である。一見、博士が前著とは趣《おもむき》を異《こと》にする問題に取り組んでいるかのようだが、けっしてそういうことではない。本書のはじめで著者みずから書いているように、著者が長年取り組んできた情動と感情の研究は、じつは「感情はどのように認識されるのか」という根本的な問題を著者につきつけていたのだ。実際、前著『デカルトの誤り』の後半で、著者の情動と感情の理論はまだ完全ではないこと、「感情の認識」が解決されるべき問題として残っていることを、繰り返し述べている。そして以後数年、博士は徹底的に「感情の認識」という問題に目を向けていたということだろう。本書は、みずから課した問題に対する現時点での答えであり、明らかに「前著のつづき」である。

付け加えておくと、著者はこの本に、意識の研究に関して重要なメッセージを託していると思われる。それは、意識というまさに「主観的な」現象が、「厳密で客観的な科学」の研究の対象となりうるというメッセージである。具体的な方法は第三章の冒頭に記されているが、本書全体が現時点でのその一つの試みということになろう。

インターネットの普及で最近は状況が少し異なってきたが、海外の自然科学書に関して訳者がつねづね羨ましく思ってきたことがある。それは、ときおり大きな話題を世間に提供する海外の自然科学書の多くが、「一般読者」を強く意識して書かれているという事実——一読者としての立場から言えば、自然科学に関する「最新の」仮説や理論を、専門書ではなく「一般書」で読むことができるという事実——である。それも、だれか別の人間が解説したものではなく、いままさにその仮説や理論に取り組んでいる「本人」の手によるものである。彼ら科学者はしばしば、本という媒体を通じ、積極的に「一般読者」に語りかけ、反応を見る。科学界の慣習や文化のちがいからか、「ほやほやの」仮説や理論を一般の人間と同時的に共有しようという感覚は、残念ながら日本の科学界にはあまりないようだ。

前著同様、本書もまた、アントニオ・ダマシオ博士が、神経科学の専門的知識をもたない一般読者に、「意識について」の興味深い仮説を真剣に語りかけ、問いかけた一冊である。ただし、一般読者を想定していると言っても、それはかならずしも、本書がだれにとってもわかりやすく読みやすいということではない。訳者自身がそうであったように人によっては話の展開がなかなか理解できないかもしれない。というのも前述したように、著者が前著で展開したユニークな「情動と感情」の理論が本書の前提になっているからだ。もちろん本書においても、著者はふたたび情動と感情について論じている。しかし、たぶんそれを理解するのにも、著者がこれまで「情動」と「感情」をどう捉えてきたかという、基本的な知識が必要であると思われる。その知識をあらかじめもっているかいないかが本書の理解の程度を左右すると信じ、以下に「情動」と「感情」に対する著者の基本的な考え方を簡単に記しておこうと思う。

「情動」(emotions)とは何だろうか。ある国語辞典には、「身体的表出を伴うような、一時的で急激な感情の動き」とある。また「感情」(feelings)については、「快・不快を主とする意識のもっとも主観的な側面」とある。ついでに、ある心理学事典を開くと、「情緒あるいは情動は、怒り、恐れ、悲しみなどのように急激に生起し、比較的激しい、一過性の心的作用をさす。表情の変化などの身体的表出を伴うことが多い」と記されている。また感情は「情動に比較してその強度および身体的表出が小さく、一般には快―不快の次元に還元できるもの」となっている。いずれにせよ、情動と感情を分けているのは基本的に強さ、激しさということになるから、情動と感情の境界はそれほど明瞭ではない。

一方、著者ダマシオ博士の言う情動と感情は、われわれがふつうに考えている前述のような情動と感情とはかなりちがう。極端な言い方をすれば、そうした伝統的な情動と感情の概念を頭に思い浮かべることは、本書を読むうえでは邪魔になることはあっても、あまり助けにならないほどである。それほどにちがう。もちろん著者はそのことを十分意識している。いや、たんに意識しているだけではなく、そうした伝統的な――しかし、かなりあいまいな――情動と感情の定義を、神経学的見地から、この際根本的に改めることを提案していると言ってもよいかもしれない。

著者の言う「情動」をごく手短にまとめればつぎのようになる。動物や人間のような「有機体」が何かを見る、触る、聞く、想像する、などをすると、なにがしかの心の評価的プロセスによって「身体的変化」が生じる。ダマシオ博士がよく取り上げる例を引けば、たとえば、巣の中のひな鳥はワシが何かを知らないが、広い翼をもった物体がある速度で頭上を飛ぶと、警戒し、頭を隠して反応する。あるいは、長い間音信不通だった友人と再会するとか、同僚の死を告げられるとか、そうした状況を想像するとかにより、心臓が高鳴ったり、顔が紅潮したり蒼白になったり、腸管の一部が収縮したり、口や目のまわりの筋肉が緩んだり緊張したり、と、身体のさまざまな部位にさまざまな変化が起こる。このように〈なにがしかの心の評価的なプロセス〉――単純なもの、複雑なもの、いろいろだが――と、それがもたらす身体的反応との組み合わせを、著者は「情動」としている。

一方、こうした情動的身体状態は神経信号や化学信号によって有機体の脳に即座に、しかも連続的に報告され、それに対応する心的パターン（イメージ）が脳内に生成される。この状態が、著者ダマシオ博士の言う「感情」（の状態）である。しかし、それが有機体の脳の中に形成されること――すなわち、有機体が感情をもつこと――と、有機体が「感情を感じること」（feeling a feeling）とはちがうというのが、情動と感情に関する著者の議論の重要なポイントである。脳の中に、情動的身体状態の表象（つまり感情）が形成されても、それが有機体に実際に認識されるかどうかは（つまり、その感情が感じられるかどうかは）別問題と、著者は考える。

本書の第二章には、つぎのような一文が出てくる。

「感情をもつ」ことと「われわれが感情をもっているのを認識する」こととはいったいどうちがうのかと、そのちがいに混乱を覚える読者もいるかもしれない。感情をもつという状態は、必然的に、いま内に湧き上がりつつある情動と感情を有機体が完全に意識している状態を意味しやしないか？　私はそうではないと考えている。つまり、有機体は「いま感情が起きつつある」ことをいっさい認識しないまま、われわれ意識をもつ生き物が「感情」と呼ぶ状態を神経的、心的パターンで表象しているのではないか。

　この分離を頭に思い描くことはむずかしい。それは、こうした言葉の伝統的な意味がわれわれの考え方を妨げるからでもあるし、またわれわれは自分の感情を意識する「傾向がある」からでもある。しかし、われわれが「すべての」感情を意識しているという証拠は一つもないし、逆に、そうではないことを示唆する証拠は多い。


　これが先に記した「感情の認識」という問題であり、そしてこの本全体がそれに対する興味深い仮説的な答えということになるだろう。

　本書の第一章について少し触れておきたい。原書の文面から、おそらくこれは他のすべての章が書き終えられた「後に」書かれた「まえがき」ないしは「序論」であると想像される。そしてそのためか、この章には、後の章を読まないと意味がよく理解できない話が、いくつか登場する。しかし、第一章はあくまで全体の話を俯瞰したもの。緻密に論が展開されているわけではないので、とりあえずざっと読み進めることをすすめたい。本全体を読み終えたあとに読み直すと、とても頭の整理に役立つ。まえがきというよりは、じつは「あとがき」であったかもしれない。

　本書は二〇〇三年に講談社から出版された『無意識の脳　自己意識の脳』を文庫版にしたものだ。旧版の訳者であったことから、その文庫化に際し、講談社学芸クリエイト社の林辺光慶代表からお声がけをいただいた。じつに有り難いことだったが、じつは受けるのにはかなりの不安があった。そして不安的中！　旧版の訳者とはいえ、一五年という歳月は鬼才ダマシオの少々難解な思想を老人の脳の記憶倉庫から一掃するのには十分すぎる時間だったようだ。旧版の原稿の見直しにひどく時間がかかり、林辺氏はじめ多くの方々にいらぬ情動と感情を引き起こしたはずである。心からお詫びする。

田中三彦

二〇一八年五月

24, 148, 149, 428
ブロードマン，コルビニアン　Brodmann, Korbinian　221, 279, 426, 431
ベシャラ，アントワン　Bechara, Antoine　71, 337, 390
ペソア，フェルナンド　Pessoa, Fernand　297
ベルタランフィ，ルードヴィヒ・フォン　Bertalanffy, Ludwig von　57
ベルナール，クロード　Bernard, Claude　186
ホーゼン，ゲーリー・W・ヴァン　Hoesen, Gary W. van　339
ポスナー，ジェローム　Posner, Jerome　321, 330
ホブスン，アラン　Hobson, Allan　325
ホメロス　Homer　304
ホワイトヘッド，アルフレッド・ノース　Whitehead, Alfred North　229, 297

[マ行]

マギン，コリン　McGinn, Colin　408
マグーン，H・W　Magoun, H.W.　324, 325, 360
マッゴー，ジェームズ　MacGaugh, James　382
マツラナ，ウンベルト　Maturana, Humberto　250
マルブランシュ　Malebranche, Nicolas　406, 412
ミルナー，ブレンダ　Milner, Brenda　156
ムンク　Munk　336
メルツェニヒ，ミハエル　Merzenich, Michael　434
モルッツィ，G　Moruzzi, G.　324, 325, 334, 360
モロー，ジャンヌ　Moreau, Jeanne　50

[ヤ行]

ユング，カール　Jung, Carl　385

[ラ行]

ランガー，スザンヌ　Langer, Susanne　373
リー，ジャネット　Leigh, Janet　83
リーバー，A　Reber, A.　385, 404
リーブ，クリストファー　Reeve, Christopher　377
リナス，ロドルフォ　Llinás, Rodolfo　325, 327, 434
リベット，ベンジャミン　Libet, Benjamin　172
リマ，アルメイダ　Lima, Almeida　103
レインヴィル，ピエール　Rainville, Pierre　104, 110
レドゥー，ジョーゼフ　LeDoux, Joseph　86
老子　Lao-tzu　305
ローズ，スティーヴン　Rose, Steven　190
ローランド，パー　Roland, Per　337
ロック　Locke, John　170

Jackson, Hughlings 55
ジャクソン，フランク Jackson, Frank 398
ジャスパー，H Jasper, H. 324
シャンジュー，ジャン-ピエール Changeux, Jean-Pierre 307, 434
ジンガー，ウォルフ Singer, Wolf 326, 336, 434
スターン，ダニエル Stern, Daniel 372
ステリアーデ，ミルチャ Steriade, Mircea 325, 326
スピノザ Spinoza, Baruch de 40, 395
ソロン Solon 305

［タ行］

ダーウィン，チャールズ Darwin, Charles 54～56, 75, 257, 370
ダマシオ，ハナ Damasio, Hanna 71, 337, 390
チョムスキー，ノーム Chomsky, Noam 386
デイヴィス，マイケル Davis, Michael 86
デネット，ダニエル Dennett, Daniel 250, 297, 307, 407
デュシャン Duchamp, Marcel 244, 257
トラネル，ダニエル Tranel, Daniel 62

［ナ行］

ニーチェ Nietzsche, Friedrich 193
ニューマン，ジェームズ Newman, James 307

［ハ行］

バーズ，バーナード Baars, Bernard 264, 307, 407
ハイフェッツ Heifetz, Jascha 386
ハウザー，マーク Hauser, Marc D. 266
バティニ Batini 334
バビンスキ，J Babinski, J. 277
パルヴィジー，ジョゼフ Parvizi, Josef 337, 338
バレンボイム，ダニエル Barenboim, Daniel 71
パンクセップ，ジャーク Panksepp, Jaak 209
ヒッチコック，アルフレッド Hitchcock, Alfred 83
ヒューム，デイヴィッド Hume, David 54
ピリス，マリア・ジョアン Pires, Maria João 51, 70, 71
フィッシャー-ディスカウ，ディートリヒ Fischer-Dieskau, Dietrich 51
フォースター，E・M Forster, E.M. 368
プラトン Plato 305
プラム，フレッド Plum, Fred 321, 330
ブレメル，F Bremer, F. 324
ブレンターノ Brentano, Franz 170
フロイト，ジグムント Freud, Sigmund 54, 55, 170, 385
ブローカ，ポール Broca, Paul

人名索引

[ア行]

アインシュタイン　Einstein, Albert　51, 412
アドルフス，ラルフ　Adolphs, Ralph　90
アリストテレス　Aristotle　11, 82, 305
アレン，ウッディ　Allen, Woody　115
アンダースン，スティーヴン　Anderson, Steven　281
ヴァイス，パウル　Weiss, Paul　57
ヴァレラ，フランシスコ　Varela, Francisco　250
ウィリアムズ，ロビン　Williams, Robin　116
ウエルニッケ，カール　Wernicke, Carl　24, 148, 149, 428
エーデルマン，ジェラルド　Edelman, Gerald　57, 407, 434
エクマン，ポール　Ekman, Paul　75, 370
エリオット，T・S　Eliot, T.S.　20, 48, 231
オルンシュタイン，ロバート　Ornstein, Robert　307

[カ行]

カラス，マリア　Callas, Maria　223
カント　Kant, Immanuel　172
キールシュトローム，J　Kihlstrom, J.　385, 404
キャノン，W・B　Cannon, W.B.　184, 224, 377, 378
キャンデル，エリック　Kandel, Eric　97
グラボウスキ，トマス　Grabowski, Thomas　337
クリック，フランシス　Crick, Francis　434
クリッチュリー，マクドナルド　Critchley, MacDonald　344
クレーグ，A　Craig, A.　205
クンメル，ハンス　Kummer, Hans　266
ケーガン，ジェローム　Kagan, Jerome　262
ゲシュヴィント，ノーマン　Geschwind, Norman　149
ゴルトシュタイン，クルト　Goldstein, Kurt　57

[サ行]

サール，ジョン　Searle, John　408
ジェインズ，ジュリアン　Jaynes, Julian　250
シェークスピア　Shakespeare, William　50, 297, 305, 307
ジェームズ，ウィリアム　James, William　54, 55, 162, 170, 229, 257, 286, 287, 373, 374, 377
シェリントン，C・S　Sherrington, C.S.　377, 378, 383
ジャクソン，ヒューリングス

KODANSHA

＊本書の原本は、二〇〇三年に小社より『無意識の脳
自己意識の脳』として刊行されました。

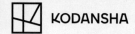

アントニオ・ダマシオ（Antonio Damasio）

1944年生まれ。アメリカの神経学者、精神科医。現代神経科学の第一人者。『デカルトの誤り』でソマティック・マーカー仮説を提唱。他に『感じる脳』『自己が心にやってくる』など。

田中三彦（たなか　みつひこ）

1943年生まれ。東京工業大学卒業。自然科学系評論家、翻訳家。著書に『科学という考え方』『原発はなぜ危険か』など、訳書に『デカルトの誤り』『感じる脳』『複雑系』など。

講談社学術文庫

定価はカバーに表示してあります。

意識《いしき》と自己《じこ》

アントニオ・ダマシオ

田中三彦《たなかみつひこ》 訳

2018年6月11日　第1刷発行
2022年7月4日　第4刷発行

発行者　鈴木章一
発行所　株式会社講談社
　　東京都文京区音羽2-12-21 〒112-8001
　　電話　編集（03）5395-3512
　　　　　販売（03）5395-4415
　　　　　業務（03）5395-3615

装　幀　蟹江征治
印　刷　株式会社新藤慶昌堂
製　本　株式会社国宝社

ISBN978-4-06-512072-9

「講談社学術文庫」の刊行に当たって

これは、学術をポケットに入れることをモットーとして生まれた文庫である。学術は少年の心を養い、成年の心を満たす。その学術がポケットにはいる形で、万人のものになることは、生涯教育をうたう現代の理想である。

こうした考え方は、学術を巨大な城のように見る世間の常識に反するかもしれない。また、一部の人たちからは、学術の権威をおとすものと非難されるかもしれない。しかし、それはいずれも学術の新しい在り方を解しないものといわざるをえない。

学術は、まず魔術への挑戦から始まった。やがて、いわゆる常識をつぎつぎに改めていった。学術の権威は、幾百年、幾千年にわたる、苦しい戦いの成果である。こうしてきずきあげられた城が、一見して近づきがたいものにうつるのは、そのためである。しかし、学術の権威を、その形の上だけで判断してはならない。その生成のあとをかえりみれば、その根は常に人々の生活の中にあった。学術が大きな力たりうるのはそのためであって、生活をはなれた学術は、どこにもない。

開かれた社会といわれる現代にとって、これはまったく自明である。生活と学術との間に、もし距離があるとすれば、何をおいてもこれを埋めねばならない。もしこの距離が形の上の迷信からきているとすれば、その迷信をうち破らねばならぬ。

学術文庫は、内外の迷信を打破し、学術のために新しい天地をひらく意図をもって生まれた。文庫という小さい形と、学術という壮大な城とが、完全に両立するためには、なおいくらかの時を必要とするであろう。しかし、学術をポケットにした社会が、人間の生活にとってより豊かな社会であることは、たしかである。そうした社会の実現のために、文庫の世界に新しいジャンルを加えることができれば幸いである。

一九七六年六月

野間省一